자연이 준 최고의 선물 허브

허브로 가정상비약 만들기

로즈마리 글레드스타 지음
장인선·장소희 옮김

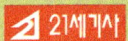

Rosemary Gladstar's Medical Herbs by Rosemary Gladstar
Copyright©2012 by Rosemary Gladstar
All rights are reserved.

Korean Copyright©2016 by 21st Century Publishing
Published by arrangement with Storey Publishing LLC. Massachusetts, USA
Through Bestun Korea Agency, Seoul, Korea
All rights reserved.

이 책의 한국어 판권은 베스툰 코리아 에이전시를 통하여 저작권자와 독점 계약한 21세기사에 있습니다.
저작권법에 의해 한국 내에서 보호를 받는 저작물이므로 어떠한 행태로든 무단 전재와 무단 복제를 금합니다.

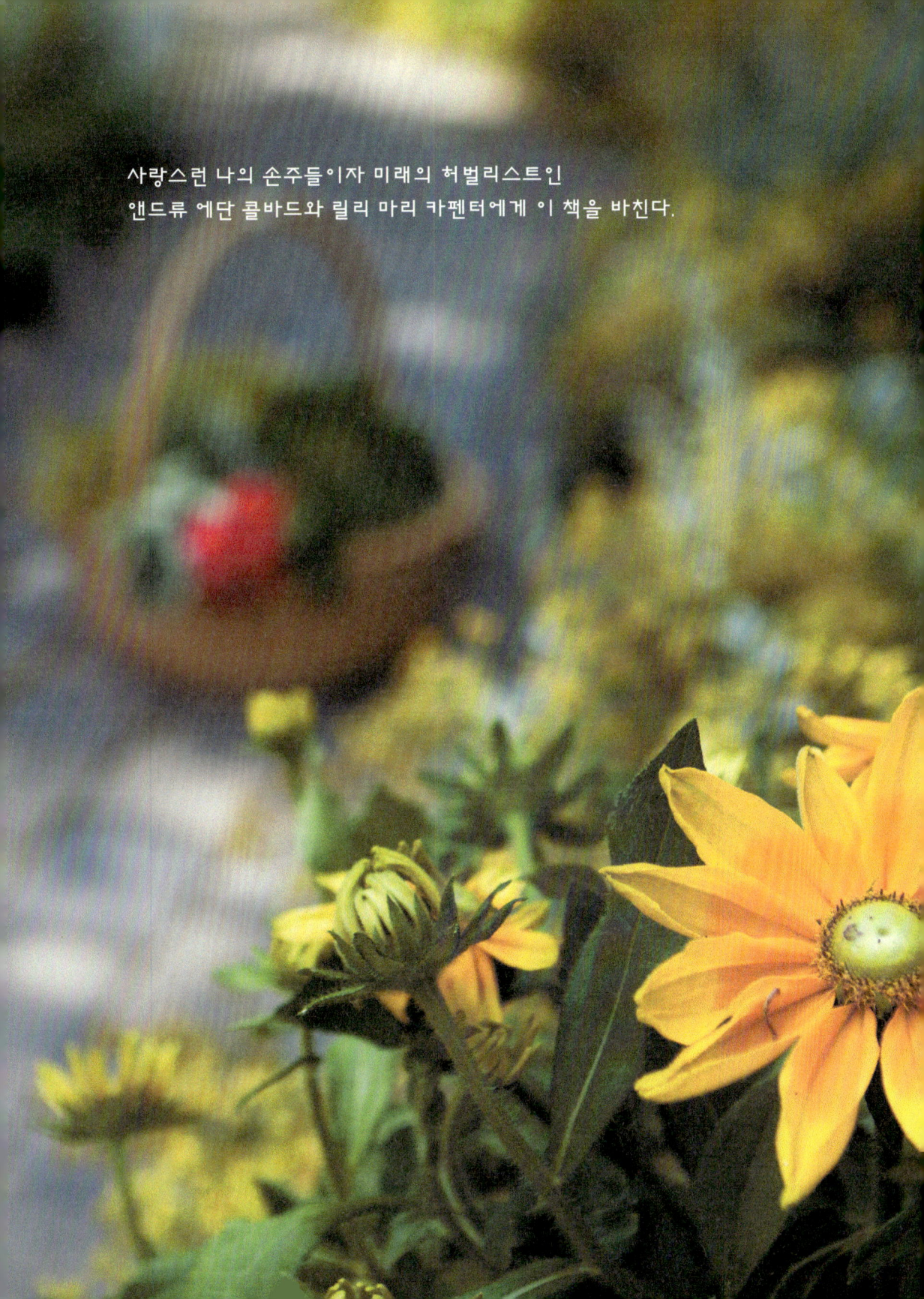

사랑스런 나의 손주들이자 미래의 허벌리스트인
앤드류 에단 콜바드와 릴리 마리 카펜터에게 이 책을 바친다.

CONTENTS

CHAPTER 1
놀라운 약용 허브의 세계로의 초대 7

약용 허브란 무엇인가? • 10
허브 요법의 혜택 • 15
약이 되는 허브 정원 시작하기 • 19

약용 허브의 효능 • 12
부작용? • 17

CHAPTER 2
나만의 허브 치료제 만들기 33

내 부엌 안에 허브 약국 만들기 • 34
시럽 • 44
오일 • 47
연고 • 52
팅쳐 • 54
허브 알약 • 59
허브 목욕, 습포제, 컴프레스(compress) • 61
복용량 및 허브 치료제 사용기간 • 66

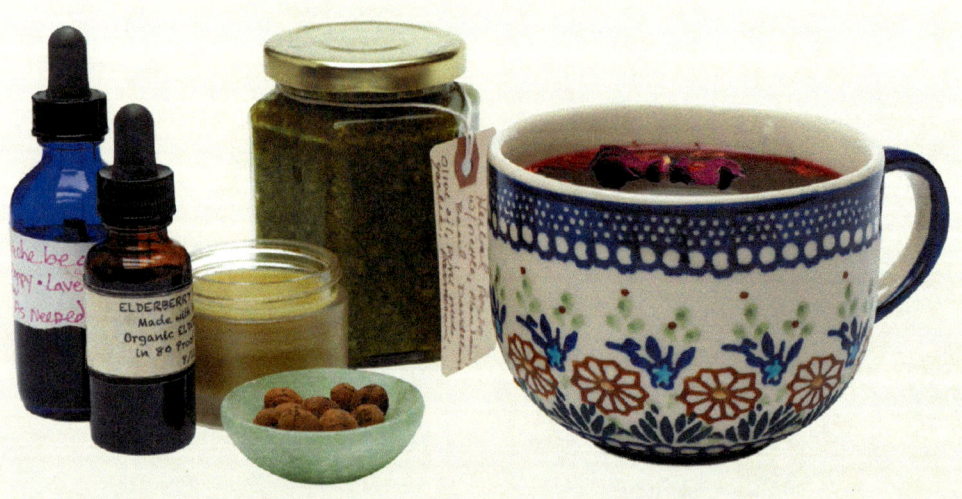

CHAPTER 3
9가지 친숙한 허브 및 향신료 73

바질(Basil) • 76
계피 • 90
생강 • 106
세이지 • 116
강황 • 127

붉은 고추(Cayenne) • 85
마늘 • 97
로즈메리 • 112
타임 • 122

CHAPTER 4
안전하고 효능 좋은 허브 24가지 139

알로에베라 • 140
금잔화 • 153
별꽃 • 164
에키네이셔(Echinacea) • 175
히드라스티스(Goldenseal) • 187
라벤더 • 199
감초 • 214
뮤레인(Mullein) • 226
귀리 • 238
질경이 • 249
성요한초(St. John's wort) • 261
쥐오줌풀 • 275

우엉 • 147
카모마일(Chamomile) • 159
민들레 • 168
딱총나무(Elder) • 181
산사나무 • 193
레몬밤(Lemon Balm) • 208
양아욱(Marsh Mallow) • 221
쐐기풀(Nettle) • 231
페퍼민트 • 244
붉은 토끼풀 • 255
스피어민트 • 268
서양톱풀(Yarrow) • 281

참고자료 • 287
Photography Credits • 288
Index • 289

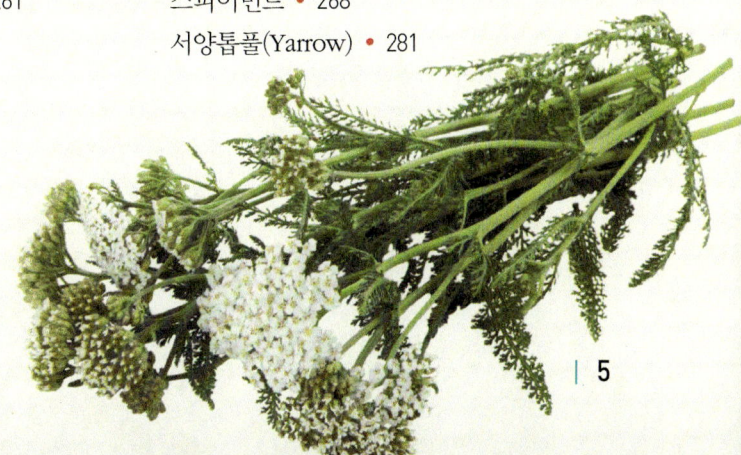

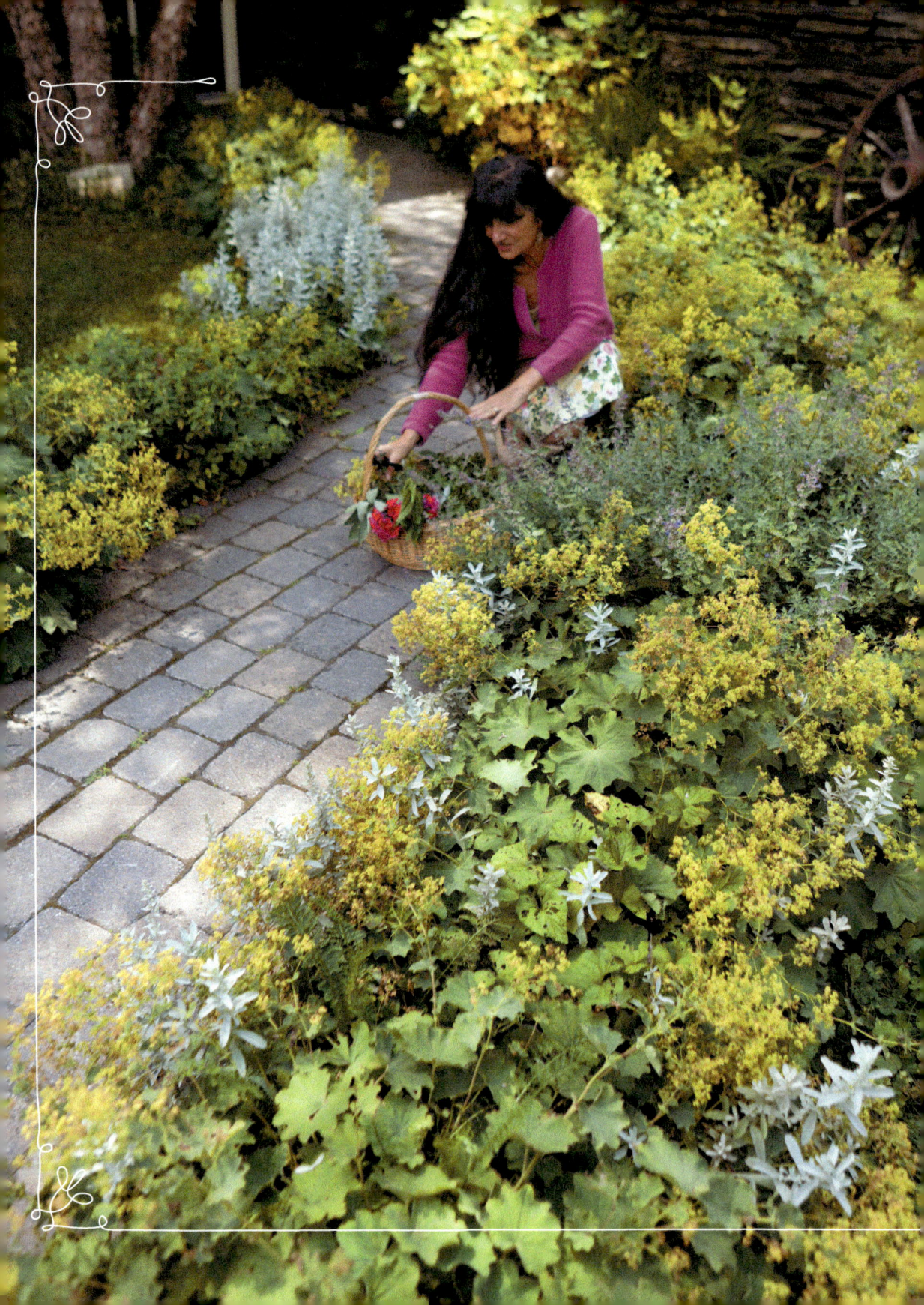

CHAPTER 1

놀라운 약용 허브의 세계로의 초대

지구상에 존재하는 가장 오래된 치유 시스템으로 알려진 허브 치료법의 역사는 고대 인류문명까지 거슬러 올라간다. 오늘날에도 여전히 허브는 민간요법으로 널리 사용되고 있다. 주류 의학(대증요법)의 눈부신 과학적 발전에도 불구하고, 식물을 이용한 치료 기술과 과학으로서의 허브 연구는 여전히 큰 인기를 누리고 있으며, 이에 대한 관심도 점점 증가하고 있다. 세계 보건 기구에 따르면 2008년 세계 인구의 80%가 전통 의학으로 질병을 치료했으며, 비용과 이용의 편의성 등 여러 가지로 상황이 빠르게 개선되고 있다.

따라서 많은 사람들이 약용 식물에 관심을 갖게 되고 이에 관해 더 많은 정보를 배우고 자 한다. 그럼에도 불구하고 허브를 이용한 가정 치료법을 시도해보는 것이 불안하게 느껴질 수 있다. 허브란 도대체 무엇일까? 안전할까? 정말 효과가 있을까? 허브를 집에서 기를 수 있을까? 치료제를 직접 만들 수 있을까? 언제, 어떻게 사용해야 하나? 쉽게 시작할 수 있는가? 하는 궁금증 등을 바로 이 책에서는 다루고 있다.

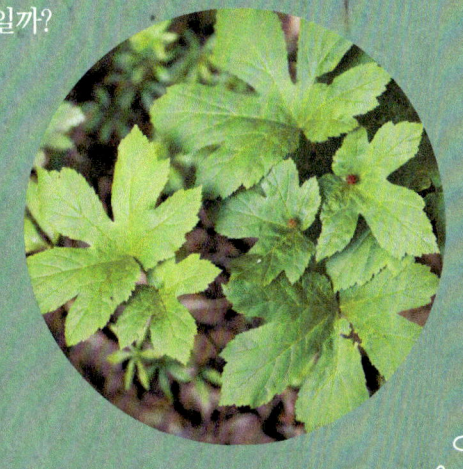

나의 이야기

나는 운이 좋은 사람이다. 내가 어렸을 때 할머니는 나를 밭에 데리고 다니면서 당신이 아는 야생 식물들을 내게 보여 주셨다. 온화하면서도 단호한 음성으로 할머니는 야생 식물이 가진 치료 효과에 대해 차분히 가르쳐 주었다. 할머니가 정원에서 잡초를 뽑으실 때면 나는 종종 그 옆에 무릎 꿇고 앉아, 캐낸 식물들을 신중하게 분류하는 할머니의 모습을 지켜보았다.

나는 일찍부터 어떤 허브가 식용이고, 어떤 것이 퇴비로 사용되는지, 또 왜 그런지에 대해 배웠다.

우리 가족은 소규모 농장을 운영했고, 2차 세계 대전을 겪으면서 성장했다. 따라서 좀처럼 포기할 줄 모르고 강인하며 손재주가 좋았던 우리 가족은 주변에서 구할 수 있는 유용하고 저렴한 재료들을 사용하는 법을 배웠다. 허브 요법도 이러한 생존전략 중 하나였다. 할머니는 당신의 길고 고된 삶을 통해 습득하신 유용한 허브 요법을 비장의 무기로 간직하고 계셨다. 할머니는 세계 1차 대전 중 아르메니아인을 대상으로 자행된 대량 학살에서 살아남은 생존자인데, 우리 손주들에게 당신의 목숨을 구한 것은 식물에 관한 지식과 하나님에 대한 믿음이었다고 말씀하시곤 하셨다.

우리가 어렸을 때 앓은 질병 가운데 할머니나 부모님께서 허브요법을 사용해 가정에서 치료하기 어려웠던 것은 거의 없었다. 실제로 여동생이 쥐약을 삼켜버렸을 때 (여하간 그 애는 살아났다)와 언니가 말에서 떨어져 엉덩이뼈가 부러졌을 때만 부득이 의사가 필요했던 것으로 기억된다. 활발한 농장 아이들이 다섯 명이나 있는 가정으로서는 상당히 양호한 기록이며 허브 가정 요법의 효과를 증명하는 좋은 사례이다.

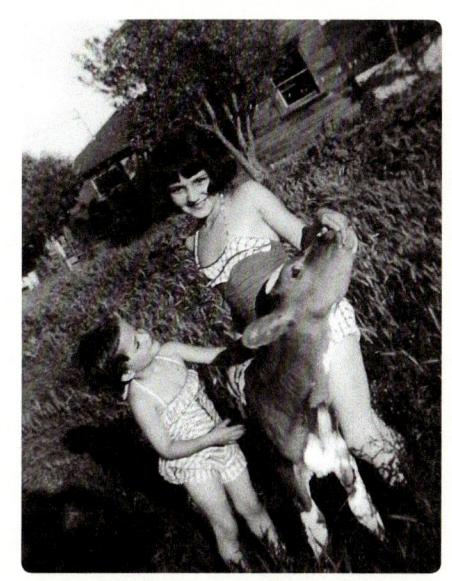

여동생. 우리 가족의 농장에서 기르던 송아지와 함께

식물 붐(Botanical Boom)

셔일러 리닝거(Schuyler Lininger at al)등이 집필한 자연약학(The Natural Pharmacy)에 의하면, 미국 성인 3명 중 1명이 대체 의학을 사용하고 있다. 식물 판매량은 1990년대 이후 300% 이상 증가했으며 현재 80억 달러 규모의 산업으로 성장했다.

약용 허브란 무엇인가?

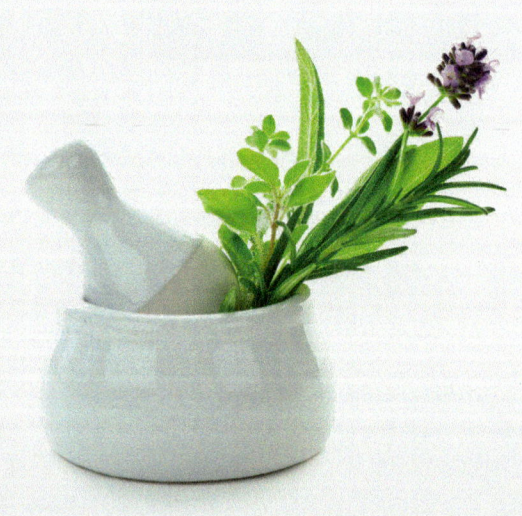

만약 요리에 허브를 사용하고 있다면 이미 허브 요법에 첫발을 내디딘 것이다. 흔히 사용되는 요리용 허브와 향신료 야말로 가장 중요하고 귀한 허브 치료제들이다. 또, 정원을 가꾸면서 야채와 꽃 사이사이에 향기와 아름다움을 더하기 위해 허브를 심었다면 이미 허브 요법을 실천하고 있는 셈이다.

라벤더, 타임, 세이지, 바질, 로즈메리, 민트, 서양톱풀, 페퍼민트와 같은 정원 허브들은 가장 믿을 만한 허브 치료제들이며, 이들은 차, 연고, 습포제, 팅쳐 등의 형태로 만들어져 오랫동안 치료용으로 사용되었다. 냉장고를 열면, 서양고추냉이(축농증에 좋은 치료제)나 양배추(대상포진과 두드러기에 효과적인 습포제)와 같이 허브 치료제는 우리 주변에서 흔히 볼 수 있는 채소와 식물들이다.

그렇지만 어떤 이들은 이 식물들 중 일부는 허브가 아니라 야채이지 않느냐고

반문할 것이다. 식물학적으로 말해 허브란, 그 줄기가 나무처럼 단단하지 않고 초록색을 띠는 초본 식물을 뜻한다. 그러나 허벌리스트들이 의약용 허브라고 할 때에는 기본적으로 치료에 이용될 수 있는 모든 식물을 의미한다. 허브 연구는 수 세기에 걸쳐 일반인들이 자신의 필요를 충족시키기 위해 발전시켜 왔다는 사실을 기억해야 한다.

따라서 부엌이나 뒤뜰에서 쉽게 구할 수 있는 재료를 사용하는 것은 당연하다. 가장 손쉽게 구할 수 있는 많은 식물들이 일상적인 질병들에 애용되는 최고의 재료가 되는 것이다.

따라서 의식하지 못할 수는 있지만 당신도 이미 허브 가정 요법을 사용하고 있는지도 모른다.

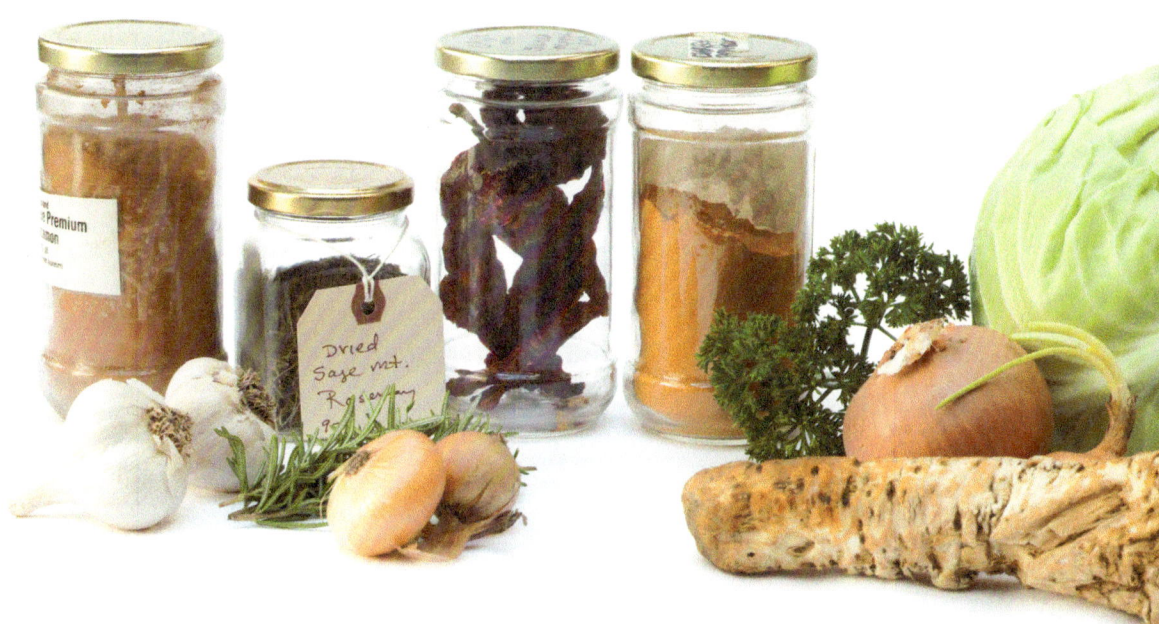

약용 허브의 효능

응급 상황에서 생명을 보존하는 데에는 주류 의학이나 대증요법(allopathic medicine)이 단연 효과적이고 우월하다. 반면 허브는 민간요법에 해당한다. 허브는 단순 응급 처치, 각종 타박상이나 멍, 두통, 감기, 발열, 독감, 기침, 통증, 만성 질환 등 일상생활에서 흔히 발생하는 비교적 가벼운 건강 문제에 효과적이다. 질병의 "치료" 보다 더 중요한 것은, 식물이 질병을 "예방"하는 데 중요한 역할을 한다는 점이다. 영양 성분이 풍부한 허브는 탁월한 질병 예방 기능이 있으며, 질병을 유발하는 병원체와 싸워 이길 수 있도록 우리 몸의 방어 능력을 높여준다.

그렇다면 허브가 어떻게 그런 효과를 발휘하는 것일까? 약용 식물은 건강에 필수적인 중요 성분이 고도로 농축되어 있을 뿐 아니라 우리 몸의 면역 체계를 관장하는 특수 화학 성분을 다량 함유하고 있는 경우가 많다. 약용 식물은 마치 계속 뽑아내고 독한 제초제를 쏟아 부어도 끈질기게 살아남는 잡초처럼, 우리 몸의 회복력과 외부 스트레스에 대한 대응력을 높여주고 쉽게 지치지 않게 도와준다.

주류(대중) 의학과 허브 요법의 가장 큰 차이점 가운데 하나는, 체질 혹은 기초 건강과 치료와의 관계이다. 주류 의학은 우리가 잘 아는 대로 급성 질환 치료에 탁월하며 증상을 일시적으로 완화시킬 수 있다. 이러한 치료는 천식 발작이나 편두통 등 급성 질환의 "공격"을 받는 사람에게 큰 도움이 된다. 그러나 증상을 억제하는 것이 꼭 필요한 일이긴 하지만, 이것이 그 질병의 이유나 근원을 해결하는 것은 아니다.

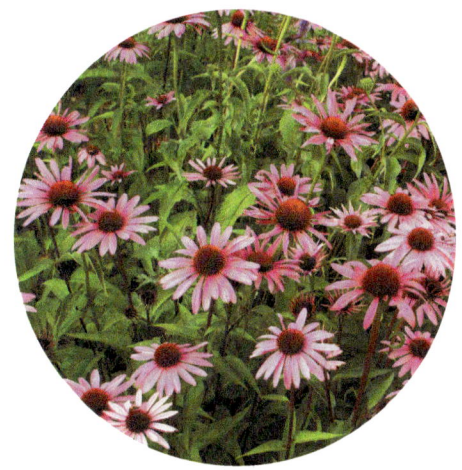

면역성을 높여주는 에키네이셔

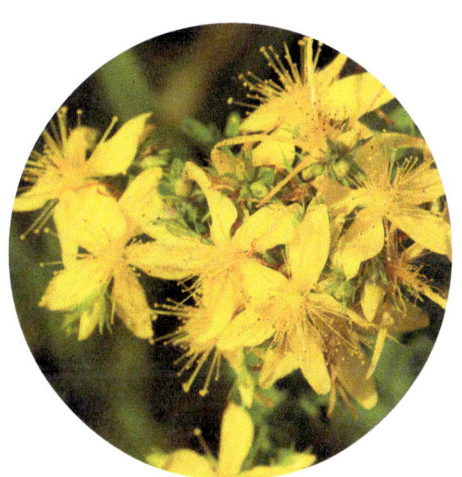

스트레스와 우울증, 불안증 해소에
효과적인 성요한초 꽃

허브 치료나 자연 치료법은 체질 개선 및 만성 질환의 근본 원인을 다루는 치료법이다. 장기간 지속되거나 반복해서 일어나는 만성 질환은 대부분 생활 습관, 환경적 요인, 또는 유전이 그 근본 원인이다. 이러한 질환들은 많은 경우 식습관을 개선하거나 약용 허브를 사용하거나 운동을 포함하여 생활 습관을 바꿈으로 고칠 수 있다.

문제의 근원과 핵심을 치료하면 몸 전체가 건강해지는 것이다.

다행히도 주류 의학과 허브 요법 가운데 하나만 선택해야 할 필요는 없다. 이들은 각기 다른 경우에 적합하게 만들어진 별개의 시스템이지만, 모두 우수하고 효과적인 치료법이며 상호보완적이다.

대증요법 vs 허브 요법 : 선택과 균형

이 책은 허브를 이용한 민간 치료법을 다루고 있으니 이 점에 오해가 없기를 바란다. 이 책에서는 허브를 이용해 건강을 증진시키고 흔히 발생하는 질병들을 가정에서 다스릴 수 있는 민간요법을 소개하고 있다. 허브나 민간요법이 자격을 갖춘 의료 전문가의 진료를 대체할 수 있다는 주장이 아님을 주지하기 바란다. 심장 및 신장 질환, 신경 질환, 심각한 우울증 및 불안장애, 골절, 독극물 중독 등과 같이 생명을 위협하는 질환이나 총상, 과다 출혈을 동반한 부상 등과 같이 생명을 위협하는 외상의 경우는 허브 요법으로 치료가 불가능하다. 이처럼 생명을 위협하는 부상이나 질병의 경우에는 반드시 자격을 갖춘 의료 전문가에게 치료를 받아야 한다.

그렇다면 상황에 따라 어떤 치료법을 선택해야 할까? 대략적인 기준은 이렇다. 일정 기간 허브 치료나 민간요법을 시도했으나 질병이나 부상이 호전되지 않는 경우에는 의료 전문가의 진료를 받아야 한다. 질병이나 부상이 호전되지 않고 오히려 악화되는 경우 역시 전문가의 도움을 받아야 한다. 또한 특정 질환에 대해 허브 치료제를 사용하는 것이 심적으로 불편하다면 다른 방법을 시도하는 것이 좋다.

허브 요법의 혜택

허브 요법의 가장 큰 혜택 중 하나는 우리가 좀 더 독립적일 수 있다는 점이다. 우리 자신과 가족을 돌보는 데에 선택권이 있다는 것, 치료 및 예방 의학에 우리 자신이 핵심적인 역할을 담당할 수 있다는 사실은 우리로 하여금 환경에 대해 긍정적인 태도를 갖도록 해준다. 선조들이 수천 년 동안 해온 것처럼 우리도 아주 작은 노력과 시간, 돈을 투자해 직접 허브를 재배하고, 필요한 약을 스스로 만들어, 우리 자신과 가족을 보살필 수 있다. 허브 요법은 쉽고, 저렴하며, 자연스럽고, 순하며, 무엇보다 효과적인 치료 시스템이다.

허브는 또한 안전한 치료법이다. 부작용이 있는 허브가 없지는 않지만, 극히 일부 허브에 국한되며 시중에 유통되지 않는다. 간혹 특정 허브가 개인에 따라 특이한 반응을 유발할 수는 있다.

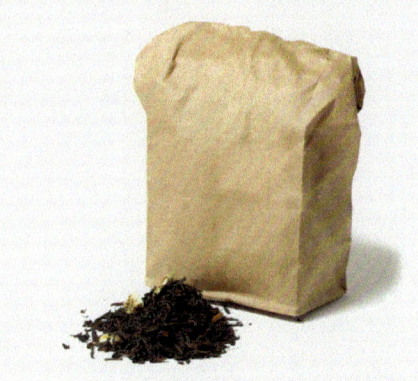

그렇다고 하여 그 허브가 유독하다는 것을 뜻하지는 않는다. 이는 단지 그 사람에게 맞지 않는 허브를 잘못 선택한 결과이다. 정말 맛있는 딸기가 어떤 사람에게는 달콤한 간식이지만, 딸기 알레르기가 있는 다른 사람에게는 독이 될 수 있는 것과 마찬가지 원리이다.

또한 허브는 저렴한 건강관리법이다. 자연 식품 가게에서 판매하는 허브 보충제의 캡슐 당 가격은 시중에서 판매되는 일반 제품보다 훨씬 저렴하다. 더 나아가, 직접 재배한 허브로 치료제를 만든다면, 허브 요법이야말로 비용 대비 효과가 매우 뛰어난 치료법이다. 직접 기른 허브로 자신만의 연고, 팅쳐, 시럽, 캡슐, 차를 만드는 것은 생각보다 훨씬 쉽고 비용도 저렴하며 재미도 있다. 기침, 감기, 자상(베인 상처), 감염, 삐고 접질린 데에 사용하는 간단한 치료제들을 만드는 것부터 시작해 보라. 야채를 직접 재배함으로써 식료품비를 절약할 수 있는 것처럼, 이것이 정말 효과적일 뿐 아니라 의료비를 상당히 절감할 수 있음을 알게 될 것이다.

가정의학 헌장

내가 나를 치료한다. 내게는 나를 인도해 주는 내면의 소리가 있다. 나에 관한 결정은 내가 스스로 할 수 있다. 다른 사람에게 도움을 받을 수 있지만 결정은 내가 한다. 나의 몸, 나의 건강, 나의 균형이며, 나를 위해 올바른 선택을 해야 하는 것은 나의 책임이다. 올바른 선택이란, 필요에 따라 유능한 전문의의 도움을 받고 때로 친구들과 가족의 도움을 수용하며, 무엇보다 나의 신념에 충실히 따르는 것을 포함한다. 또한 이 모든 것을 행함에 있어, 치료과정 중에 유연하게 변화할 수 있는 지혜와 의지를 항상 발휘한다.

부작용?

조제약의 "부작용"은 부작용이 아니라 그 약의 실제 효과라고 어떤 의사가 말하는 걸 들은 적이 있다. 이에 비해 효과적이면서도 부작용이 아주 드물다는 점이 허브 요법의 강점이다. 특정 음식이나 허브가 체질적으로 맞지 않는 사람들도 있지만, 이것은 어디까지나 개별적인 경우이지 그 식물 자체에 독성이 있는 것은 아니다. 심한 "부작용"을 일으키는 유독성 식물들이 분명 존재하기는 하지만, 이들 대부분은 법으로 사용이 금지되어 있으며 허브 치료에는 사용되지 않는다.

이 책에서 다루는 허브 가운데 독성이 있는 것은 하나도 없으며 모두 식용과 약용으로 오랫동안 사용되어 왔고 알려진 부작용이 거의 없는 것들이다.

만약 특정 허브를 사용했을 때, 눈이 가렵거나, 인후염, 피부 발진, 구토, 복통 등

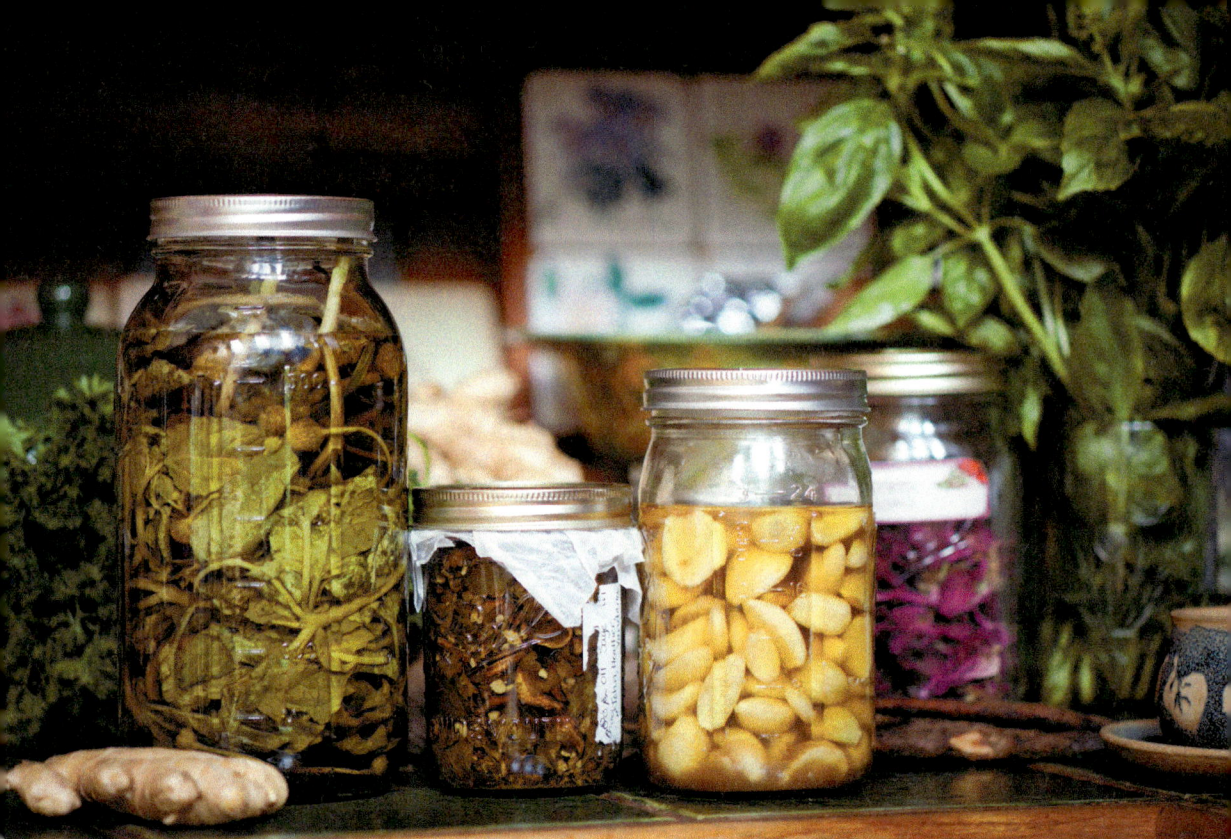

의 부작용이 나타난다면 이는 대부분 단기간 그 사람에게만 일어나는 경우가 보통이다. 이러한 증상들은 그 허브의 사용을 중단하면 사라지며 장기간 지속되지는 않는다.

  부작용이 거의 없고 무독한 허브들을 사용하기 때문에 일반 약처럼 복용량을 반드시 엄격하게 지켜야 하는 것은 아니다. 대부분의 경우 과다 복용보다는 허브를 충분히 사용하지 않아서 효과를 보지 못하는 경우가 더 흔하기 때문이다.

약이 되는 허브 정원 시작하기

채소, 허브, 꽃, 무엇을 기르든지 정원을 가꾸는 가장 큰 즐거움 가운데 하나는 자연과 맺는 친밀한 관계이다. 정원을 가꾸면서 작은 씨앗이 자라 꽃을 피우고 다시 씨앗으로 돌아가는 과정을 지켜보며 우리는 자연의 리듬과 순환을 목격한다. 이러한 자연의 리듬과 순환에 대한 이해는 전통 치료법의 핵심이다. 우리는 어디에서부터 오는지, 어떻게 만들어지는지, 또 누가 만드는지 알지 못하는 현대 약품들에 대해 단절감을 느낀다. 작은 허브 정원을 가꾸기 시작함으로써 흙, 그리고 그 흙에서 자라는 약용 식물들과 직접적인 관계를 맺을 수 있다. 덤으로 자연적인 방법으로 재배된 품질 좋은 허브를 얻을 수 있다.

허브를 키워본 경험이 없어도 걱정할 필요 없다. 전혀 어렵지 않다. 대부분의 약용 식물들은 생명력이 아주 강해서 척

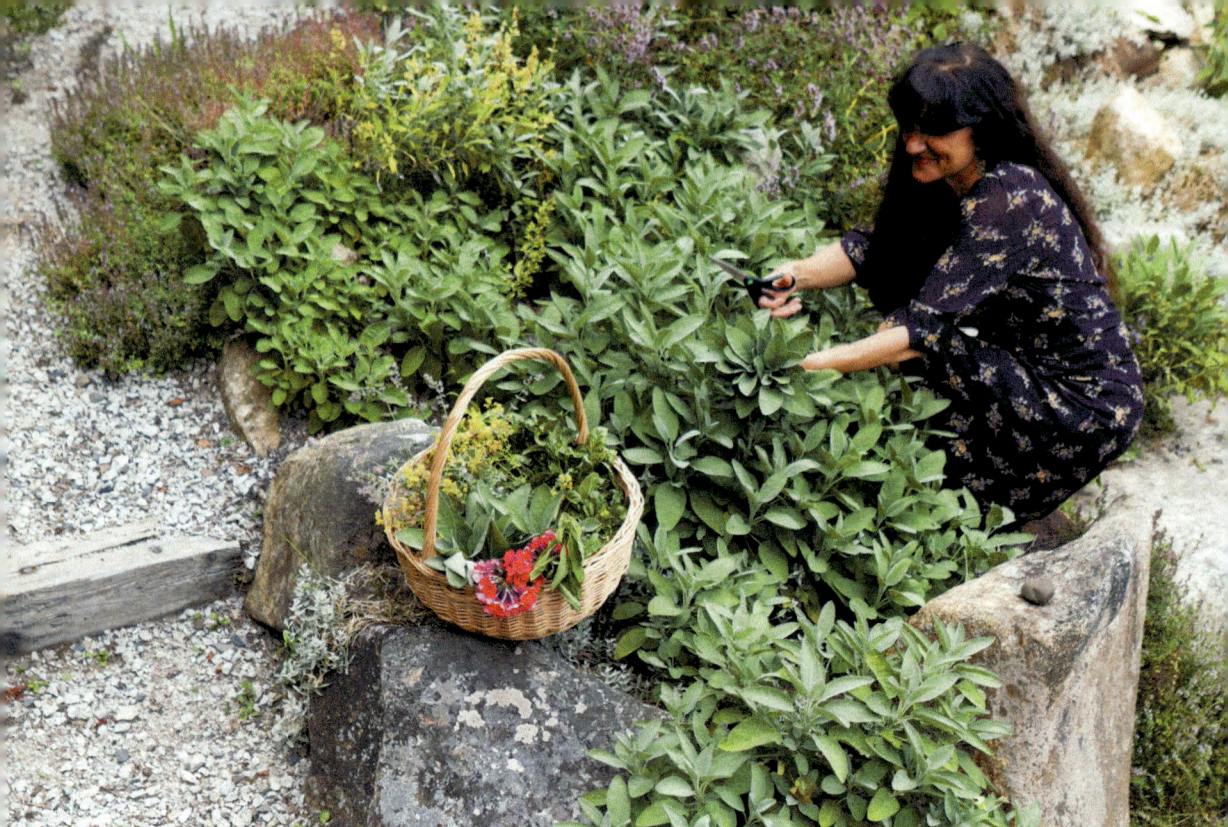

박한 환경에서도 잘 자라는 "잡초 같은" 존재들이다. 적합한 토양, 빛, 물만 있으면 대부분 잘 자란다.

  백 년 전까지만 해도 거의 모든 미국 가정에는 약용 식물을 기르는 별도의 구역이 포함된 텃밭이 있었다. 이런 전통적인 정원을 되살릴 수 만 있다면 얼마나 좋을까! 뒷마당에 작은 밭을 만들고 그곳에 자신이 좋아하는 약용 허브와 식용 허브를 심으면서 과거로 돌아가 보자.

  이미 가꾸고 있는 화단에 약용 허브를 끼워 심는 것도 좋은 방법이다. 예를 들어 에키네이셔(echinacea), 서양톱풀(yarrow), 쥐오줌풀(valerian)은 꽃밭에 색과 향, 아름다움을 더해준다. 채소밭에 흔히 함께 심는 금잔화, 카모마일, 타임은, 채소의 성장과 원기를 북돋아주는 채소의 "친구"들이다. 반면, 식용 허브이기도 한, 바질, 파슬리, 딜은 흔히 허브 정원이라고 불리는 자기들만의 구역을 형성한다. 이 밖에도 흔히 미국의 개인주택을 둘러싸고 있는 잔디밭도 훌륭한 미니 허브정원이 될 수 있다. 잔디밭의 한 부분을 구분해 작은 약용 허브 밭으로 꾸민다면 이웃들의 부러움을 살 것이다.

토양 건강

토양의 건강은 좋은 정원을 만드는 데에 핵심적인 부분이다. 정원사에게 좋은 토양은 마치 금과 같다. 소유하고 있는 땅에 지렁이가 많다면 건강한 토양일 가능성이 높다. 만약 그렇지 않다면 정원을 일구기 전, "토양 치료"부터 해야 한다.

허브는 지나치게 기름진 땅이나 많은 비료, 또는 토양개량제를 필요로 하지는 않는다. 이들은 많은 영양소를 먹어치우는 대식가가 아니다. 그러나 허브를 영양분이 부족한 땅에서 키우면서 고생시키면 더 강해질 거라는 생각은 근거 없는 믿음이다. 다른 여느 식물과 마찬가지로 약용 식물들도 잘 자라려면 좋은 토양이 필요하다.

건강한 토양을 만들려면 유기농 퇴비와 잘 삭은 거름을 사용해 땅을 개량해야 한다. 만약 땅이 기름지고 잘 부서진다기보다는, 뭉쳐있고 딱딱하다면 모래를 섞어주는 것이 좋다.

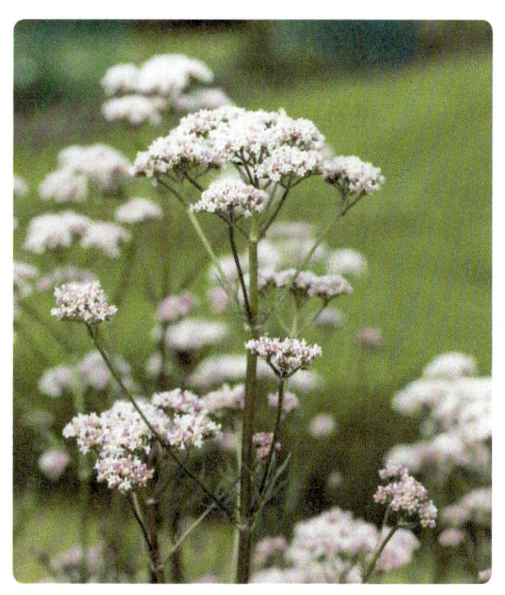

놀랍게도 쥐오줌풀처럼 주변에서 흔히 볼수 있는 허브가 귀한 허브 약재로 사용되기도 한다.

이웃의 잘 가꿔진 정원을 보게 되면 그 주인에게 토양을 어떻게 만들었는지 물어보라. 또는 가까운 묘목 장에서 조언을 구하는 것도 좋은 방법이다. 이 때 토양에 첨가하는 것은 모두 유기농이어야 한다는 점에 유의하기 바란다. 유기농이 아닌 토양이나 도양개량제를 사용하면 식물이 언뜻 건강해 보일 수도 있지만, 궁극적으로 이러한 화학 첨가제는 우리의 건강과 토양, 그리고 생태계 모두에게 이롭지 않다.

타미 하르퉁(Tammi Hartung)이 그녀의 저서, 가정에서 기르는 허브(Homegrown Herbs)에 쓴 것처럼, "식물은 토양에 있는 영양분을 먹고 활기차고 건강하게 자라므로 생기 넘치는 토양을 만드는 것은 아름답고 유용한 허브 정원을 만드는데 중요한 첫 걸음이다." 타미의 책은 좋은 토양 만들기라는 주제에 한 장 전체를 할애하고 있는데 충분히 읽어 볼 가치가 있다.

정원 설계하기

정원 설계는 단순해야 한다. 정원을 가꿔본 경험이 전혀 없다면, 사다리형 디자인 혹은 마차 바퀴 디자인을 시도해 보라. 깨끗이 청소하고, 일구고, 개량하고, 이 밖에 필요한 것들을 다 해서 잘 준비된 토양에 낡아서 쓰지 않는 사다리 혹은 마차 바퀴를 놓는다. 사다리 단과 마차 바퀴살 사이사이에 흙을 더해 잘 섞어 넣는다. 각각의 단에 한 가지 종류씩 허브를 심는다. 간단하면서도 널리 사용되는 이 디자인은 예쁘고 잡초 제거가 용이하며, 식물이 충분히 자랄 수 있게 한다. 이 방법으로 정원을 만드는 것은 아이들에게도 재미있는 놀이가 될 것이다.

레이즈드 베드(raised bed), 즉 일정한 규격과 모양으로 평지보다 조금 높게 흙을 쌓아 만드는 화단은 요즘 굉장히 인기가 높은데, 특히 장기간의 잔디 비료 사용, 화학 잔해 물질 및 여타 오염으로 토양의 건강이 의심스러운 도시 지역에서 애용되고 있다. 많은 묘목장과 정원 용품 가게에 가면 이미 만들어 놓은 이러한 화단을 구입할 수 있는데 조립이 간단하다. 나 같은 사람도 조립할 수 있으니 손재주가 없어 못 만든다는 불평은 못할 것이다. 이러한 공간 절약형 디자인에서 얼마나 많은 약용 식물들을 기를 수 있는지 정말 놀랍다. 크기가 다른 여러 개의 원형 화단이 겹겹으로 구성된 원형 디자인을 사용해 보라. 이 공간들을 약용 허브, 꽃, 야채로 가득 채우면 정말 보기 좋으며 아주 작은 공간에서도 깜짝 놀랄 만큼 넓은 정원을 꾸밀 수 있다. 만약 손재주가 뛰어나다면, 60×182cm 판자와 못 몇 개만으로 직접 이런 화단을 만들 수 있다. 판자 외에도 벽돌이나 석탄재를 섞은 벽돌을 사용해도 좋고, 아니면 그냥 흙만 쌓아올려 화단을 일구어도 괜찮다.

중요한 점은 쉽게 시작하는 것이다. 좋은 흙과 몇 그루의 식물만 있다면 시작할 수 있다. 조금씩 성공을 맛보아 가면서 열정적인 정원사가 되어 보자!

사다리나 마차 바퀴 디자인, 또는 레이즈드 베드에서 기르기 쉽고 잘 자라는 약용 허브에는 다음과 같은 것들이 있다.

- 바질
- 별꽃
- 라벤더
- 페퍼민트
- 세이지
- 서양톱풀
- 금잔화
- 민들레
- 레몬 밤
- 질경이
- 성요한초
- 고추
- 에키네이셔
- 감초
- 붉은 토끼풀
- 스피어민트
- 카모마일
- 마늘
- 귀리
- 로즈마리
- 타임

화분정원

정원을 만들만한 공간이 없는 경우, 많은 약용 허브들이 화분에서도 잘 자란다. 햇볕이 잘 드는 테라스, 집 앞이나 둘레, 또는 햇볕 좋은 창가에 화분을 놓아두면 저렴한 약재만이 아니라 향과 아름다움도 안겨 줄 것이다. 계절 변화에 따라 햇볕을 더 잘 받게 하기 위해 자리를 옮겨 주고 겨울에는 실내로 옮길 수도 있다. 이 중 어떤 허브들은 일 년 내내 실내에서만도 잘 자란다.

그러나 모든 허브가 화분 재배에 적합한 것은 아니므로 묘목 장에 가서 물어보아 어떤 것들이 화분에 적합한지 알아보아야 한다.

일반적으로 화분 재배에 적합한 약용 식물들로는 다음과 같은 것들이 있다.

- 바질
- 고추
- 별꽃
- 에키네이셔
- 생강
- 레몬 밤
- 질경이
- 로즈마리
- 성요한초
- 타임
- 서양톱풀
- 금잔화
- 카모마일
- 민들레
- 마늘
- 라벤더
- 페퍼민트
- 붉은 토끼풀
- 세이지
- 스피어민트
- 강황

다음 허브들도 기르기는 쉽지만 너무 넓게 퍼져서 작은 정원 디자인의 경우 금세 정원을 뒤덮어 버린다. 정원 가장자리에 심어볼 수 있겠다.

- 우엉
- 뮬렌
- 양아욱
- 쥐오줌풀

내 주변에서 자라는 식물 알기

정말 저렴한 허브 치료제를 얻고 싶다면 자신이 살고 있는 지역의 잡초를 연구하라! 맘대로 뽑아 쓸 수 있는 흔한 잡초들이 훌륭한 약용 허브가 된다. 북미 대륙에 정착한 최초의 유럽 이주민들은 자신들이 이전부터 식용과 약용으로 사용했던 우엉, 민들레, 쐐기풀, 질경이, 쥐오줌풀을 고향에서 개척지로 가지고 왔다. 이들 중 대부분이 새로운 환경에 잘 적응하여 (어떤 경우에는 원래 그 지역 식물들을 대체하기도 하면서) 우리가 오늘날 가장 애용하는 허브로 자리 잡았다.

이외에도 원주민들이 그들의 정교한 치료 시스템에서 사용해 온, 많은 북아메리카 토착 식물들이 있다. 그러나 이 약용 식물의 대부분이 북아메리카 원주민들의 운명과 마찬가지로 이미 멸종 위기에 처해 있다. 야생에서 자라는 토착 약용 식물을 채취하려면 지역 토착식물협회나 해당 주(州)의 천연 자원담당부서에 확인을 해야 한다.

이러한 기관들은 종종 온라인에 그 지역의 멸종 위기 식물 목록을 게재하고 있다.

토착 약용 허브를 보존하고 재배하는 일을 맡고 있는 식물보호연맹 (United Plant Savers)에 가입하는 것도 고려해 보라.(교육 참고자료 참조)

야생 식물 식별에 관한 훌륭한 책들이 많이 있지만 가장 좋은 방법은 그 지역을 잘 아는 사람과 함께 직접 돌아다니면서 그러한 식물들에 대해 알아보는 것이다. 오후의 "허브 산책"은 언제해도 즐겁고 중독성까지 있는 것 같다!

약용 허브 수확

식물의 각 부위는 저마다 그 수확기가 다른데, 각각의 수확적기에 대해서는 다음 가이드라인을 참고하면 된다.

○ 꽃봉오리와 꽃

피자마자 수확하는게 가장 좋다. 꽃이 활짝 핀 후에는 약효가 급격히 떨어지므로, 그 때까지 기다리면 안 된다. 예를 들어 성요한초의 경우 꽃봉오리는 완전히 형성되었지만 아직 꽃이 활짝 피지 않았을 때가 최적의 수확기이다.

○ 잎

보통 꽃이 만발하기 전이 가장 적당한 수확기이다. 그러나 이것은 단지 대략적 가이드라인에 불과하다. 대부분의 민트처럼, 어떤 식물들은 꽃이 만발했을 때 그 효능이 더 강력하기도 하다. 그렇다면 적절한 수확기를 어떻게 감별할 수 있을까? 잎을 잘 살펴보아 한창 때인지, 맛이 강한지, 색이 선명한지, 또 약간의 벌레 먹은 흔적이 있는지 점검한다. 우리가 농산물 코너에서 야채를 고를 때 사용하는 기준을 허브에도 적용하면 되는 것이다. 싱싱하고 건강해 보이면 수확한다!

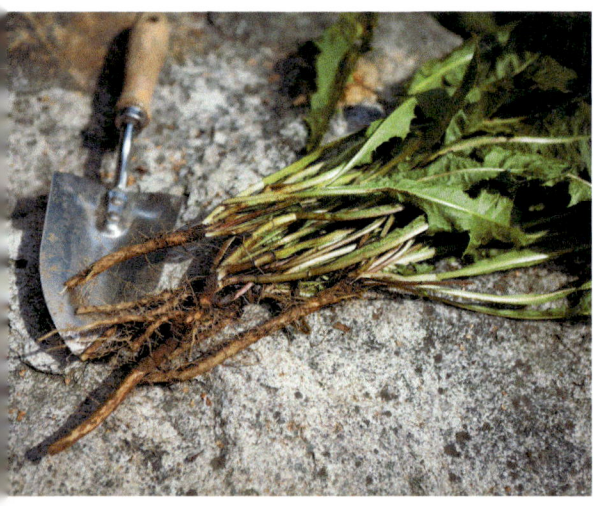

쐐기풀잎은 꽃이 피거나 씨가 맺히기 전, 제철 초기에 수확한다.

민들레 뿌리는 봄이나 겨울이 최적의 수확기이지만, 제철 중 어느 때나 수확해도 괜찮다.

○ 뿌리

식물의 에너지가 아직 뿌리나 구근에 비축되어 있는 가을이나 봄이 최고의 수확기이다. 식물의 에너지는 봄과 여름을 거치며 잎, 꽃, 씨앗, 과실에 영양을 공급하기 위해 위로 이동하므로 뿌리는 약효가 줄어든다.

이상의 가이드라인은 어디까지나 대략적인 지침이라는 사실을 염두에 두고 적용해야 한다. 허브를 절정기에 수확하기 위해서는 항상 그 품질을 개별적으로 점검해야 한다. 이는 농산물을 구입할 때 어떤 과일이 너무 일찍 딴 것인지 아니면 너무 오래 저장되어 있었는지 우리가 대충 알 수 있는 것과 비슷하다. 약용 식물에 대해서도 이러한 직감을 길러야 한다. 품질을 판단하는 데 오감을 활용하라.

허브 건조하기

수확한 허브를 나중에 사용하기 위해 건조하는 경우가 있을 것이다. 허브를 건조하기에 가장 적합한 조건은 다음과 같다.

- 32℃~43℃사이에서 일정하게 유지되는 온도
- 가급적 적은 습도: 낮을수록 좋다.
- 원활한 통풍
- 직사광선 차단

이러한 점들을 명심하면 일 년 내내 사용할 수 있는 우수한 품질의 건조 허브를 얻을 수 있다.

허브를 건조하는 것은 쉽지만 주의할 점들도 있다. 허브 건조 시 열과 습도는 중요한 변수이다. 식물에 포함되어 있는 많은 의약 성분들이 열에 민감한데, 특히 아로마 에센셜 오일이 그렇다. 위에 언급한 43℃이상의 온도에서 허브를 건조하면 유효성분이 소실될 가능성이 있다. 또한 우기나 습도가 높을 때 허브를 자연 건조하는 것은 결코 쉽지 않다. 차라리 음식 건조기를 사용하는 편이 낫다.

전통적인 허브 건조 방식은 허브를 소량으로 묶어 서까래에 매다는 것이다.

이 건조방법을 쓰면 허브를 고풍스럽고 멋있게 전시할 수 있지만, 가장 효율적인 방법은 아니다. 그만 깜박 잊어버리거나 멋스러운 장식이 되어 건조 시기가 지나도록 종종 매달아 놓게 되는데 이러면 바싹 말라 먼지를 뒤집어쓰고 만다. 허브를 매달아 건조시킬 때는 묶음을 작게 하여 허브가 완전히 또 빨리 마르도록 하며 건조가 끝나자마자 내린다.

생 허브 vs 말린 허브

갓 수확한 신선한 허브가 가장 좋지만 잘 말린 양질의 허브도 차나 여타 허브 제품들을 만드는데 신선한 허브 못지않게 좋다. 여기서 강조할 점은 "양질"이다. 만약 한창 때에 수확하여, 적절한 온도에서 재빨리 건조하고 올바로 포장하여 저장한다면 신선한 허브의 맛과 향, 그리고 영양을 온전히 보존할 수 있다. 오직 허브의 수분 함량만 달라질 뿐이다.

일반적으로 허벌리스트들은 가급적 신선한 허브를 사용하라고 강조하지만, 건조된 허브가 더 나은 경우도 있다. 예를 들어, 연고나 오일을 만들 때는 신선한 허브의 수분이 오일을 상하게 할 수도 있으므로 말린 허브를 사용하는 것이 더 낫다. 말린 허브는 농도를 희석시키는 수분이 제거되었기 때문에 생 허브보다 농축된 상태인데 이러한 상태는 약품을 만들 때 유리하다. 그러나 무엇보다 건조 허브를 사용하는 가장 큰 이유는, 신선한 허브를 일 년 내내 구할 수 없고, 애용하는 약용 식물들 가운데 일부는 우리가 사는 지역에서 재배되지 않기 때문일 것이다.

내 경험에 의하면 손쉽게 구할 수 있는 경우에는 물론 신선한 허브를 사용하지만, 양질의 건조 허브를 사용하는 것도 전혀 문제가 되지 않으며, 어떤 경우에는 더 나을 수도 있다는 것이다. 그러나 중요한 것은 좀 비싸더라도 가급적 유기농 허브를 사용해야 한다는 점이다. 결국 허브는 우리의 건강과 치료를 위해 사용하는 것이므로, 살충제와 제초제가 섞이지 않은 원료를 사용하는 것이 최선의 방법임은 분명하다.

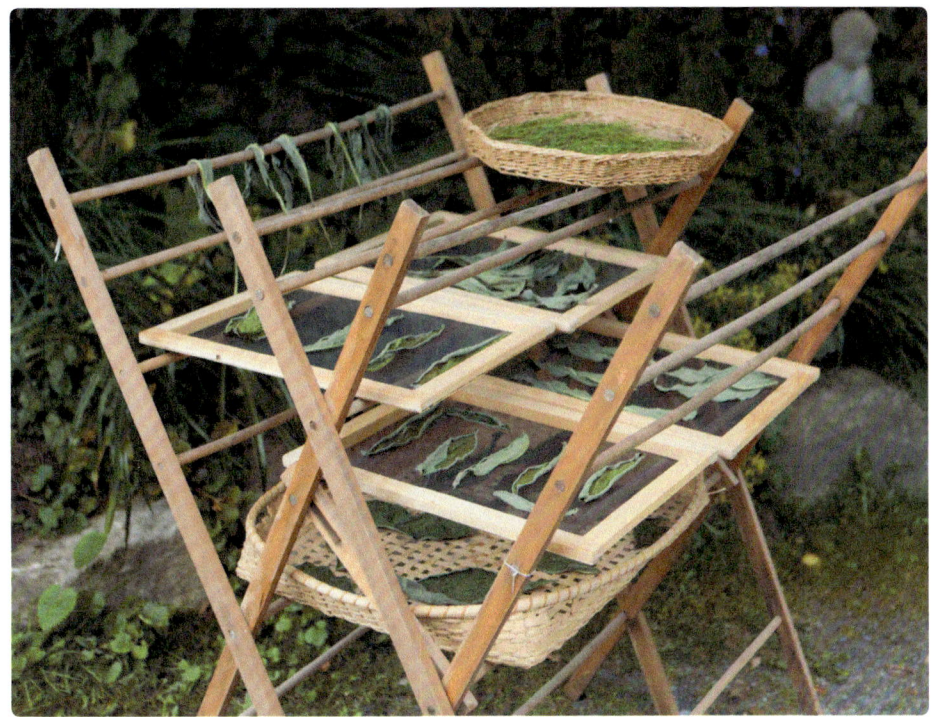

나무로 만든 전통적인 빨래 건조대는 옷뿐만 아니라 허브 건조에도 안성맞춤이다. 집 안이나 뜰의 그늘지고 따뜻한 곳에 건조대를 놓고 허브를 가득 담은 바구니나 체를 그 위에 층층이 올려놓는다.

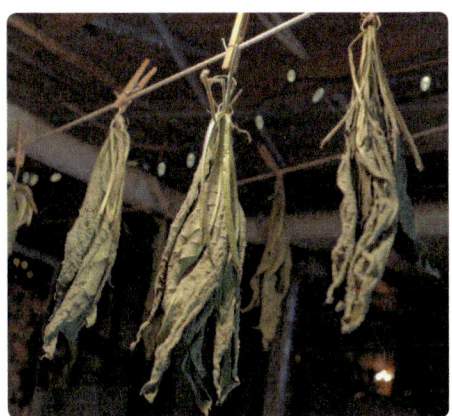

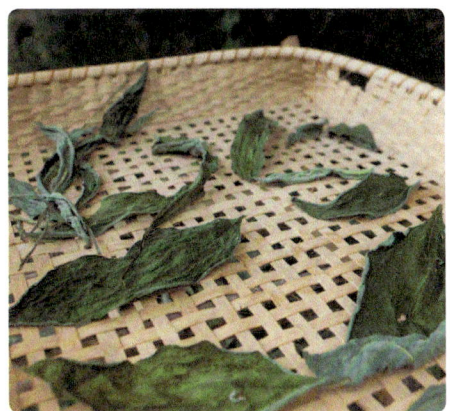

매달아 건조시킬 때는 허브를 작은 묶음으로 만들고 묶음 사이의 간격을 충분히 둔다. 건조가 끝나는 즉시 내려서 먼지나 벌레가 끼는 것을 방지한다.

바구니나 체에 건조할 때는 허브를 한 겹으로 펼쳐 놓아 통풍이 잘 되고 충분한 열을 받을 수 있도록 한다. 허브를 겹쳐 놓으면 통풍이 원활이 이루어지지 않아 곰팡이가 낄 수 있다.

**양질의 말린 허브를 얻는데는 몇 가지 어려운 점이 있긴 하지만,
이것은 누구나 배울 수 있는 기술이다.**

바구니와 체는 허브를 건조할 때 아주 유용한 도구들인데, 통풍이 잘 되는 것으로 골라야 한다. 집 안의 따뜻하고 건조한 곳에 의자나 등받이 없는 의자 두 개, 톱질 모탕[1], 혹은 사용하기에 적당한 것을 놓고 그 위에 바구니나 체를 걸치거나 리본이나 끈으로 묶어서 건다. 만약 햇볕이 너무 많이 들면 작은 구멍이 송송 뚫린 얇은 천으로 가려서 그늘을 만들어 준다. 특별히 허브 건조용으로 성기게 짠 네스팅 바구니[2]는 허벌리스트들이 애용하는 바구니이다. 한 바구니 위에 다른 바구니를 연결시켜 매다는 식으로 바구니를 쌓아올려 여러 단을 만들 수 있기 때문에, 네스팅 바구니는 **협소한** 공간에서도 충분한 건조 공간을 확보할 수 있다.

음식 건조기를 사용해 허브를 건조할 수도 있다. 그러나 온도를 낮게 (32℃에서 43℃사이) 맞춰야 한다는 점에 유의한다.

어떤 방법을 사용하든지 일단 건조된 허브는 밀폐 유리병에 담아 직사광선이 닿지 않는 서늘한 곳에 보관해야 한다. 저장을 잘 하면 최소한 1년 동안 약효가 유지되며, 때론 이보다 훨씬 더 오래 갈 수도 있다. 색, 향, 효능을 살펴보면 그 허브가 여전히 유효한지 알 수 있는데, 건조를 마친 날과 동일한 색, 향, 효과를 가지고 있어야 한다.

---

1 톱질할 때 목재를 받치는 받침대
2 보통 모양은 같으면서 크기를 조금씩 크고 작게 만들어 겹쳐지도록 만든 바구니들이 한 벌을 이룬다

냉동 보관

허브를 저장하는 가장 간단한 방법은 바로 냉동하는 것이다. 대부분의 허브들은 냉동해도 약효, 색, 맛을 유지한다. 어떤 것들은 색이나 질감을 잃을 수 있지만, 대부분은 풍미와 약효를 유지한다. 예를 들어, 바질은 추위에 굉장히 민감하다. 바질을 얼리면 짙고 어두운 보라색이나 초록색으로 변하며 해동했을 때는 곤죽이 된다. 그러나 여전히 바질 대부분의 풍미가 유지되기 때문에 약용 수프, 차, 그리고 질감이나 색이 특별히 중요하지 않은 치료제에 사용하는 데는 전혀 문제가 되지 않는다.

허브를 냉동시킬 때는 다지거나 통째로 지퍼 백에 담아 냉동시키면 된다. 또는 필요하다면 물을 조금 넣고 퓨레로 만들어 아이스 큐브 트레이에 담아 얼려도 좋다. 퓨레가 얼면 그 조각들을 꺼내 지퍼 백에 담아 보관한다. 신선한 약용 허브들을 혼합해 만든 퓨레는 언제든 손쉽게 사용할 수 있는 차 브랜드가 되기도 한다. 뜨거운 물 한 잔에 냉동 퓨레 한 조각이면, 짜잔! 신선한 허브로 갓 우린 차와 거의 다름없는 차를 순식간에 만들 수 있다.

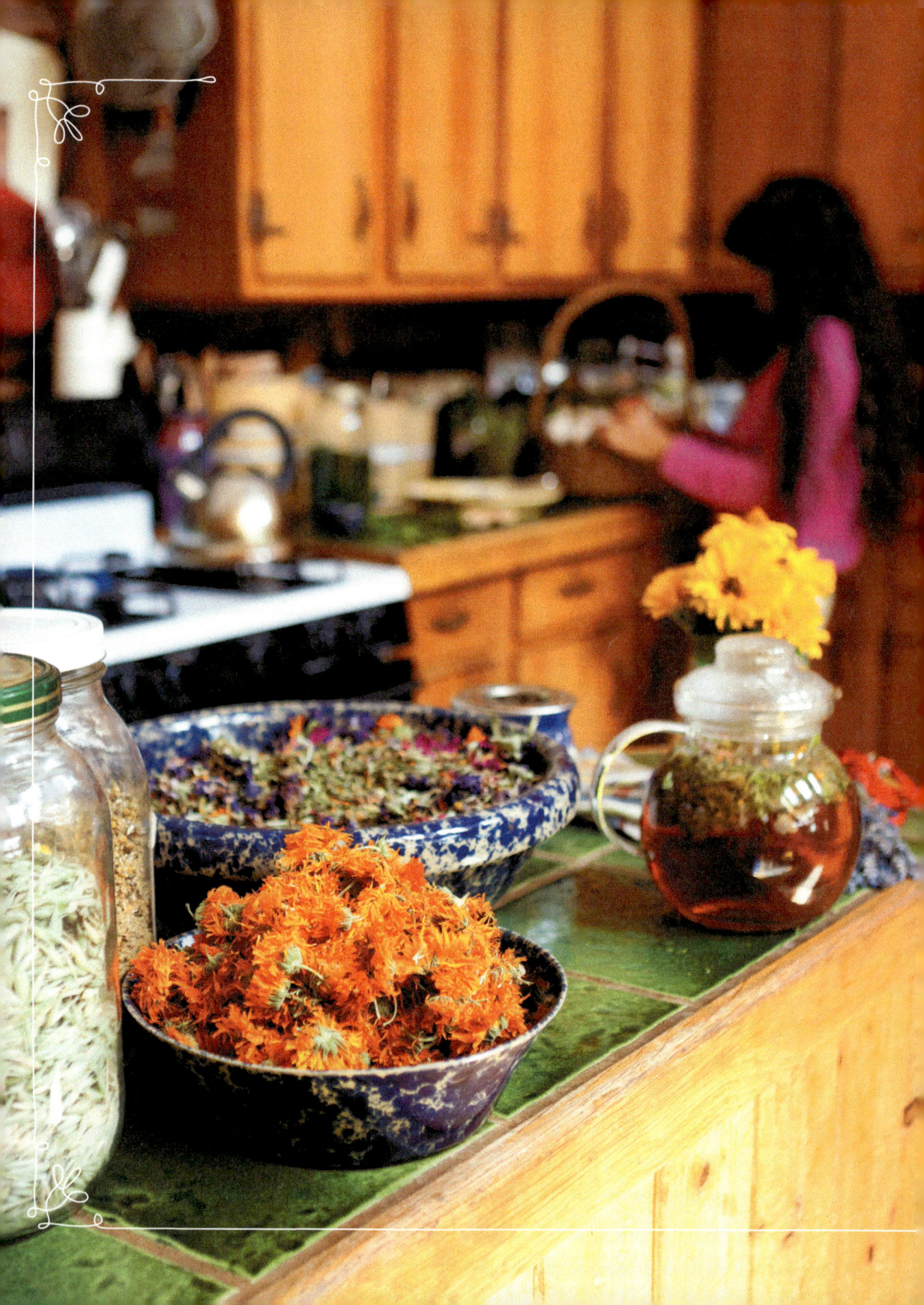

CHAPTER 2

나만의 허브 치료제 만들기

이제 주방으로 가 보자! 요리를 할 줄 안다면, 허브 치료제 역시 만들 수 있다. 심지어 요리 초보자라도 얼마든지 훌륭한 허브 약품을 만들 수 있다. 오랜 시간을 들여야만 완벽하게 터득할 수 있는 허브 치료제도 있지만, 처음 만든 사람이나 20년 경력자나, 누가 만들어도 별 차이가 없을 정도로 만들기가 간단한 치료제도 있다. 식물에 대한 지식과 이해가 늘어감에 따라 허브를 다루는 기술도 좋아진다. 정확한 계량, 재료, 온도만큼이나 치료에 영향을 미치는 것은 허브와 그 허브를 사용하는 사람 사이의 관계이다. 일단 몇 가지 기본적인 단계를 배우고 나면 가정에서 허브 치료제를 만드는 것은 간단하고, 재미있고, 쉬운 일이며, 시판매되는 제품 못지않은 우수한 치료제를 내 주방에서 직접 만들 수 있다.

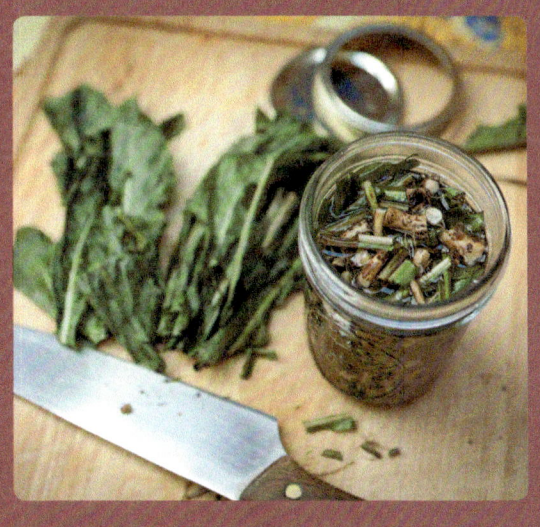

내 부엌 안에 허브 약국 만들기

이 장에서는 여섯가지 기본적인 약용 허브 처방, 차, 시럽, 오일, 연고, 팅쳐, 알약을 만드는 방법을 소개한다. 이를 완전히 익히고 나면 다는 아니더라도 일상적인 건강 문제들은 대부분 해결할 수 있게 될 것이다. 많은 사람들이 허브 약품을 만드는 기술에 눈을 뜨면, 허브 치료를 계속 활용하게 되고 이 책에 제시된 방법을 응용하는 법도 터득하게 될 것이다. 많은 크고 작은 허브 회사들이 처음에는 이런 방식으로 누군가의 주방에서 탄생한 가장 쓸 만한 허브 제품을 가지고 사업을 시작하고 확대해 나간 것이다.

필요한 장비 및 물품

부엌 안에 허브 약국을 만들기 위해서 무엇이 필요할까? 그다지 많은 것들이 필요하진 않다. 기본적인 부엌 용품만 있으면 허브 치료제를 만들 수 있다.

그 중에서도 특히 유용한 아이템들은 다음과 같다.

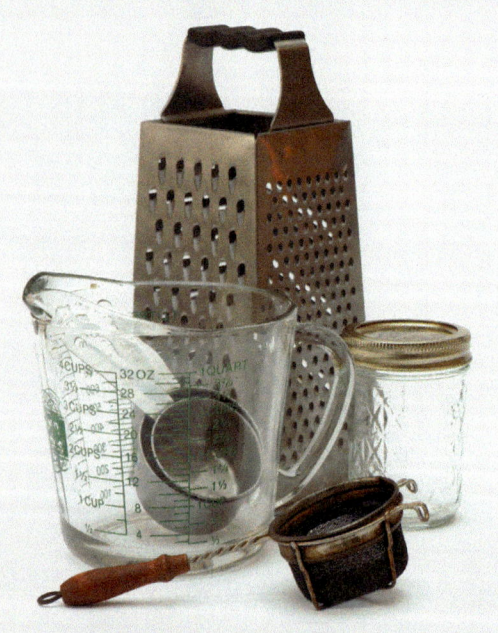

- 치즈를 만들 때 사용하는 천이나 성기게 짠 면직물. 허브를 걸러 낼 때 사용한다.
- 이중 그물망으로 된 큰 스테인리스 체(여과용)
- 뚜껑이 꼭 맞는 스테인리스 냄비 몇 개와 이중 냄비 1개
- 밀랍을 가는데 사용할 전용 강판
- 허브, 허브 팅쳐(허브 추출액), 허브 연고 등을 저장할 때 사용할 뚜껑이 있는 유리병 여러 개
- 계량컵(솔직히 개인적으로 계량컵을 거의 사용하지 않는다)
- 허브를 가는데 사용할 전용 커피 분쇄기(허브 전용 분쇄기를 커피원두를 가는데 사용하지 말 것. 허브에 커피향이 배어서 없어지지 않으니 주의해야 한다)

> 참고 : 개인적으로 스테인리스 재질을 추천하지만 요리용 냄비 재질로는 유리, 도자기, 무쇠, 법랑 등도 무방하다. 개인에 따라 다양한 종류의 냄비 재질을 놓고 찬반의견이 분분하겠지만, 이 문제에 지나치게 집착하기 보다는 유명한 심리학자 칼 융(Carl Jung)이 사용한 방법을 시도해 보면 어떨까? 냄비에게 인사를 건넸을 때 "굿모닝"이라고 대꾸하는 냄비를 선택하면 된다. 대부분의 허벌리스트들이 동의하는 것 중 하나는 알루미늄 재질의 냄비나 팬은 절대로 사용하지 말라는 것이다. 열을 가하면 알루미늄에서 미량의 독성 물질이 배출되기 때문이다.

간편 계량법

많은 사람들이 미터법으로 전환한 반면, 나는 오히려 더 단순한 계량법으로 되돌아갔다. "간편 계량법"은 구식 용어, 과거 한 번에 한두 가지 허브만을 갖고 작업하던 허벌리스트들이 사용했던 계량법을 가리키는 말이다. 실용적이며 다양하게 활용될 수 있다는 장점 때문에 현대의 많은 허벌리스트들도 이 계량법을 사용하고 있다. 간편 계량법에서 사용되는 계량 단위는 사용되는 재료간의 비율이다. 예를 들어 "카모마일3, 귀리2 , 레몬밤1" 처럼 숫자로 사용되는 양의 비율을 제시해 준다. 이 레시피는 재료들의 정확한 양이 아니라 각 재료 사이의 비율을 규정한다. 어떤 계량 단위를 사용하든 비율로 변환할 수가 있다. 위의 예에서 만약 온스(1oz = 28.35g)를 계량 단위로 사용하고자 한다면 "카모마일 3온스, 귀리 2온스, 레몬 밤 1온스"로 바꿀 수가 있다. 이렇게 하면 모두 6온스의 허브차 브랜드를 만들 수 있다. 만약 이보다 소량을 원한다면 단위를 큰 술로 바꿀 수 있다. 그러면 "카모마일 3큰 술, 귀리 2큰 술, 레몬 밤 1큰 술"이 될 것이다. 계량 단위를 무엇으로 정하든 허브가 가진 유효 성분의 정확한 비율을 유지하기 위해서는 한 레시피에 모든 허브를 일관되게 생으로 사용하든지 아니면 말린 것만 사용하는 것이 좋다.

간편 계량법이 항상 완벽히 정확하지는 않지만, 양질의 허브 제품을 만드는 데는 아무 지장이 없다. 그리고 유독 성분이 있을만한 재료를 사용하지 않으므로 사실 측정이 아주 정확하지 않아도 무방하다. 나는 종종 "이것 조금, 저것 한 줌" 식의 계량 방법을 사용하곤 하는데, 그래도 효과에는 별 지장을 주지 않는다.

간편 계량법을 이용한 샘플 레시피

비율	큰 술이 기준일때	작은 술이 기준일때
카모마일 3 귀리 2 레몬 밤 1	카모마일 3 큰 술 귀리 2 큰 술 레몬 밤 1 큰 술	카모마일 3 작은 술 귀리 2 작은 술 레몬 밤 1 작은 술

성공을 책임지는 확실한 비법

좋은 허브 약은 어떻게 만드는 걸까? 훌륭한 요리사와 허벌리스트는 공통점이 있다.

○ 제품을 만들자마자 라벨을 붙여라.

모든 라벨에 아래의 정보를 포함시킨다.

- 제품 이름
- 만든 날짜
- 사용 성분 목록(주요 성분으로 시작해서 덜 중요한 성분 순으로 기록)
- 사용방법(내복용인지, 외용인지)

요즘은 컴퓨터의 라벨 프로그램을 활용하면 전문가 수준의 라벨을 직접 디자인할 수 있다. 자신만의 독특한 라벨을 붙임으로써 제품의 완성도를 높이고 더불어 사람들의 시선을 끄는 재미있는 요술 작용을 하기도 한다. 예쁜 포장과 마무리 작업에 그다지 관심이 없다면, 다양한 색깔의 테이프와 네임 펜을 사용해 아주 간단하고도 저렴한 라벨을 만들어도 좋다.

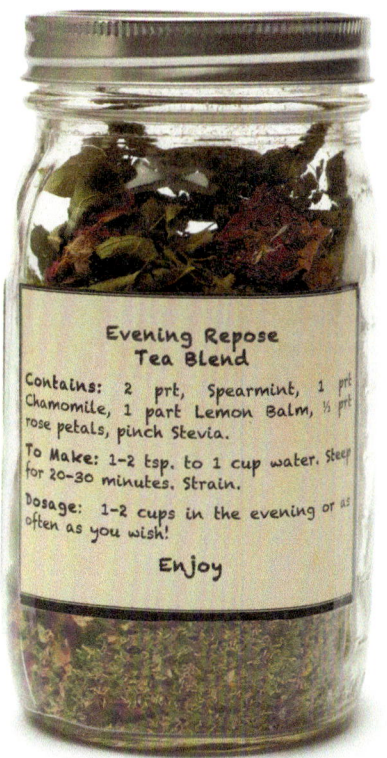

○ 꼼꼼히 기록하라.

유감스럽게도 이 현명한 충고를 나 자신이 따르지 못할 때가 있다. 정말 훌륭한 허브 제품을 만들고도 여기에 들어간 특정 재료 하나를 기억하지 못 해서 딱 한 번 밖에는 사용하지 못했던 적이 많다. 몇 달 전 들어간 재료를 잊어버릴 리가 없다고 확신하면서 라벨을 붙이지 않은 채 허브 저장고에 잘 모셔둔 병 하나를 당황스럽게 바라보곤 하는 일이 요즘도 종종 있다. 무엇인지 모르거나 어떤 성분들이 포함되어 있는지 모른다면 사용할 수 없으므로 이건 정말 심각한 낭비이다. 나처럼 부주의한 허벌리스트를 본받지 말고 들어간 재료를 잘 기록해 놓으면 훨씬 편리할 것이다. 그러므로 카드든, 조제일지든, 데이터베이스든, 본인이 선호하는 방식으로 모든 제품의 레시피 파일을 만들어 놓아라. 재료뿐이 아니라, 만들기 시작한 날짜, 거른 날짜, 완성일 등 조제 방식도 꼼꼼히 기록해 두면 도움이 된다. 예를 들어, 사용한 오일의 종류, 햇볕을 이용해 우렸는지[3] 아니면 스토브 위에서 달였는지, 허브와 액체재료의 비율 등 중요한 정보라면 무엇이든지 적어 놓는다.

o 소량으로 테스트해 보라.

어떤 치료제든지 처음 만들 때는 소량으로 만들어라. 만약 실험이 실패하면 많은 양을 손실하는 것보다는 약간의 재료를 잃는 편이 나을 것이다.

o 양질의 허브를 선택하라.

허브를 정원에서 직접 길러 사용하는 것이 가장 이상적이다. 그러나 정원을 가꾸지 않거나, 원하는 허브들을 재배하기에 기후가 적합하지 않다면 그 지역에서 나는 허브나 유기농 허브를 전문으로 취급하는 신뢰할 만한 구입처에서 구매하라. 특별히 유기농은 우리 건강에 더 이로울 뿐만 아니라 환경에도 좋다(**허브 구매처 목록은 책 맨 뒤쪽에 별도로 제시했음**).

---

[3] 병에 허브가 충분히 잠기도록 오일을 부어서 햇볕이 잘 드는 곳에 놓아두고, 규칙적으로 흔들어 주고 몇 주동안 우려내는 방법

허브차

약용으로 마시는 차와 음료로 마시는 차의 차이점은 무엇일까? 음료로 마시는 차도 건강에 도움이 되는 것은 분명하지만, 이 때는 허브의 치료 효과보다는 맛을 우선시한다. 반면 약용 차는 풍미와 맛도 좋을 수 있지만 그보다는 건강을 염두에 두고 만든다. 약용 차는 특별한 임무를 띤 차 블렌드라고 할 수 있다. (물론, 맛이 좋을수록 "환자" 들이 더 좋아하는 것은 당연하다)

비실용적이고 시간이 많이 소요되기 때문에 한 컵 분량의 약용 차를 만들라고 권할 때는 거의 없다. 그 대신 한번에 1리터 정도의 차를 만들 것을 권한다. 필요하면 다시 데워 마실 수도 있고 그냥 상온으로 마셔도 된다. 물에는 방부제 성분이 없으므로 허브 차는 보관 기간이 길지 않다. 냉장 보관하는 것이 좋지만 주변의 온도에 따라 하루나 이틀은 상온 보관해도 무방하다.

그러나 신선하지 않고 김빠진 맛이 나거나 기포가 생기기 시작하면 즉시 버리고 새로 우려야 한다.

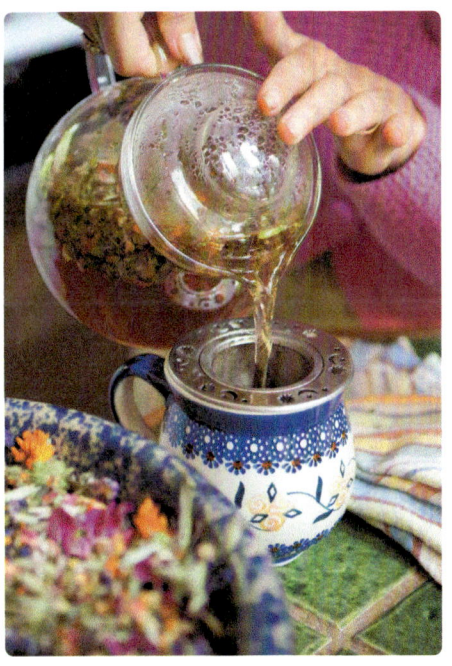

감기를 예방하거나 날카로워진 신경을 달래주는 약용 차는 맛과 향도 좋다.

우리기와 달이기

시금치와 감자를 요리하는 방법이 다르듯이 차를 만들 때도 잎과 꽃, 뿌리와 껍질은 각기 다른 방법으로 다뤄야 한다. 잎과 꽃은 지나치게 익는 것을 방지하고 효소, 비타민, 에센셜 오일의 파괴를 막기 위해, 보통 뜨거운 물에 담근다. 일반적으로 뿌리와 껍질에 든 성분을 추출하기가 더 어렵기 때문에 오랫동안 끓여야 한다.

이러한 규칙에서 벗어나는 예외가 몇몇 있는데, 이러한 예외들은 이 책을 포함한 대부분의 허브관련 서적에서 별도로 언급된다. 그렇지만 만약 쪄야 할 뿌리를 실수로 끓였더라도 당황할 필요는 없다. 여전히 약효를 발휘할 것이기 때문이다.

끓는 물에 식물을 담가 두는 과정을 우리기(infusion)라고 하는 반면 약하게 끓는 물에 식물을 푹 고는 것을 달이기(decoction)라고 한다. 어떻게 해야 할지 잘 모를 때는 담그기를 택하면 된다. 식물의 중요한 유효 성분을 보호하는 데에는 우리기가 훨씬 더 안전하다. 허브를 오래 담가 놓을수록 차는 더 진해진다. 그렇다고 이렇게 오래 우리는 것이 항상 좋은 것은 아닌데 담그는 시간이 길어지면 안좋은 성분들도 함께 우러나올 가능성이 있기 때문이다.

홍차를 너무 오래 우리면 어떻게 될까? 향긋한 음료에서 떫은맛의 타닌(산) 성분이 많은 약용 차로 변할 것이다.

우리든지 달이든지 약용 차는 그 강도와 효능에 따라 정의된다. 약용으로 쓰일 차는 상당히 진해야 하므로 약용 차의 경우는 상대적으로 많은 양의 허브를 사용해야 한다.

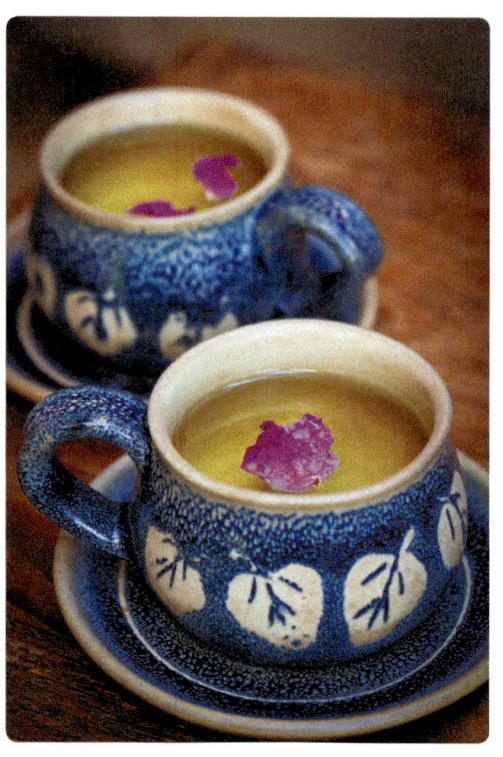

약용이라는 점을 염두에 두고 "주방의 마술"을 살짝 가미해 우려낸 허브 차에는 우리 눈에 보이는 것 이상이 담겨 있다. 한 잔의 허브 차에는 허브와 물만이 아니라, 땅과 하늘, 햇살과 별이 담겨 있는 것이다.

약용 차 우리는 방법

우려낸 차는, 잎, 꽃, 꽃봉오리, 일부 딸 기류 열매 및 씨와 같이 비교적 연하고 부드러운 부분과 향기를 발산하는 부분을 사용하여 만든다. 쥐오줌풀, 생강, 히드라스티스(goldenseal)처럼 향이 강한 뿌리도 종종 달이지 않고 우리는데 이 경우에는 우리기와 달이기 모두 효과적인 것 같다. 우리고 나서 걸러낸 허브는 퇴비를 만드는데 사용한다.

다음은 약용 차를 우리는 기본 과정이다.

1. 말린 허브 4~6큰 술(또는, 생 허브 6~8큰 술)을 유리병에 담는다.

2. 이 병에 끓는 물을 가득 붓는다. 이것을 30분에서 45분 정도 우린다. (우리는 시간 및 허브 양은 차의 농도에 영향을 미친다)

3. 우려낸 허브를 걸러내고 마신다.

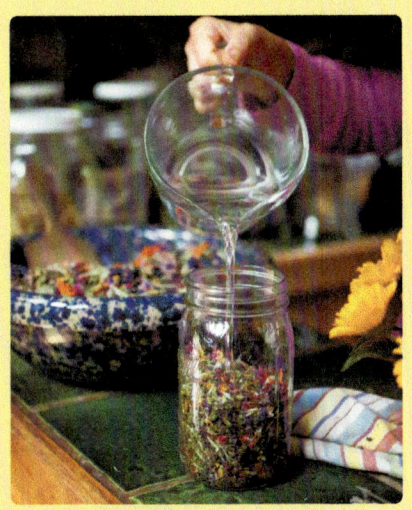

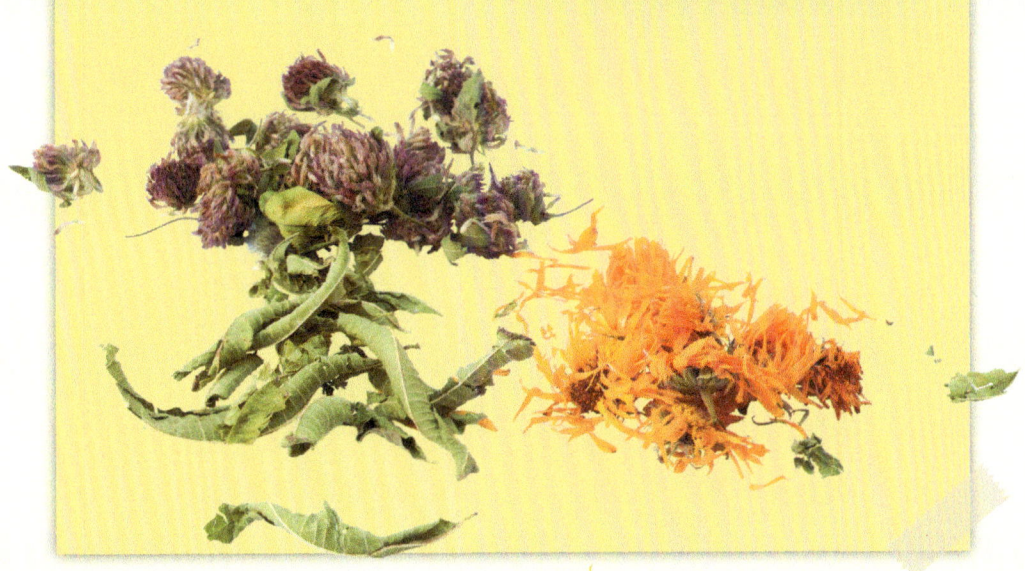

약용 차 달이는 방법(탕약)

달이는 약용 차는 뿌리나 껍질, 잔가지, 일부 씨와 견과 등, 비교적 섬유질이 많고 나무처럼 단단한 식물의 부위를 사용한다. 이처럼 단단한 부위에서 성분을 추출하기는 어렵기 때문에 종종 약한 불로 오래 끓일 필요가 있다. 다 끓이고 난 후 사용한 허브는 퇴비를 만드는데 사용한다.

다음은 약용 차를 달이는 기본 과정이다.

1. 말린 허브 4~6큰 술(또는, 생 허브 6~8큰 술)을 작은 냄비에 담고 찬 물 1리터를 붓는다.
2. 약한 불로 뚜껑을 덮고 25분에서 45분 동안 천천히 끓인다. (끓이는 시간과 사용하는 허브의 양은 차의 농도에 영향을 미친다) 더 진하게 차를 달이려면 20분에서 30분 동안 끓인 차를 1리터 병에 담아 밤새 우러나도록 놓아둔다.
3. 걸러서 마신다.

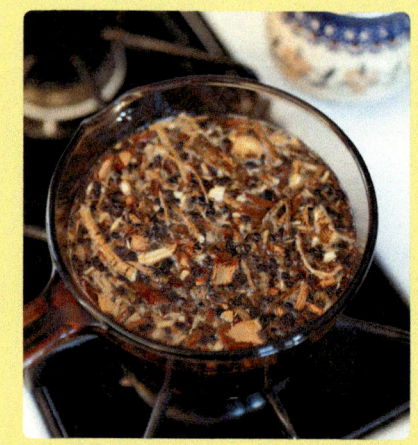

참고 : 어떤 사람들은 이보다 더 오래 끓여 농축 상태로 만드는 것을 선호한다. 이렇게 만든 차는 더 소량으로 복용해야 한다(복용량 지침은 67 페이지 참조).

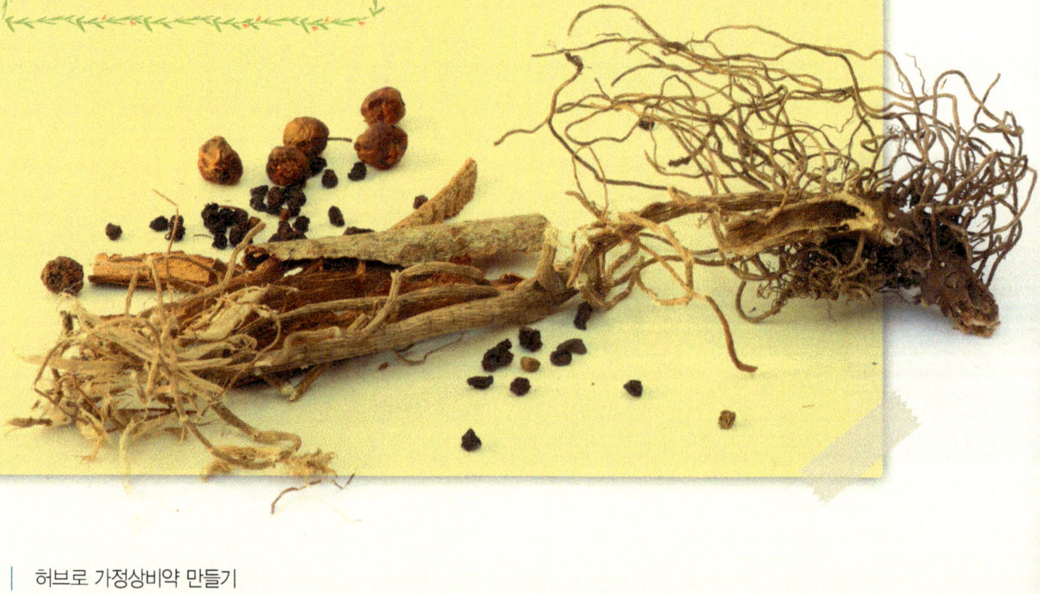

햇빛과 달빛을 이용하여 우리는 방법

햇빛이나 달빛을 이용해 허브의 유효 성분을 추출해 차를 우리는 방법은, 차를 만들 때 내가 좋아하는 방법 중 하나이다. 이렇게 우린 약용 차는 스토브에서 끓인 차만큼 화학 성분의 양이 많지는 않지만 전기를 이용한 가전기기로는 얻어낼 수 없는 차원이 다른 약효를 갖는다.

> 차는, 추울 때는 몸을 따뜻하게 데워주고,
> 더울 때는 더위를 식혀 줄 것이다.
> 우울할 때는 힘을 불어넣어 주고,
> 몹시 지쳤을 때는 다정히 달래 줄 것이다.
> – 윌리엄 글래드스톤(William Gladstone)

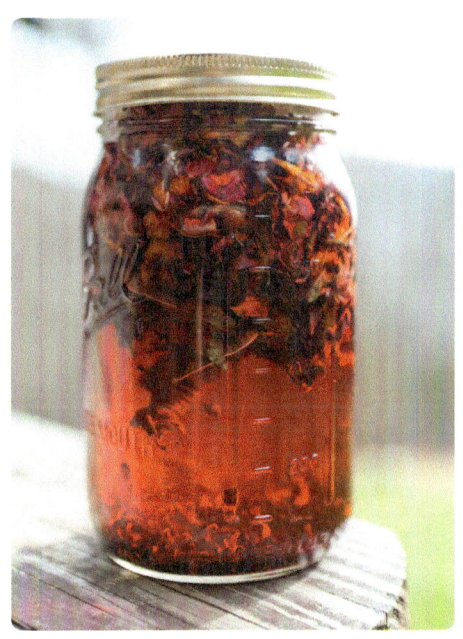

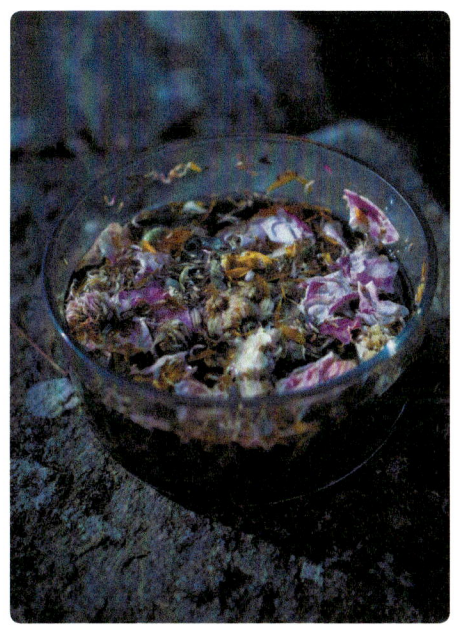

햇빛을 이용하여 우릴 때는 1리터짜리 밀폐 유리병에 허브를 담는다. (허브의 양은 우리기와 달이기에서 언급한 대로 사용) 병에 찬 물을 붓고 뚜껑을 꼭 닫는다. 유리병을 햇볕이 직접 내리쬐는 곳에 몇 시간 동안 놓아둔다.

달빛을 이용하여 우릴 때는 뚜껑이 없는 그릇 (주변에 밤에 날아다니는 벌레가 많지만 않다면) 에 허브를 담고 물을 부은 후, 달빛이 직접 닿는 곳에 그릇을 놓는다. 이렇게 해서 우린 차는 은은하고도 신비로운 느낌이 나는데 요정들이 즐겨 마셨다는 전설이 있다. 그럼, 달빛에 우린 약용 차는 어떤 경우에 좋을까? 약용 차에 얼마간의 마법이 덤으로 필요한 경우라면 언제든지 좋다. (물론 농담이다)

시럽

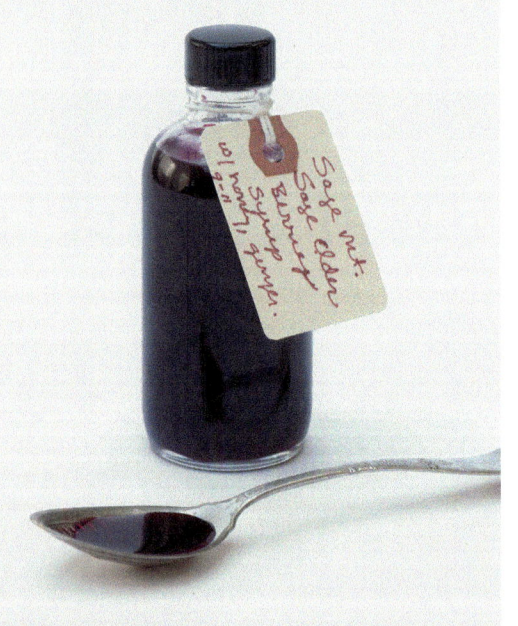

좋은 약용 차 만드는 법을 터득했다면 시럽 만들기는 더욱 어렵지 않다. 차가 농축되도록 더 달이고 달콤한 맛뿐 아니라 방부제 역할도 하는 감미료를 첨가하기만 하면 된다. 우리 선조들은 약을 만들 때 허브 시럽을 즐겨 사용하였는데, 시럽을 넣으면 약을 먹기 싫어하는 사람들이 좀 더 수월하게 약을 먹게 될 뿐 아니라 설탕이나 여타 감미료가 훌륭한 방부제 역할을 하기 때문이었다. 미국 전역의 리빙 역사 박물관[4]의 약학 코너를 방문해 보면 허브 시럽이 얼마나 중요한 위치를 차지했었는지 알 수 있을 것이다.

---

[4] 역사상 특정 시기의 생활상을 재현해 놓은 야외 박물관의 한 종류. 그 시대의 복장을 한 안내원들이 시대상을 설명해 주기도 한다.

감기에 좋은 꿀 – 양파 시럽

감기와 인후염에 잘 듣는 치료제 가운데 내가 좋아하는 시럽이다. 만들기가 간단하고 오랫동안 명맥을 이어온 맛있는 꿀-양파 시럽이다. 캐나다 북서부의 "오지"에서 겨울 한 철을 보내면서 이 시럽을 왜 미리 만들어 놓아야 하는지를 깨달았다. 우리 가족은 이웃과 멀리 떨어진 곳에서 어린 아이를 데리고 부가부(Bugaboo) 산악 지방 기슭의 통나무집에서 살았었는데, 우리가 가진 재주와 그 당시의 시대정신이라 할 수 있는 독립심에 의지하며 살았다. 우리 가족은 장작 난로 곁을 지나 칠 때 마다 그 난로 위에서 끓고 있는 꿀 – 양파 시럽을 한 스푼씩 떠먹곤 했다. 그 겨울에 가족 중 누군가가 감기에 걸렸던 기억은 없지만, 설령 그랬다고 하더라도 감기쯤은 이 따뜻한 시럽으로 금세 쫓아버릴 수 있었을 것이다.

시럽 만들기

양파 두 개에서 네 개를 얇게 반달 썰기하여 깊은 냄비에 담는다. 여기에 양파가 살짝 잠길 정도로만 꿀을 붓는다. 양파가 부드러워지고 어느 정도 물컹해지며 꿀에 양파 맛이 강하게 밸 때까지 아주 약한 불로 데운다. 취향에 따라 다진 마늘을 첨가해도 되는데 약효와 맛이 더 강해진다.

사용법

음, 이 시럽은 정말 맛이 좋다. 감기를 물리치려면 증상이 나타나기 시작할 때 2시간에서 4시간 간격으로 1/2~1작은 술씩 섭취한다. 이미 감기를 앓고 있다면 서너 시간 간격으로 매일 4번씩, 1작은 술을 복용하면 회복이 빠르다.

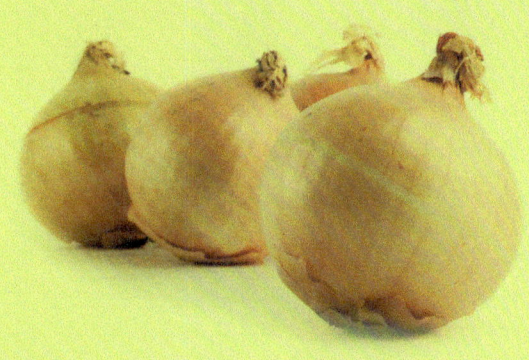

약용 시럽 만드는 방법

달콤한 약을 좋아하는 아이들과 연세 드신 분들은 시럽을 선호하는 경향이 있다.
"설탕 한 스푼은 약이 잘 넘어가도록 도와준다."는 말은 허브 시럽에 잘 어울리는 표현이다.

1. 시럽 만들기의 첫 단계는 고농축 탕약을 만드는 것이다. 물 1리터 당 허브 56g 정도의 비율로, 냄비에 허브나 허브 브랜드를 물과 함께 넣는다. 뚜껑을 반쯤만 덮고 약한 불로 끓이기 시작해서 원래 양의 반쯤 되게 졸인다.
2. 졸인 액체(탕)에서 허브를 건져낸다.(사용하고 난 허브는 퇴비로 사용) 액체의 양을 측정한 후 다시 냄비에 붓는다.
3. 액체 두 컵당 꿀이나 메이플 시럽, 식물성 글리세린, 흑설탕 등 여타 감미료 한 컵을 첨가한다. 대부분의 레시피들에는 감미료 분량이 두 컵인데(액체와 감미료의 비율이 1:1이 되도록), 내 입맛으로는 이것은 지나치게 달다.(냉장 시설이 보편화되기 전에는 설탕을 듬뿍 넣어야 시럽이 상하지 않기 때문이다)
4. 약한 불에 데우면서 잘 젓는다. 대부분의 레시피에는 시럽을 걸쭉하게 만들기 위해 이 혼합물을 20분에서 30분간 강한 불에서 끓이라고 되어 있다. 이렇게 하면 확실히 더 진한 시럽이 되지만 나는 꿀에 있는 살아있는 효소를 그대로 보존하기 위해 꿀이 액체와 섞일 정도로만 데운다. (43℃ 이하, 낮을수록 더 좋다).
5. 불에서 내린다. 취향에 따라 과일 농축액을 첨가해 맛을 더하거나, 페퍼민트, 스피어민트처럼 향이 좋은 에센셜 오일 몇 방울을 첨가한다. 소량의 브랜디를 넣으면 시럽의 보존성을 높여줄 뿐 아니라 이 시럽을 기침약으로 사용할 경우 브랜디가 이완제 기능을 하기도 한다.
6. 완성한 시럽을 병에 담는다. 냉장고에 보관하면 몇 주간 저장할 수 있다.

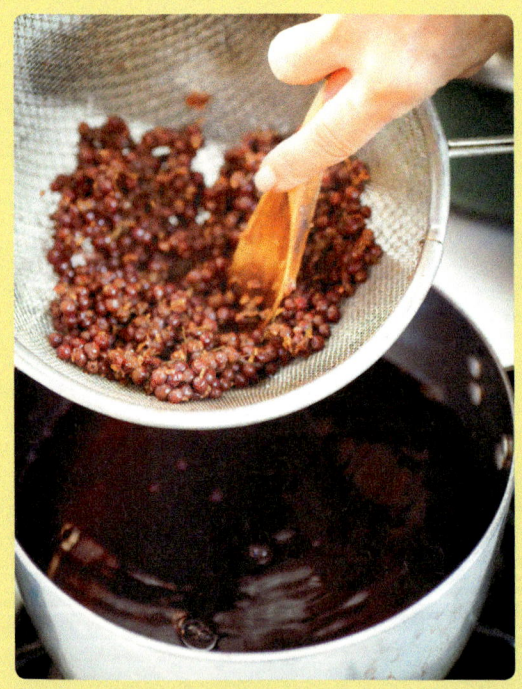

오일

샐러드용 마늘 오일을 만들거나 구이 요리에 바를 올리브유에 향긋한 허브를 섞어 본 적이 있는가? 만약 그렇다면 허브 오일을 만들어 본 셈이다. 허브 오일이란 허브를 오일에 넣고 우려낸 것에 불과하기 때문이다. 품질 좋은 오일 선택하기, 허브의 유효 성분 추출에 적합한 온도 맞추기 등, 정말 질 좋은 약용 허브 오일을 만드는 데 필요한 몇 가지 간단한 비결이 있지만 이런 요령들은 금세 터득할 수 있다. 일단 허브 오일을 만들고 나면 연고 만들기는 간단하다.

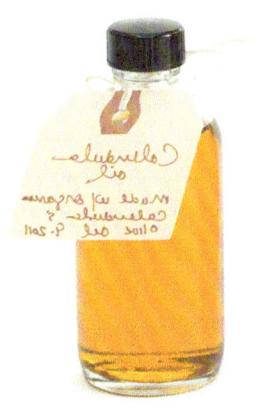
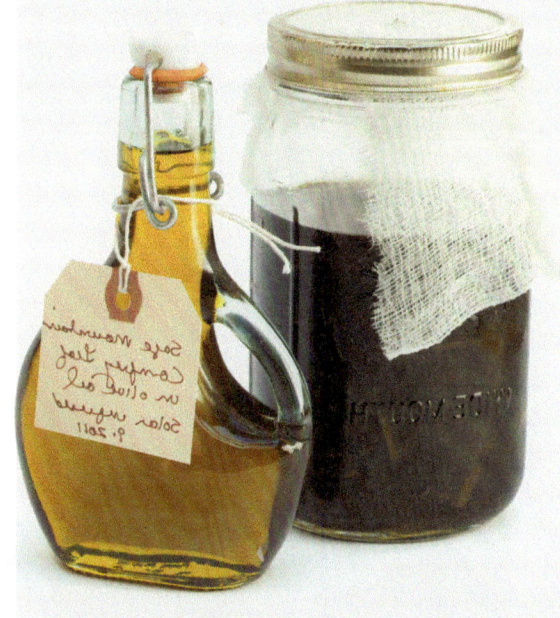

CHAPTER 2 나만의 허브 치료제 만들기 | 47

재료 선택

허브와 오일을 어떻게 조합하느냐에 따라 강한 약용 오일, 향기로운 마사지 오일, 또는 목욕용 오일을 만들 수 있다. 양질의 식물성 오일이라면 어느 것이든 괜찮지만, 올리브 오일이 약용 오일을 만들기에는 가장 적합하다. 올리브 오일은 진정 기능이 있고, 올레산(oleic), 오메가-6, 오메가-3 지방산이 풍부해 그 자체로도 약효가 있다. 또 올리브유는 쉽게 산패되지 않기 때문에 안정적이다. 무겁고, 끈적거리고, 항상 옅은 올리브향이 나기 때문에 목욕용 오일이나 바디 오일로는 적합하지 않겠지만 약용 오일과 연고에는 올리브 오일만한 게 없다.

약용 오일을 만드는 가장 쉽고 **빠른** 방법은 이중 냄비를 이용하는 것이다. 그러나 햇볕을 사용하는 전통적 방식도 한 번 시도해 볼 만 하다. 강력한 햇빛에 의해 추출된 허브 성분이 오일 속으로 서서히 스며들게 하는 이 방법에는 허브의 특성을 살려주는 특별한 힘이 있다. 이 외에도 허브 오일을 만드는 다른 방법들이 있지만 이 책은 초보자를 위한 안내서이므로 간단하고 쉬운 방법에 국한하려고 한다. 이 두 가지 방법은 모두 효과적이며 따라 하기 쉽고 성공적인 결과를 보장한다.

많은 사람들이 신선한 허브로 오일을 만드는 것을 선호하는데 물론 그렇게 할 수도 있다. 그러나 신선한 허브에서 수분을 제거한 양질의 건조 허브를 이용하면 더 좋은 오일을 만들 수 있다. 물과 기름은 잘 섞이지 않는다. 허브 오일에 포함된 물은 습기 및 박테리아를 유발할 수 있고 이것은 부패의 원인이 된다. 신선한 허브를 사용할 때는 오일에 허브를 담그기 전, 허브의 숨을 죽인다. 바구니나 체에 허브가 겹치지 않도록 펼쳐 놓고 직사광선이 닿지 않는 따뜻한 곳에서 몇 시간가량 숨을 죽인다. 허브가 축 처지면 다 된 것이다. 이렇게 하면 허브의 일부 수분이 증발되어 부패 가능성이 줄어든다.

일반적으로 식물성 오일은(상당히 안정적인 올리브유와 코코넛 오일을 제외하고) 빨리 변질되는 편이어서 저장 기간이 길지 않다. 대부분의 오일은 열과 빛에 노출되면

허브 오일 만들기 (이중 냄비를 이용한 방법)

간단하고 쉬운 방법으로 좋은 오일을 만들 수 있다. 좋은 오일을 얻어내려면 적정 온도(섭씨 95에서 110℃)를 유지해야 한다.

1. 허브를 적당히 잘라서 이중 냄비의 윗 칸에 놓는다. 일반 팬보다는 이중 냄비를 강력히 추천한다. 그 이유는 오일이 쉽게 과열될 수 있는데 그렇게 되면 허브와 오일을 모두 망치기 때문이다. 이중 냄비를 사용하지 않으면 자칫 허브가 오일에 튀겨지거나 오일이 타기 쉽다.
2. 고급 식용유(가급적 올리브유 사용)를 2.5~5cm 높이로 부어서 허브가 오일에 충분히 잠기도록 한다.
3. 거품이 몇 개 올라올 때까지만 아주 약한 불로 오일을 가열한다. 급속한 가열이나 과열은 절대 금물이다. 오일이 과열되지 않도록 수시로 확인하면서 30분에서 1시간 약한 불을 유지한다. 오일이 진한 녹색을 띠고 허브향이 강하게 나면 허브 성분이 오일에 잘 추출된 것이고 허브 오일이 제대로 만들어진 것이다.
4. 스테인리스 체를 사용해 허브를 걸러준다. 필요할 경우 체 안에 면포를 깔아준다. 사용한 허브는 버리고 오일은 식힌 후 병에 담아 이름표를 붙인다. 참고로 오일을 병에 담고 병 표면을 깨끗하게 닦은 후에 이름표를 붙여야 이름표가 오일에 오염되는 것을 막을 수 있다.

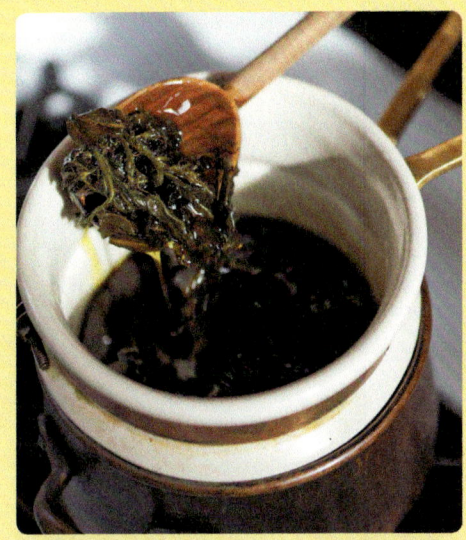

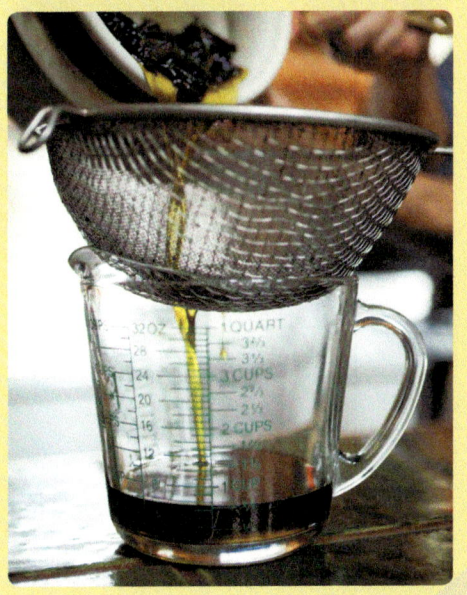

햇볕에 우려내기

이 방법은 허브 오일을 만드는 방법 중 내가 제일 좋아하는 방법이다. 태양의 빛 에너지를 이용하여 허브 성분을 추출해 오일에 담는 방법인데, 내가 처음 허브를 연구하기 시작했을 때 만났던 선생님 중 한 분인 줄리엣 드 배러클리 레비(Juliette de Bairacli Levy)에게서 배웠다. 줄리엣 선생님은 허브를 담은 오일 병을 모래 상자에 넣어서 열을 모으는 지중해식 방법을 사용하곤 하셨다.

1. 입구가 넓은 유리병에 허브를 담고 여기에 질 좋은 식물성 오일(가급적, 올리브유 사용)을 허브가 2.5~5cm 정도 높이로 잠길 만큼 붓는다. 뚜껑을 꼭 닫는다.
2. 따뜻하고 햇볕이 잘 드는 곳에 유리병을 놓아두고 2주 동안 우려낸다.
3. 치즈의 수분을 짜낼 때 사용하는 성긴 면직물이나 기타 성길 게 짠 면포보자기를 사용하여 허브를 걸러낸다. 거른 오일에 다시 신선한 허브를 넣고 2주간 더 우리면 아주 강력한 약용 오일을 얻을 수 있다. 완성된 오일을 병에 담는다.

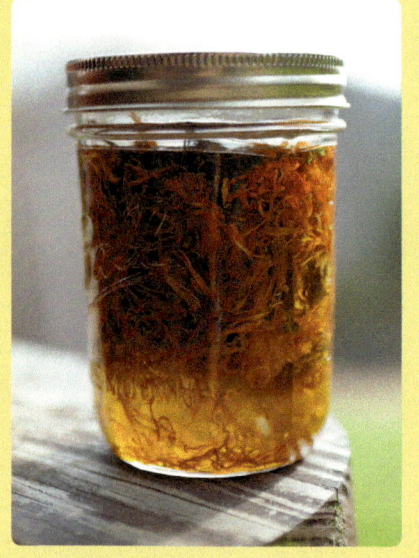

참고 : 별도의 용기에다 걸러낸 허브에 남은 오일을 마지막 한 방울까지 짜내도 좋다. 이렇게 해서 얻은 오일에는 수많은 미세 허브 입자들이 들어있으므로 이것을 약용 허브 오일 (처음 거른 오일)과 섞지 말아야 한다. 보관했다가 요리나 샐러드드레싱에 사용하면 좋다.

일반적으로 오일은 열과 빛에 노출되면 상당히 빨리 산패되므로, 햇볕을 사용해 우린 오일도 2주 안에 변질된다. 그러나 오일 속에서 허브가 우려지고 있는 동안은 산패가 진행되지 않는다. 허브를 거른 후에는 여타 오일과 마찬가지로 산패될 수 있지만 허브가 오일에 담겨 있는 동안은 안정적인 것이다. 왜 이런 현상이 일어나는지는 알 수 없으나, 허브의 산화 방지 성분과 관련 있지 않을까 추측하고 있다. 확실한 것은 우리 선조들이 이 방법으로 수 세기 동안 허브 오일을 만들었으며 효과가 뛰어나다는 사실이다.

몇 주 내에 부패가 시작되는데 안타깝게도 많은 오일이 구입 시 이미 산패된 상태인 경우가 많다. 산패된 오일은 활성 산소를 포함하고 있는데, 활성 산소는 여러모로 건강 문제를 일으킬 수 있다. 모든 오일은 저장 기간을 늘리기 위해 서늘하고 어두운 장소에 보관해야 한다.

냉장 보관이 가장 좋지만 일반 가정의 냉장고는 대개 음식물로 가득 차 있어서 여유 공간이 없게 마련이다. 따라서 이 귀한 오일들을 보관할만한 서늘하고 어두운 장소를 찾아야 한다. 제대로 저장하면 올리브유로 만든 허브 오일은 몇 달에서 일 년까지 저장이 가능하다. 안 좋은 냄새가 나거나 변색되기 시작하면 버리고 새 오일을 만들 때가 된 것이다.

주의 사항

가끔 병 안 위쪽에 물방울이 생길 수 있다. 물은 오일 속에 박테리아를 번식시킬 수 있으므로 이런 경우에는 뚜껑을 열고 깨끗한 마른 천으로 물기를 닦아낸다. 만약 계속 물방울이 생긴다면 꼭 닫히는 뚜껑 대신 두껍고 성긴 면직물로 병 입구를 덮어 물방울이 증발하도록 한다. 만약 허브 오일에 곰팡이가 핀다면 허브에 물이 너무 많거나 병 안에 습기가 있는 것이다. 이런 문제를 방지하려면 건조 허브를 사용하거나, 아니면 신선한 허브의 경우에는 잠시 숨을 죽여서 수분을 약간 제거한 후 사용하는 것이 좋다. 용기가 완전히 말라 있는지 확인하고 뚜껑 안도 꼼꼼히 점검한다. 특히 뚜껑 테두리에 고무가 있다면 여기에 습기가 차기 쉬우므로 더 꼼꼼히 점검한다. 허브 오일에서 산패된 버터 냄새같은 안 좋은 냄새가 나기 시작하면 내복용은 물론 외용으로도 사용하면 안 된다. 피부는 우리 몸의 흡수 및 배출을 담당하는 가장 큰 기관이므로 잘 대해 줘야 한다. 여기서 건강을 위한 충고 한 마디: 먹을 수 없다면 피부에도 바르지 말아라. 이 충고를 따르려면 분명 많은 화장품들을 내다 버려야 할 것이다!

연고

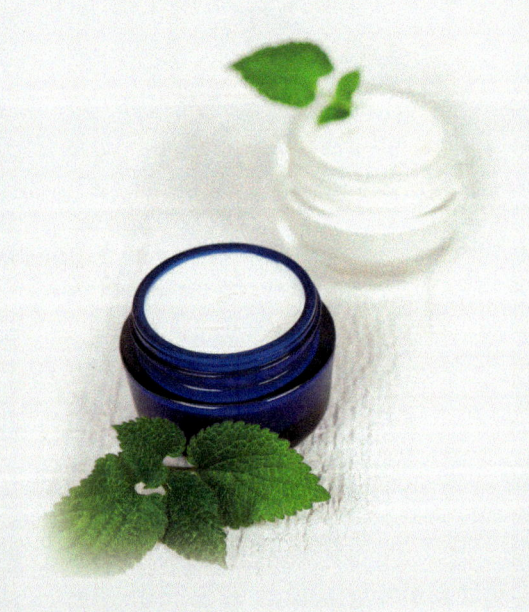

　일단 허브 오일을 만들었다면 연고 만들기는 쉽다. 오인먼트라고도 불리는 연고는 밀랍, 허브, 식물성 오일로 만들어진다. 오일은 허브의 의약 성분을 녹여내는 용매제로 쓰이는데 치료 효과가 있고 피부를 진정시키는 기본 재료이다. 밀랍 역시 보호 및 진정 기능을 가진 피부 연화제이며 되직한 고체형태의 연고를 만드는데 꼭 필요한 재료이다.

약용 연고 만드는 방법

품질 좋은 연고를 만드는 데는 몇 가지 비결이 있지만 다음의 간단한 과정을 따라 하면 초보자도 훌륭한 연고를 만들 수 있다.

1. 49페이지를 참고하여 약용 오일을 만든다.
2. 완성된 허브 오일 한 컵당, 밀랍 1/4컵을 추가한다. 아주 약한 불에 이 혼합물을 올려놓고 가끔 저어주며 밀랍이 녹을 때까지 가열한다. 간단한 농도 테스트를 한다. 이 과정을 생략하면 안 된다. 몇 분밖에 걸리지 않는 간단한 테스트를 통해 원하는 연고 농도를 보장받을 수 있기 때문이다. 접시에 혼합물 1 큰 술을 덜어내 이것을 1~2분간 냉동실에 넣어 둔다. 그런 후 연고의 농도를 점검한다. 더 되직한 연고를 원한다면 밀랍을 더 넣고 무른 연고를 원한다면 오일을 첨가한다.
3. 원하는 농도에 도달하면 불을 끄고 즉시 작은 유리병이나 통에 옮긴다. 이 때 오일이 뜨겁기 때문에 조심해야 한다. 어린이들은 절대 하면 안 된다!
4. 서늘하고 어두운 곳에 두면 최소한 몇 달간 보관이 가능하다. 보관만 잘 하면 수 년 동안 사용할 수 있는 연고들도 있다. 그러나 연고를 차 안이나 뜨거운 햇볕 아래 두면 색이 바래고 오일에서 산패된 냄새가 나는 등 급격히 나빠지므로 주의한다.

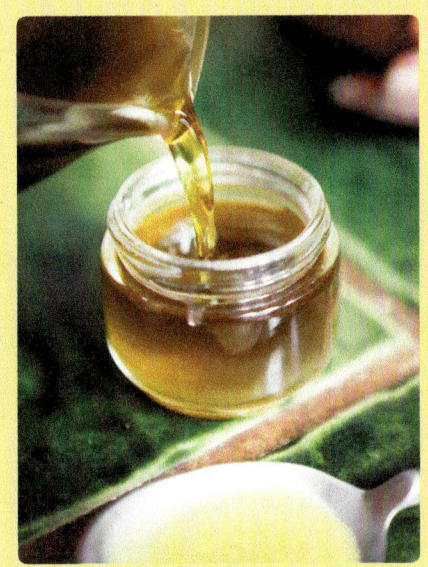

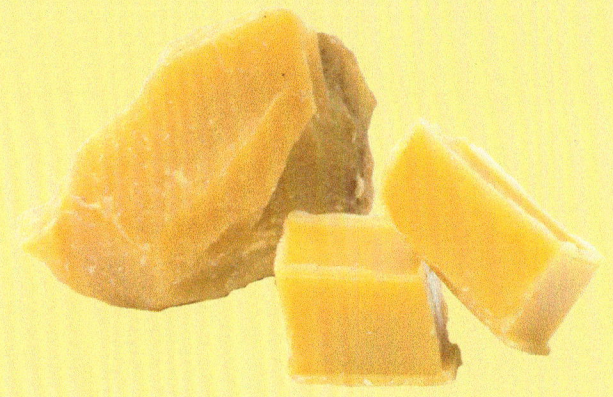

팅쳐[5]

팅쳐는 고농축 허브 추출액으로 허브를 약으로 복용할 때 자주 이용되는 방법이다. 만들기 간단하고 복용하기 쉬우며 저장 기간도 길다. 개인적으로, 만성 질환에는 약용 차를 선호하지만 팅쳐의 편리함을 잘 알기 때문에 자주 권하는 편인데 특별히 급성 질환에 좋다. 소량의 따뜻한 물, 차, 주스에 스포이트로 가득 한두 번 분량의 팅쳐를 희석해서 마시면 된다. 희석하지 않고 그대로 복용할 수도 있지만 맛이 강하고 상당히 독하다.

대부분의 팅쳐 용매제로는 알코올이 사용된다. 팅쳐 복용 시 실제로 섭취하게 되는 알코올 양은 아주 소량이지만(하루에 한 두 작은 술 정도), 어떤 이들은 알코올보다 식물성 글리세린이나 사과 식초를 선호한다. 이러한 비알코올계 팅쳐는 알코올계 팅쳐만큼 강하진 않지만 분명한 효능이 있고 아이들이나 알코올에 예민한 성인들에게 적합하다.

---

[5] 생약에 알코올 또는 묽은 알코올을 가하여 유효성분을 추출한 액체

용매제 선택

팅쳐의 용매제로 알코올을 선택했다면 80에서 100프루프(proof)[6] 사이의 것을 사용하면 된다. "프루프"는 증류주에 포함된 실제 알코올 량을 측정하는 단위로써, 프루프 수치의 절반이 알코올 비율에 해당된다. 예를 들어 80프루프 증류주는 알코올 함량 40%이고 100프루프 증류주는 알코올 함량 50%이다. 증류주의 나머지 부분은 물이다. 허브 성분을 추출할 때는 대개의 경우 40:60(알코올 40% 물 60%)에서 50:50(알코올 50% 물 50%) 비율의 알코올이 가장 적합하다.

이처럼 알코올과 허브는 환상의 궁합을 자랑하는 까닭에 허벌리스트들은 알코올이 처음 사용되던 무렵부터 허브 치료제의 기본 재료로 알코올을 활용해 왔다.

대부분의 보드카, 진, 브랜디, 럼주는 80에서 100프루프 사이의 알코올인데 모두 팅쳐에 적합하다.

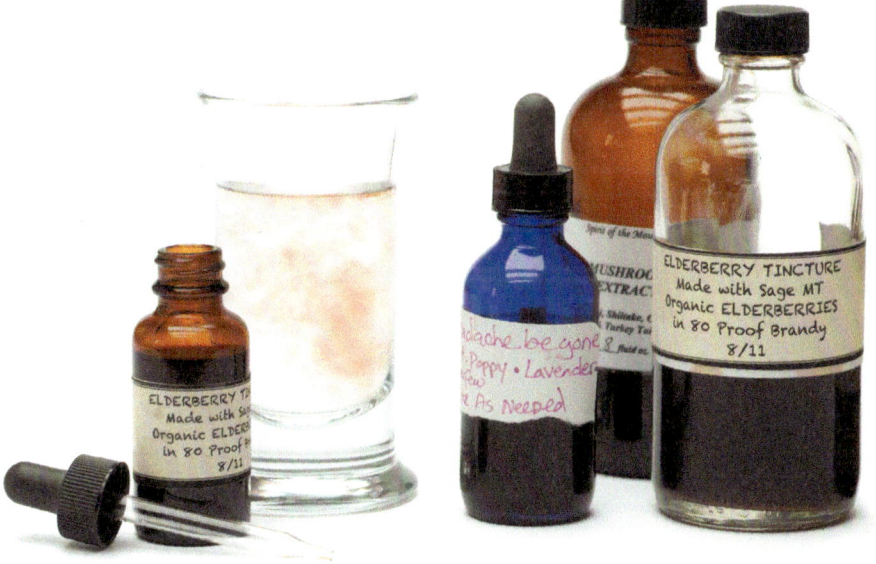

---

6 본문에서는 편의상 일반적인 알코올 함량 표기법에 따라 표기했음. 예를 들어 80프루프는 40도로 환산하여 레시피에 표기하였음

허브 팅쳐 만들기

팅쳐를 만드는 데는 몇 가지 방법이 있다. 나는 허브 제품을 만드는 회사도 운영한 경험이 있기 때문에, 복잡한 장비를 사용해 각 재료의 무게를 정확히 재고 꼼꼼히 기록해가며 팅쳐를 만들 수도 있지만 주방에서 만들 때는 전통적인 간편 계량법을 사용한다(36페이지를 참조). 이 측정법으로도 실험실에서 만든 것만큼 품질 좋은 팅쳐를 만들 수 있을 뿐더러 이 편이 훨씬 쉽고 재미있다. 이 전통적인 측정법으로 팅쳐를 만드는 데 필요한 것은 허브, 알코올(또는 글리세린이나 식초), 밀폐 유리병 하나가 전부이다. 신선한 허브나 건조 허브 모두 사용할 수 있지만 신선한 허브를 사용할 때는 먼저 숨을 죽여 수분을 일부 증발시키는 것이 좋다.

1. 허브를 잘게 다진다. 곱게 다진 허브를 깨끗하고 물기 없는 유리병에 담는다.
2. 허브 위로 5~7.5cm 정도 올라오도록 알코올을 충분히 부은 후, 꼭 맞는 뚜껑으로 닫아 밀봉한다. 종종 허브가 표면으로 떠오르는 경우가 있는데 이 때는 하루나 이틀 그대로 두었다가 허브가 충분히 잠기고도 남도록 알코올을 더 부어야 하는지 확인한다. 나는 알코올을 더 붓기 전에 허브의 위치를 병 바깥쪽에 표시해 놓곤 하는데 이렇게 하면 알코올을 얼마나 추가해야 하는지 가늠하기가 수월하다.

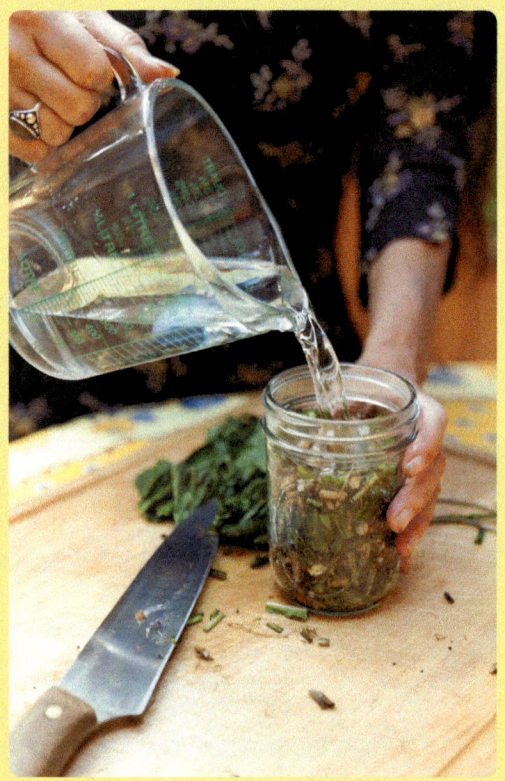

3. 따뜻하고 햇볕이 잘 드는 곳에 병을 놓고, 매일 흔들어 주면서 4주에서 6주간 허브를 우린다. 그런데 반드시 매일 흔들어 주어야 하는 걸까? 이 과정이 꼭 필요하지 않을 수 도 있지만 매일 한 번씩 병을 흔들 때 마다 기도하는 마음과 치료에 대한 기대감이 약병에 더해지는 것 같아서 개인적으로 이렇게 매일 흔들어 주는 것을 좋아한다. 실용적인 측면에서도 용매가 허브와 잘 섞이도록 도와주고 허브가 병 밑에 가라앉는 것을 방지한다.

4. 허브를 걸러낸다.(건져낸 허브는 퇴비로 사용한다) 이렇게 거른 액체를 깨끗한 밀폐 유리병에 담아 서늘하고 어두운 곳에 저장한다. 알코올계 팅쳐는 여러 해 저장할 수 있는 반면, 글리세린 팅쳐는 2~3년, 식초계 팅쳐는 최소 1년 또는 그 이상 저장 가능하다.

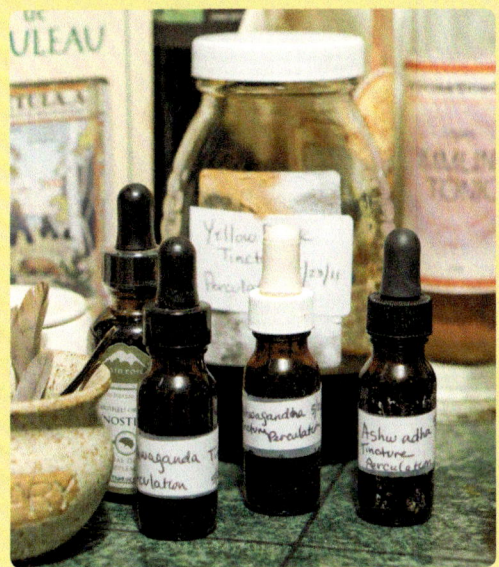

팅쳐는 고농축 허브 추출액이다. 만들기 쉽고 복용도 간편해 널리 애용되는 허브 치료제 가운데 하나인데, 차, 물, 주스에 희석하여 복용한다.

한 방울은 얼마 만큼일까?

팅쳐의 복용량은 종종 방울 또는 '스포이트 하나 가득' 이 단위로 표시된다. 다음은 이러한 방울과 '스포이트 하나 가득'이 얼마만큼의 양인지에 대한 대략적인 가이드라인이다. (이 방울들을 일일이 센 사람이 누군 인지는 모르지만 정말 고마울 따름이다!)

작은 술	스포이드		밀리리터(ml)
1/4 작은 술	1번 가득	(35 방울)	1 ml
1/2 작은 술	2 1/2번 가득	(88 방울)	2.5 ml
1 작은 술	5 번 가득	(175 방울)	5 ml

식초를 용매제로 사용할 때는 식초를 미리 데우면 허브 성분 추출이 더 용이해진다. 식초는 알코올만큼 허브 성분을 효과적으로 분해하지 못하기 때문에 식초 팅쳐는 알코올 팅쳐만큼 강하거나 오래 가지는 않는다는 점에 유의해야 한다. 반면, 식초는 요리에 흔히 사용되는 재료이므로 매일 먹는 음식에 첨가할 수 있다는 장점이 있다 (예: 샐러드드레싱).

모든 동·식물성 지방에 포함되어 있는 글리세린은 달콤한 점액질의 물질로 용매 기능도 있다. 알코올처럼 효능이 뛰어나거나 식초처럼 쓰임새가 다양하진 않지만 아주 달기 때문에 아이들이 좋아하는 맛있는 팅쳐를 만들 수 있다는 장점이 있다. 팅쳐에는 식용 식물성 글리세린만 사용하는데 일부 약국 또는 대부분의 자연 식품 가게에서 구입할 수 있다. 허브에 섞기 전에 보통 글리세린 2대 물 1의 비율 (특별히 걸쭉한 글리세린이라면 물을 좀 더 넣음)로 희석하여 사용한다.

허브 리니먼트(Liniment)

허브 리니먼트는 팅쳐를 만드는 방법과 똑같다. 다만 리니먼트는 외용인 반면 팅쳐는 일반적으로 내복용이다. 리니먼트는 전통적으로 베인 상처나 일반 상처를 소독하고 근육통을 가라앉히는데 사용된다. 수 백 개의 리니먼트 레시피가 있는데 나는 그 중 상당수를 직접 만들어 보았다. 내가 개인적으로 좋아하는 리니먼트 레시피를 이 책에서 소개한다. (레시피는 180페이지 참조)

허브 알약

허브 알약은 만들기 쉽고 실용적이다. 다양한 허브를 섞어 나만의 브랜드를 만들 수도 있고 아이들도 잘 먹을 만큼 맛있게 만들 수도 있다. 특히 인후염에 효과가 좋은데 염증을 가라앉히는 효능이 있는 허브로 알약을 만들어 빨아 먹으면 목이 편안해 진다.

솜씨가 좋으면 시중에서 사는 알약처럼 그럴 듯한 알약을 만들 수도 있다. 처음에는 알약이 완벽하게 동그란 구슬 모양이지만 많은 양을 만들다 보면 지쳐서 나머지는 그냥 커다란 덩어리째 병에 넣은 후 "자기가 먹을 알약은 직접 빚어 사용하기 바람"이라는 문구를 붙여 냉장고에 보관한다.

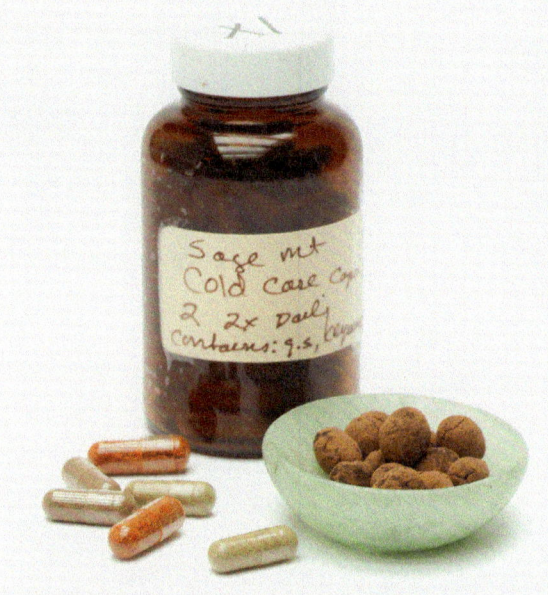

허브 알약 만들기

허브 알약 만들기는 아이들과 함께 하기 좋은 놀이가 된다. 손이 지저분하고 재미있으며 아주 쉬운데다가, 자기가 직접 만든 약이라 아이들이 약을 더 잘 먹기 때문이다. 캐럽(carob)[7]이나 코코아 가루를 섞으면 효과도 좋고 맛도 좋은 알약을 만들 수 있다. 감초도 이와 같은 목적으로 사용할 수 있다.

1. 가루 허브를 그릇에 담고 충분한 물과 꿀(또는 메이플 시럽)을 섞어 끈적끈적한 반죽을 만든다.
2. 자신의 취향에 따라 또는 레시피에 포함된 경우 에센셜 오일을 한 방울 추가해 잘 섞는다. 너무 많이 넣지 않도록 주의한다. 한 두 방울이면 충분하다. 윈터그린이나 페퍼민트 에센셜 오일이 향미를 더하기에 좋다. 또는 약효를 더하기 위해 다른 에센셜 오일을 선택해도 좋다.
3. 캐럽이나 무설탕 코코아 가루를 충분히 넣어 걸쭉하고 부드러운 반죽이 되도록 한다. 반죽이 빵 반죽처럼 고루 잘 섞일 때까지 치댄다.
4. 조금씩 반죽을 떼어내 알약 크기만 하게 작은 구슬 모양으로 만든다. 원한다면 캐럽이나 코코아 가루에 알약을 굴려서 마무리할 수도 있다.
5. 알약을 식품 건조기에 넣거나 쿠키 판에 담아 아주 낮은 온도로(65℃ 또는 오븐 불이 겨우 들어올 정도) 오븐에서 건조시킨다. 온도가 높고 건조하다면 햇볕에 말릴 수도 있다.
6. 일단 건조되면 무기한 저장할 수 있다. 유리병에 담아 서늘하고 어두운 곳에 보관한다.

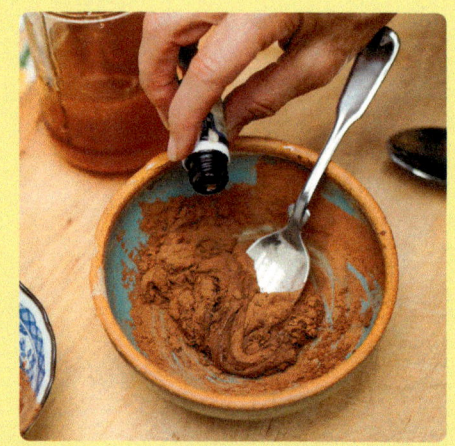

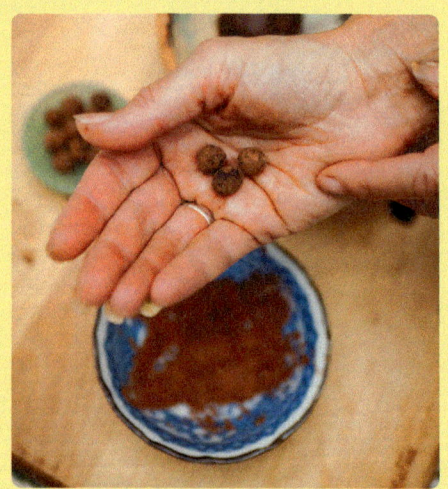

---

7 초콜릿 맛이 나는 암갈색 열매

허브 목욕, 습포제, 컴프레스 (compress)

위대한 허벌리스트인 줄리엣 드 배러클리 레비(Juliette de Bairacli Levy)는 나의 초창기 선생님들 중 한 분이셨다. 선생님은 거의 100세까지 사셨으며 현대 미국 허브 연구에 그 누구보다 지대한 영향을 미친 분이다. 줄리엣 선생님의 성공 비결은 타인에 대한 배려, 동정심, 내면의 지혜, 그리고 주변에 대한 관심이다. 선생님은 아주 간단한 레시피와 우리 주변에서 흔히 볼 수 있는 식물들을 사용하셨는데, 여기에 선생님만의 지혜와 열정을 더했다.

줄리엣 선생님이 사용했던 기술 역시 간단했다. 선생님은 "허브잎 칠하기"라고 부르던 습포제와 컴프레스를 특별히 좋아하셨는데 이 두 가지를 이용해 여러 건강 문제를 치료하셨다. 또한 냉욕을 활용해 온갖 종류의 질병을 치료하기도 하셨다. 연세가 80대 후반이 되도록 매일, 그것도 선생님이 사시던 곳에서 가까운 바다나 강에서 수영을 즐기셨다. 이렇게 매일 생명의 물에 몸을 담근 것이 건강과 행복, 젊음을 유지한 선생님의 비결 가운데 하나였을까?

줄리엣 선생님은 간단한 기술 또는 방법을 사용해 허브의 효능을 극대화하셨는데 그 중 몇 가지를 소개한다. 이러한 허브치료법은 비록 구식이지만 돈이 거의 들지 않아서 좋고 가정에서 건강을 관리하는데 있어서는 현대 과학이나 의학보다 오히려 실용적이고 효과적이라는 것이 개인적인 생각이다.

허브 목욕

O 효능

사용하는 허브와 물의 온도에 따라 몸을 풀어주는 목욕, 활력을 주는 목욕, 긴장을 풀어주는 목욕, 충혈 및 울혈을 풀어주는 목욕, 기분 좋게 하는 목욕 등이 될 수 있다. 목욕은 배출 및 흡수를 담당하는 우리 몸의 가장 큰 기관인 피부의 모공을 열어준다. 허브 목욕은 진하게 우린 힐링 허브 차에 우리 몸을 담그는 것과 다를 바 없다. 실제로 몇몇 유명한 치료사들은 거의 모든 치료에 목욕을 활용한다.

O 준비물

독수리발 욕조[8]가 있다면 더할 나위 없겠지만 적당한 크기의 욕조라면 무엇이든 괜찮다. 당연히 허브가 필요하겠고 추가로 에센셜 오일이나 양초 향을 사용하는 것도 좋다. 이러한 소품을 사용하면 목욕이 아주 특별한 경험이 될 테니 한번시도해 보기 바란다.

---

8 Clawfoot tub. 욕조 밑의 받침 다리가 독수리 발 모양처럼 생긴 고급 욕조

○ 방법

커다란 손수건이나 깨끗한 나일론 스타킹 또는 체에 허브를 담아 욕조의 수도꼭지에 묶어 매단다. 물의 온도를 최대한 높여서 그 물이 허브를 세차게 통과해 내리도록 해서 욕조의 반 정도 물을 채운다. 물의 온도를 적당하게 조절한다. 따뜻하거나 뜨거우면 몸을 풀어 주고 차가우면 활력을 주며 미지근하면 이 둘의 중간이다. 욕조에 물을 다 받은 후 에센셜 오일을 첨가한다.

습포제

○ 효능

습포제는 불순물을 빼내거나 환부를 진정시키거나 혈액 순환을 촉진할 목적으로 촉촉하게 으깬 허브, 점토, 갈거나 으깬 야채, 여타 흡착력이 좋은 재료를 피부에 부착하는 것이다. 일반적으로 습포제는 벌레 물린 데, 발진, 화상, 근육통, 삔 데, 패혈증[9], 부어오른 분비선, 낭종[10], 종기, 여드름이나 뾰루지, 내상 및 종양 치료에 사용된다.

○ 준비물

기본적으로 허브와 습포제에 사용할만한 다른 재료들. 습포제를 둘러쌀 수건 두세 장, 또는 면직물(나는 플란넬[11]을 가장 선호한다).

○ 방법

신선한 허브나 야채로 만들 때는 으깨거나 갈아서 끓는 물을 충분히 넣고 섞어서 반

---

9 곪아서 고름이 생긴 상처나 종기 따위에서 병원균이나 독소가 계속 혈관으로 들어가 순환하여 심한 중독 증상이나 급성 염증을 일으키는 병
10 낭포라고도 함. 사람이나 동물의 체내나 신체 부위에 생긴 물혹
11 면이나 양모를 섞어 만든 가벼운 천

죽이나 펄프[12]로 만든다. 가루 허브나 점토를 사용할 때는 끓는 물을 부어 걸쭉한 반죽을 만든다. 이렇게 만든 습포제를 피부에 직접 올려놓거나 면직물에 싸서 사용한다. 뜨거운 물병이나 가열패드를 습포 위에 올려놓으면 온도 유지에 도움이 된다.

습포가 식으면 새로운 습포로 바꾼다. 필요에 따라 이 과정을 반복하는데 한 번에 최장 한 시간까지 할 수 있다.

컴프레스

○ 효능

컴프레스는 피부에 뜨겁거나 차가운 액체를 바르는 것이다. 온컴프레스는 표피로 피를 끌어올려 그 부분의 혈액 순환을 촉진한다. 또한 열은 불순물을 피부 표면으로 끌어 당겨 울혈 및 충혈을 푸는데 도움이 되기도 한다. 냉컴프레스는 염증 및 붓기를 가라앉히며 과도한 열을 식혀주어 햇볕에 의한 화상, 타박상, 염좌[13], 삔 데, 부은 분비선, 유방염 등에 사용된다.

○ 준비물

부드러운 면직물, 뜨겁거나 차가운 허브차 또는 물.

○ 방법

진한 허브차를 준비한다. (마실 때보다 보통 세 배 더 진한 것으로) 냉컴프레스를 만들려면 차를 냉장고에서 식히거나 얼음을 넣는다. 온컴프레스는 차를 끓인 후 뜨거운 상태를 유지한다. 부드러운 면직물을 차에 적셔 환부에 올려놓는다. (온컴프레스 위

---

[12] 반죽보다 묽은 상태
[13] 갑작스러운 충격이나 운동으로 근막이나 인대가 상하거나 타박상으로 피하 조직이나 장기가 상한 것

에 뜨거운 물병이나 핫팩을 올려놓으면 뜨거운 온도를 유지할 수 있고 열기가 보다 효과적으로 조직 내로 침투할 수 있다) 필요할 때마다 면직물을 차에 다시 적셔가면서 최소 30분에서 45분 정도 계속한다. 이렇게 하루에 여러 번, 며칠 동안 반복한다.

찜질

○ 효능

찜질은 온컴프레스와 냉컴프레스를 번갈아 사용하는 방법으로, 이러한 온도 변화는 모세 혈관의 확장 및 축소를 유발한다. 혈액의 흐름을 물리적으로 촉진하는 것은 응혈 및 혈관을 가로막고 있는 이물질 제거에 가장 안전하고 효과적인 방법 중 하나이다.

○ 준비물

부드럽고 큰 면포 두 개와 얼음물(얼음을 넣어 차갑게 한 물)

○ 방법

온컴프레스를 5분 시행한 후 냉컴프레스를 2~3분간 한다. 최소 20분 동안 이 과정을 반복한다. 나는 몇 시간 동안 이렇게 찜질해서 담석과 신장 결석이 몸 밖으로 배출되도록 돕기도 했다.

복용량 및 허브 치료제 사용기간

복용량은 개인의 신체 크기와 몸무게에 따라 다르다. 기본적인 성인 정량은 대략 68kg 정도 몸무게의 성인을 기준으로 설정되었다 (어린이 복용량은 69페이지 참조). 그러나 각 개인의 음식 및 허브에 대한 민감성, 전반적인 건강 상태, 치료 대상 질환이나 여타 건강 문제 등, 다양한 요인들에 따라 복용량이 달라질 수 있다. 해당 질환이 급성인지 만성인지가 가장 중요한 요인 중 하나이다.

급성 질환

급성 질환은 단기간에 걸쳐 갑자기 나타나고 증상이 심하며 치료에도 빨리 반응한다. 치통, 두통, 열, 메스꺼움, 위장장애, 생리통, 자상, 찰과상 및 상처 등이 이에 해당한다.

일반적으로 조제약은 급성 증상에 효과가 뛰어나다. 그러나 증상을 신속히 호전시키기 위해 만들어진 조제약이 때로는 몸 전체에는 해가 되기도 한다. 허브 요법도 급성 질환에 효과가 있지만 조제약처럼 늘 효과가 신속하게 나타나지는 않는다.

예를 들어 감기 초기 증상에 매시간 에키네이셔 팅쳐를 1/2 작은 술씩 복용하면 감기를 물리칠 수도 있다. 그러나 보통 병에 표시되어 있는 권장량대로 (하루에 두 번 30방울씩) 복용한다면 아마도 감기에 걸릴 것이다. 이보다는 1회 복용량을 줄여서 자주 복용하는 것이 효과적이다.

또 다른 예로, 고열에 시달릴 때 해열에 좋은 차 (서양톱풀, 페퍼민트, 딱총나무 열매

급성 질환 시 복용량

급성질환일 경우에는 상황이 긴박하고 증상이 분명하므로 신속하고 효과적인 치료제가 필요하다. 빨리 증상을 개선하는 것이 중요하다. 일반적으로 한 번에 많은 양을 띄엄띄엄 복용하는 것보다는 소량을 자주 복용하는 편이 더 효과적이다.

복용량에 대한 지침은 다음과 같다:

- • 30분 간격으로 허브차 1/4컵, 하루에 총 4컵까지 복용
- 2시간 간격으로 허브 시럽 1/2~1작은 술, 하루에 총 10작은 술까지 복용
- 1시간 간격으로 허브 팅쳐 1/4~1/2작은 술, 하루에 총 6작은 술 복용
- 2시간 간격으로 허브 캡슐이나 알약 1~2 개, 하루에 캡슐 총 8개까지 복용

만성 질환일 때의 복용량

만약 만성 질환이 급성 증상을 유발하면 급성 질환에 권장되는 복용량을 사용해 증상에 대처해야 한다. 그러나 근본 원인을 장기간 치료할 때는 한 번에 많은 양을 긴 시간 간격으로 복용하는 편이 더 낫다. 대부분의 만성 질환 치료의 성공 비결은 일관성이다. 치료 과정을 충실히 따르며 정해진 기간 동안 꾸준히 허브 치료제를 사용해야 한다.

복용량에 대한 지침은 다음과 같다:

- 매일 허브차 3~4컵
- 하루에 두 번, 또는 필요할 때마다, 허브 시럽 1~2큰 술
- 하루에 두세 번, 팅쳐 1/2~1작은 술, 하루에 모두 3작은 술까지
- 하루에 두세 번, 캡슐이나 알약 2~3알, 하루에 모두 6알까지

등이 포함된)를 하루에 세 번 마시기보다는 열이 내릴 때까지 1/4 컵씩 30분 간격으로 마시는 것이 더 좋다.

만성 질환

만성 질환은 보통 일정한 기간에 걸쳐 진행되고, 생활 습관 및 유전적 요소로 인해 발병하는 경우가 많으며 일반적으로 치료가 더 어렵다. 장기적인 질환이므로 치료 기간도 더 오래 걸린다. 허벌리스트들은 흔히 만성 질환을 앓은 햇수만큼의 달수가 필요한 치료 기간이라고 말한다. 예를 들어 6년 동안 알레르기를 앓았다면 6개월 동안의 허브 치료 과정이 필요하다는 것이다. 물론 다소 임의적이긴 하지만 만성 질환에 신속한 해결책은 없다는 것이 요점이다. 허브 및 여타 자연 치유 방법은 증상을 완화하거나 제거하는 동시에 병의 근본 원인을 다루므로 만성 질환 치료에 이상적이다.

반면 조제약은 일반적으로 그 증상만을 다룬다. 조제약은 만성 질환의 증상 완화에는 상당히 효과적일 수 있지만 종종 근본 문제 자체는 악화시키기도 한다.

허브 요법을 시행할 때 중간에 잠시 쉬는 것이 필요한데 이것은 허브가 몸에 축척되거나 유독한 부작용이 있어서가 아니라 우리 몸이 쉴 수 있는 시간을 갖는 것이 좋기 때문이다. 일주일에 하루나 이틀은 치료 과정을 거르고 편안히 쉰 다음 다시 시작한다.

허브를 이용하여 어린이 질환 치료하기

아이들 치료에 허브를 사용하는 것을 조심스러워 하는 사람들이 많은데 본인들은 허브 요법을 사용하더라도 아이들에게는 의사의 지시라며 조제약을 주곤 한다. 허브 요법이 일반적으로 훨씬 더 안전하고 아이들에게도 잘 듣는다는 점을 생각하면 이것은 이치에 맞지 않는 행동이다. 물론 자기 아이들에게 무엇이 가장 좋을지 결정하는 것은 부모의 몫이다. 그러나 가장 안전하다고 하는 어린이용 일반의약품의[14] 부작용을 알고 나면 상대적으로 허브가 얼마나 안전하고 효과적인지 깨닫게 될 것이다. 특별히 이 책에서 다루는 단순하고 흔한 질병들의 경우에는 더욱 그러하다.

어린이 권장 복용량

어린이 권장 복용량

연령	복용량
2 살 미만	1/2~1 작은 술
2~4살	2 작은 술
4~7살	1 큰 술
7~12살	2 큰 술

성인 복용량이 1 작은 술일 때

연령	복용량
3 개월 미만	2 방울
3~6 개월	3 방울
6~9 개월	4 방울
9~12 개월	5 방울
12~18 개월	7 방울
18~24 개월	8 방울
3~4 살	10 방울
4~5 살	12 방울
5~7 살	15 방울
7~10 살	24 방울
10~13 살	30 방울

---

[14] 의사의 처방전 없이 약국에서 살 수 있는 약

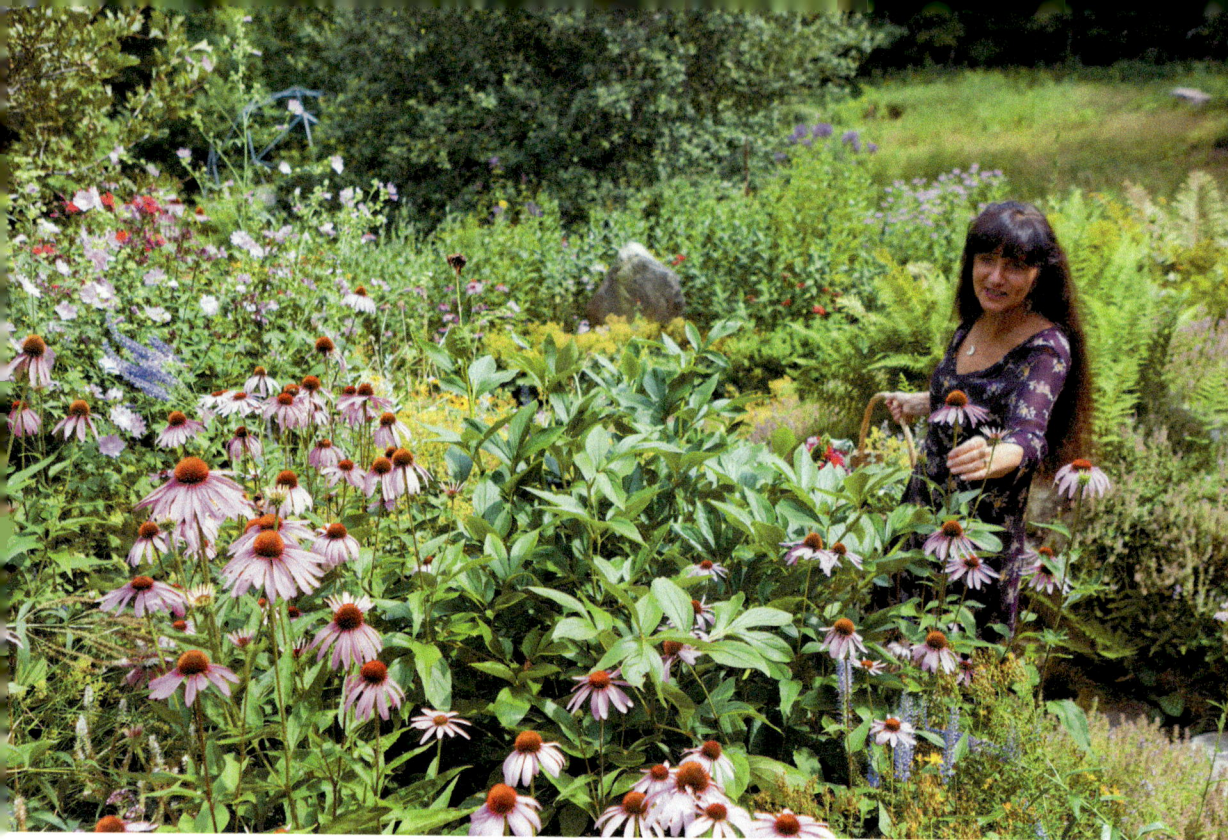

축하합니다!

드디어 〈허브 치료제 만들기 개론〉을 마쳤다. 집안에 있는 오래된 약들을 치우고, 신선하고 무해한 재료로 직접 만든 허브 치료제들로 바꿔보자. 본인이나 가족 중 하나가 감기, 기침, 인후염, 또는 이 밖의 흔한 병에 걸렸을 때 이 허브 약들을 사용해 보자. 만약 집에서 만든 이 약들이 원하는 만큼 효과적이지 않거나 기대만큼 빨리 낫지 않는다면 그 때는 언제든지 가까운 약국을 찾으면 된다. 물론 필요할 때는 언제나 전문의의 도움을 받는 것은 당연하다.

인간의 질병을 다루는 데에 고정불변의 방법이나 유일한 보편적 원칙은 없다.
왜냐하면 의학은 과학이 아니라 예술이기 때문이다.
– 마이클 무어, 허벌리스트 겸 작가

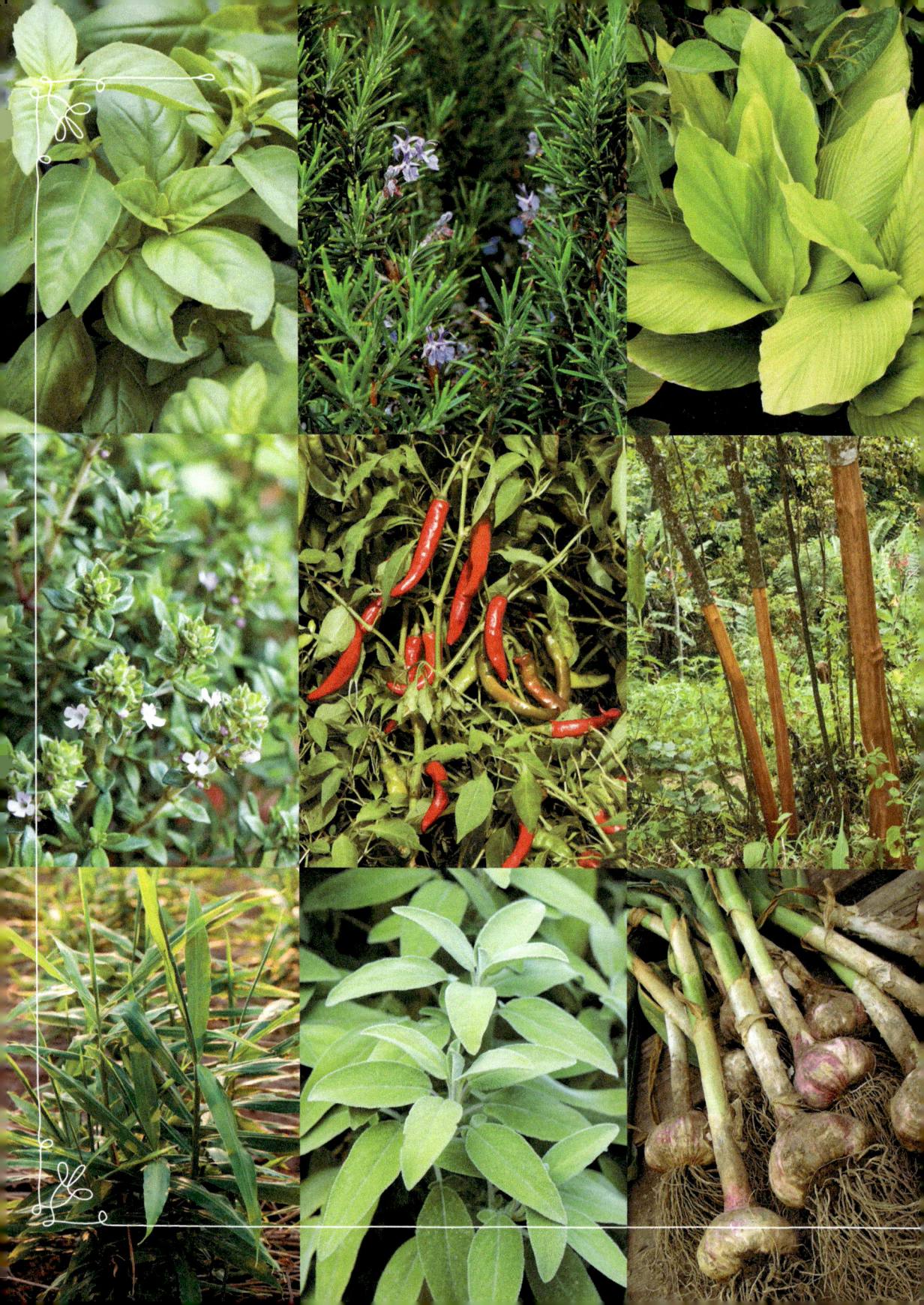

CHAPTER 3

9가지 친숙한 허브 및 향신료

    허브와 향신료 수납장은 약용 식물의 놀라운 보고이다. 대부분의 사람들은 우리가 음식에 넣어 먹는 허브와 향신료가 다양한 문화권에서 오랫동안 훌륭한 약재로 인정받아온 사실을 모른다. 이러한 평범한 음식 재료들을 가지고 주방에서 효과 좋은 치료제를 만들어 낼 수 있다. 친구나 가족을 방문했을 때 그 중 한 명이 감기나 독감, 또는 두통을 하소연하는 경우가 종종 있다. 그 집에 허브 치료제를 만드는 데 필요한 모든 허브가 갖추어져 있지 않거나 가까운 허브 가게가 없어도, 그 집의 향신료 수납장에서 허브 치료제를 만들 만한 재료를 충분히 찾아 낼 수 있다. 사람들은 가끔 내가 어떤 특별한 "마술"을 부린다고 생각하지만 나는 단지 우리 조상들이 늘 하던 대로 하는 것뿐이다.

    우리는 특정 허브를 특정 음식과 연관 짓는 경향이 있지만(바질과 토마토, 정향과 고기, 서양고추냉이와 푸짐한 고기 요리), 이러한 조합은 종종 맛이 아닌 약효 때문에 생긴 것이다. 바질은 토마토에 있는 산의 소화를 돕고 정향이나 다른 향신료는 냉장 시설이 없던 시절에 고기의 보존을 도왔으며 서양고추냉이는 기름기 있는 음식의 소화를 촉진한다. 이런 식으로 많은 약용 식물들이 "치료의 여신"의 안내를 따라 요리 재료라는 옷을 입고 주방을 통해 우리 가정에 들어왔다.

허브가 음식이 아니라 약이 될 때

"음식이 약이 되고, 약이 음식이 되게 하라"는 오래된 속담에는 지혜가 담겨 있다. 정말이지 매일 먹는 음식과 생활 습관이 우리의 장기적인 건강과 웰빙에 가장 큰 영향을 미친다. 건강을 잃었을 때 비로소 "건강관리"가 이슈가 되고, "약"은 부작용이 치료해야 할 질병만큼이나 심각해야만 효과적인 것으로 착각하는 현상은 정말 아이러니하다. 건강관리는 우리가 정기적으로 건강을 돌보고 건강에 꾸준한 관심을 가질 때에야 더욱 의미가 있고, 약은 충분한 효과가 있을 만큼 강력하면서도 우리 몸에도 부담을 주지 않아야 이치에 맞을 것이다.

가장 효과적이면서도 가장 해롭지 않은 치료제로 시작해야 한다. "첫째, 해를 끼치지 않는다"는 것이 진정한 치료제의 기본 원칙이 되어야 하지 않겠는가?

앞으로 이 장에서 배우겠지만 우리가 매일 먹는 허브, 향신료, 음식 중 많은 것들이 약으로 간주된다. 그렇다면 약과 음식의 차이는 무엇일까? 그 주된 차이는 복용량, 기간, 준비 방법에 있다. 예를 들어 당근, 근대, 민들레 뿌리, 생강으로 즙을 내어 만든 신선한 주스 한 잔은 원기를 돋우는 맛좋은 강장 음료가 된다. 이것을 때때로 한 잔씩 마시면 누구라도 활력이 샘솟는 것을 느낄 수 있을 것이다. 그러나 같은 강장 음료를 간울혈, 소화 불량, 만성피부 질환 등의 특정 질병 치료에 약으로 사용하려면 2~3주 동안 매일 두세 잔씩 마셔야 한다. 또 이따금 생강차를 마시면 맛도 좋고 생리통 완화에 도움이 될 수 있다. 그러나 여성들이 이 차를 약으로 사용하여 지속적인 효과를 얻으려면 생리 기간 내내 매일 조금씩 마셔야 한다. 가끔 마늘을 요리에 사용하면 전반적인 심장 건강에 도움이 되지만 콜레스테롤 수치를 낮추고 혈액 순환 질환을 치료하려면 정기적으로 특정 량을 복용해야 할 것이다. 이와 같이 복용량, 복용 기간, 그리고 준비 방법에 따라 요리용 허브가 강력한 치료제로 변하는 것이다.

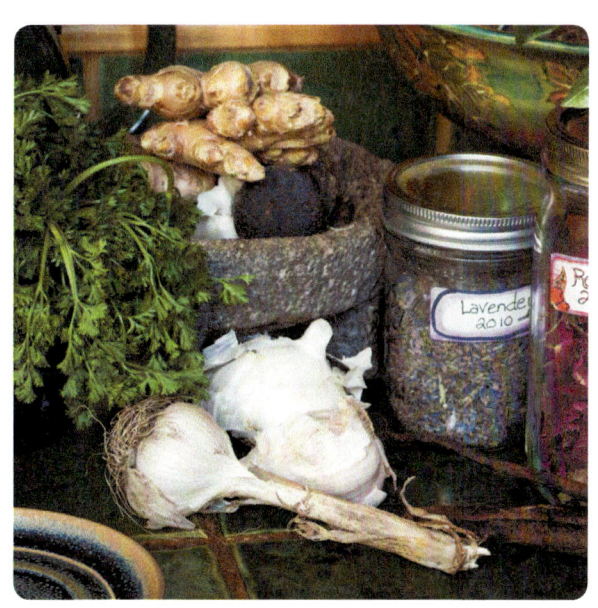

마늘, 파슬리, 신선한 생강은 준비방법, 혼합비율, 복용량에 따라 음식에서 약으로 재탄생된다 .

바질(Basil)

전 세계적으로 150개가 넘는 다양한 품종이 재배되고 있는 바질은 그 독특한 맛과 향, 에센셜 오일 및 치료 효과로 유명하다. 그 중에서 요리에 일반적으로 사용되는 품종은 학명이 오시멈 바질리컴(Ocimum basilicum)인 스위트 바질(sweet basil)이다. 오시멈 바질리컴은 고대 그리스어가 어원으로 속명인 오시멈은 "냄새", 종명인 바질리컴은 "왕" 또는 "왕의 허브"를 의미한다. 실제로, 바질은 한 때 왕실용 연고를 만드는데 사용되기도 하였다. 왕실에서뿐만 아니라 서민들에게도 귀하게 쓰였던 바질은 오늘날까지도 요리와 약용으로 꾸준히 애용되고 있다.

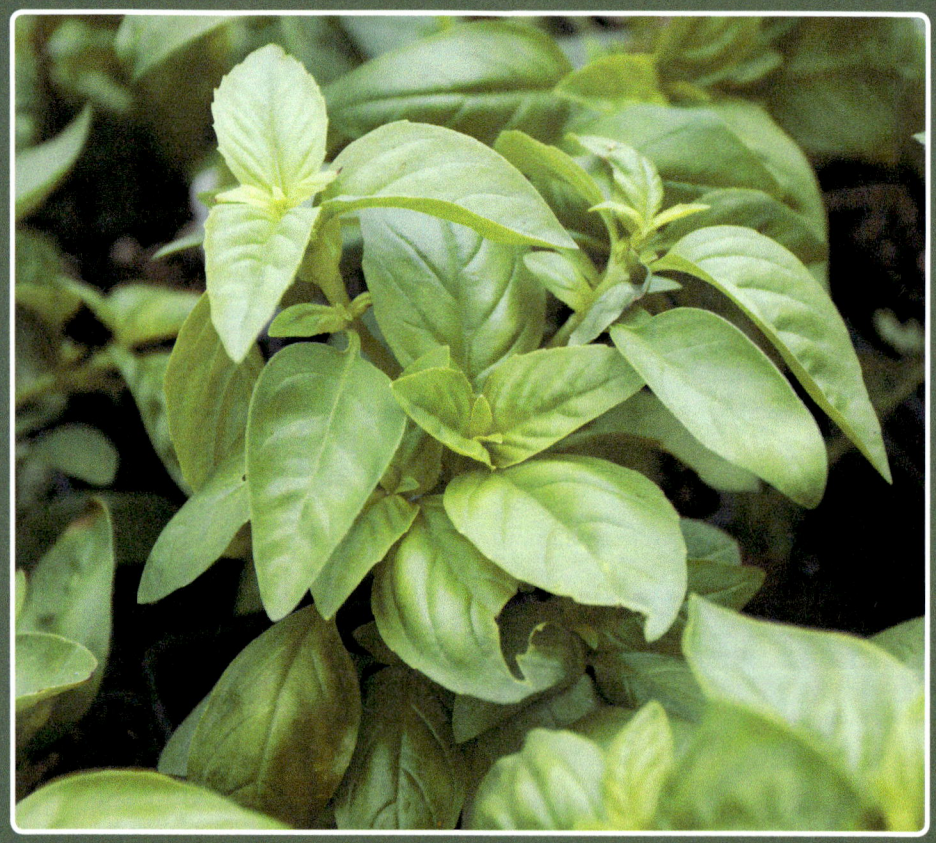

재배하기

스위트 바질은 일년생 식물로 기르기 쉽지만 추운 날씨에 민감하다. 바깥 기온이 10℃이상으로 따뜻해지면 땅에 직접 파종할 수 있다. 좀 더 일찍 재배를 시작하고 싶다면 화분을 이용해 실내에서 재배할 수도 있다. 스위트 바질은 햇볕을 좋아하고 날씨가 따뜻해야 잘 자라는 식물이므로 볕이 충분히 드는 비옥한 토양에 심어야 한다. 15cm에서 20cm 정도 간격을 두고 심거나 이 정도 간격이 유지되도록 솎아주어야 한다. 잎이 풍성하고 건강한 바질을 기르는 비결은 성장기에 생선을 원료

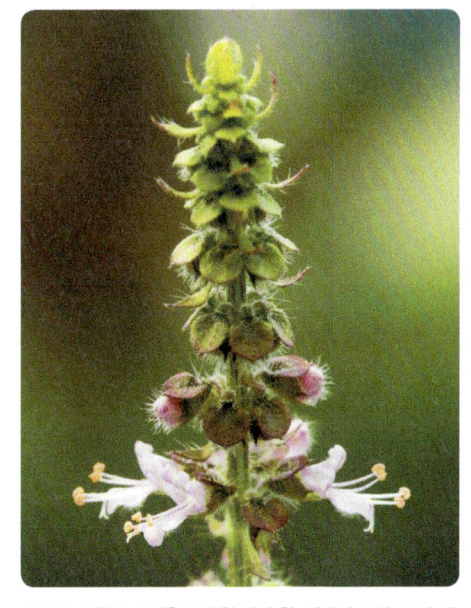

허브의 제왕인 바질은 독특한 맛과 향, 에센셜 오일, 요리 재료 및 약재로 다양하게 활용된다.

로 한 액체비료나 동물의 배설물로 만든 천연 액체비료를 사용해 충분한 영양을 공급하는 것이다. 꽃이 필 때마다 따주면 바질이 웃자라는 것을 막아주고 잎이 피어 있는 시기를 늘릴 수 있다. 철 내내 잎이 충분히 자라는 대로 따서 사용하면 된다. 여섯 포기에서 여덟 포기 정도면 신선한 바질을 맘껏 사용할 수 있을 뿐 만 아니라 겨울철에 페스토(pesto)와 식초를 만드는데 사용할 양도 충분히 얻을 수 있다.

효능

스위트 바질은 위경련 및 배에 가스가 차는 것을 완화해 주고 메스꺼움이나 구토를 방지하고 가라앉히는 등 주로 소화계와 신경계에 효과적으로 작용한다. 또한 약한 진정제 기능도 있어서 신경과민, 피로, 우울증, 불안 증세 및 불면증 치료에 효과가 있는 것으로 알려져 있다. 뿐만 아니라 항균성분이 있어서 벌레에 물려 가렵고 아픈 부위에 바질 즙을 바르거나 바질 잎을 으깨서 붙이면 증상을 완화시킬 수 있다.

❖ **사용부위**
잎과 꽃이 피는 머리 부분

❖ **주요성분**
에센셜 오일, 카페인산, 모노테르펜(monoterpenes), 탄닌, 베타카로틴, 비타민 C

❖ **안전성**
바질은 이미 그 안전성이 입증되어 있으며 부작용이 없는 아주 안전한 식물이다. 마음껏 충분히 사용해도 된다.

바질 습포제

모기나 벌레에 물려 따갑고 부어 오른 부위에 바질 습포제를 사용하면 이러한 증상을 완화시키는 데 상당히 효과적이다.

만드는 방법

신선한 바질 한 줌을 부드러워질 때까지 으깨거나 씹는다.

사용 방법

이렇게 부드러워진 잎을 벌레 물린 부위에 직접 올려놓고 15분에서 20분 동안 기다린다. 붓고 따가운 증상이 가라앉을 때까지 필요에 따라 이 과정을 반복한다.

응용

- 신선한 바질을 구하기 어렵다면 말린 바질을 물에 충분히 불려서 부드럽게 으깨 사용하면 된다.
- 신선한 바질과 질경이를 반반 섞어 습포제를 만들면 치료 효과를 더욱 높일 수 있다.

두통과 스트레스에 좋은 바질 차

신선한 잎이나 말린 잎, 어느 것을 사용해도 좋으며 다음과 같은 비율로 만든다.

〈숫자는 허브간 비율〉
- 바질 1
- 레몬밤 1
- 카모마일 또는 라벤더 꽃 1/4

만드는 방법

위의 재료를 잘 섞는다. 끓는 물 한 잔에 마른 잎은 1작은 술, 신선한 잎은 2작은 술을 넣으면 적당하다. 끓는 물을 붓고 10분에서 15분 정도 충분히 우러나도록 기다렸다가 잎은 걸러낸다.

사용 방법

뜨겁게 해서 마셔도 좋고 미지근한 상태로 마셔도 좋다. 두통이 있을 때는 뜨거운 물에 발을 담그고 있으면 효과가 좋은데 이 족욕물에 라벤더 오일을 한 두 방울 떨어뜨리면 훨씬 효과가 커진다. 여기다 친구나 가족이 뒷목과 어깨를 부드럽게 마사지해 준다면 더할 나위 없이 좋을 것이다. 편안히 앉아 차를 음미하면서 발을 담그고 있다 보면 어느새 두통이 말끔히 사라질 것이다.

약용 바질 페스토

페스토는 간단히 말하면 허브 반죽이다. 맛으로 보자면, 신선한 바질, 잣, 파르메산 치즈, 마늘, 올리브 오일로 만든 전통적인 페스토를 따라갈 레시피가 거의 없지만, 얼마든지 바질과 다른 약용 허브를 혼합하여 만들 수 있다. 사용하는 허브에 따라 가족들이 "약을 먹고 있다"는 눈치를 못 채게 하면서도 맛좋고 영양가 높은 페스토에 치유 성분을 가득 채워 넣을 수 있다. 원하는 효과에 따라 약용 식물을 자유롭게 섞어 쓸 수 있는데 한 예로, 중금속을 씻어내고 몸을 해독하려면 다음과 같이 만든다.

- 올리브 오일 1컵
- 고수 잎과 줄기 1컵
- 신선한 민들레 잎 1/2컵
- 파르메산 치즈, 페코리노 치즈, 혹은 이 밖에 다른 경질(딱딱한) 치즈 간 것 1/4컵
- 마늘 1~3쪽
- 신선한 바질 잎 1/2컵
- 잣이나 호두 1/2~1컵

만드는 방법

믹서기나 푸드 프로세서에 올리브 오일, 마늘, 신선한 허브를 넣는다. 고루 잘 섞는다.
견과류와 치즈를 첨가하여 원하는 농도가 될 때까지 다시 섞는다.(나는 개인적으로 크림처럼 부드러운 상태보다는 약간 덩어리가 있는 페스토를 선호한다)

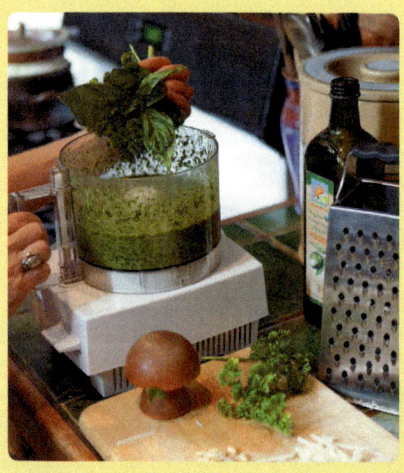
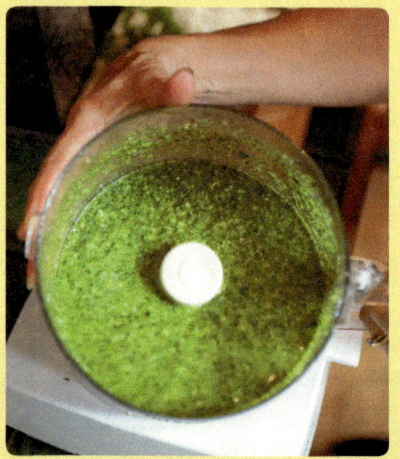

사용 방법

페스토는 크래커, 곡물, 파스타, 수프 등 어디에나 얹어 먹을 수 있을 뿐 아니라 페스토 자체로만 먹어도 맛있다. 약용 허브로 만들어도 재료가 섞이고 어우러지면서 절묘한 맛을 만들어 낸다. 맛있고, 만들기 쉽고 영양가 높은 약용 식물을 음식에 쉽게 포함시킬 수 있으니 이야말로 최고의 약이다. 약용 및 식용 페스토를 넉넉히 만들어 겨울에도 사용할 수 있도록 얼려 놓으면 좋다. 일 년 내내 신선한 허브가 자라는 지역에 살 만큼 운이 좋거나 현명하지 않다면 일단 여름이 끝나면 이런 페스토를 만들 수 없을 테니 미리 만들어 놓아야 한다.

응용

기본적인 레시피를 활용하여 얼마든지 다른 종류의 약용 허브 페스토를 만들 수 있다. 개인의 취향과 목적 (원하는 효과) 에 따라 허브 비율은 달라질 수 있다. 야생 허브 1컵과 평범한 요리용 허브 1컵을 섞어 사용해 보라. 맛을 보아가면서 조절하는데 어떤 허브들은 깜짝 놀랄 만큼 맛이 강하면서도 매력적이다. 다음은 페스토에 사용하기 좋은 허브 중 일부 목록이다.

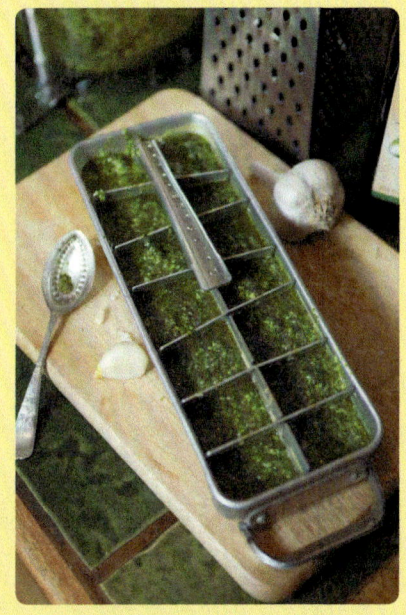

야생허브
- 아마란스
- 별꽃
- 명아주
- 쐐기풀
- 질경이

요리용 허브
- 마조람
- 민트
- 오레가노
- 세이지
- 타임

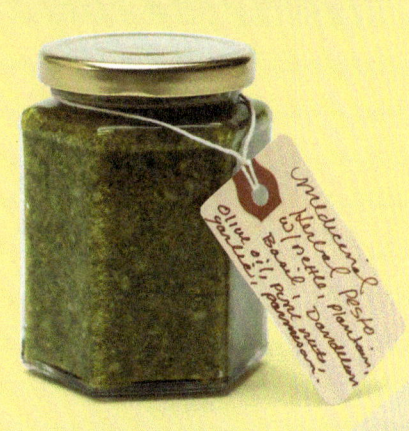

홀리 바질(Ocimum sanctum)

바질에 대해 이야기하면서 흔히 툴시(tulsi)라고도 불리는 홀리 바질을 언급하지 않을 수 없다. 홀리 바질(오시멈 생텀)은 인도 전역에 야생으로 자란다. 인도에서 가장 중요하게 취급되는 허브들 가운데 하나이며 3,000년이 넘는 약용 기록을 갖고 있다. 인도에서 널리 행해지는 아유르베다 의학[15](Ayurvedic medicine)에서 홀리 바질은, 건강과 장수를 돕는 허브군인 라사야나(rasayana)에 속한다. 이 허브를 매일 사용하면 몸의 에너지 센터인 차크라(chakras)의 균형을 유지하는 데 도움이 되고 내면의 선량함, 덕, 기쁨을 이끌어 낸다고 알려져 있다. 이쯤 되면 바질에 저절로 손이 가지 않을 수 없을 것이다.

홀리 바질과 스위트 바질은 비슷한 약효가 있고 또 종종 같이 분류되지만 서로 다른 특성들도 갖고 있다. 홀리 바질은 활력과 원기를 회복시키는 훌륭한 강장 허브이다. 스위트 바질에도 이런 효능이 있긴 하지만 이보다는 몸의 불균형과 질병을 다루는 데 사용된다. 즉, 스위트 바질은 약의 성격이 더 강하며 특정 작용을 한다고 말할 수 있다. 상호 대체 사용이 가능하지만 사용하다 보면 이들의 다른 점을 발견하게 될 것이다. 나는 보통 두통이나 소화 장애에는 스위트 바질을 원기를 돋우고 새로운 활력을 얻기 위해서는 홀리 바질을 사용한다.

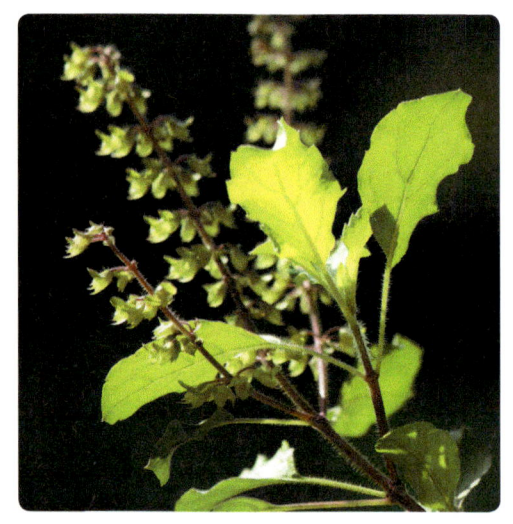

---

[15] 건강과 의학에 관한 고대 인도의 치료요법

홀리 바질 팅쳐

강력한 약을 원한다면 신선한 홀리 바질로 팅쳐를 만든다.

만드는 방법

홀리 바질 식초를 만드는 방법과 동일하고 다만 식초 대신 40도 알코올을 사용한다.
(허브 팅쳐를 만드는 자세한 방법은 56페이지 참조)

사용 방법

원기 회복용 강장제로 하루에 두세 번 1/2~2 작은 술씩 복용한다.

홀리 바질 장수 식초

신선한 홀리 바질로 만든 맛있는 식초는 이 허브를 매일 즐길 수 있는 아주 좋은 방법이다. 가공처리와 저온살균 과정을 거치지 않은 애플 사이다로 만든 식초를 사용하는 것이 좋다. 이러한 사과 식초는 영양소 및 활성 효소가 풍부하고 몸을 알칼리성으로 만들며 몸에 이로운 장내 균의 생성을 돕는데 이러한 박테리아는 소화관에 살면서 건강에 필수적인 역할을 한다. 만약 약용이 아닌 요리용 허브 식초를 만들고 싶다면 와인 식초를 사용해도 되지만 약용에는 사과 식초만한 것이 없다.

만드는 방법

- 약 1리터 용량의 입구가 넓고 깨끗한 병에 홀리 바질 잎을 3/4정도 채운다.
- 필요하면 먼저 잎을 씻어 톡톡 털어 말린다.
- 사과 식초를 병에 거의 가득 차도록 붓는다.
- 뚜껑을 닫고 병을 조심스레 몇 번 흔든다.
- 이 병을 따뜻하고 볕이 잘 드는 창가나 따뜻한 곳에 놓아두고, 식초에 홀리 발질의 향이 배고 진하고 톡 쏘는 맛이 날 때까지 3~4주간 우린다.
- 두 배로 강한 식초를 원하면 사용한 허브를 버리고, 새로 신선한 바질을 병에 넣어서 이 과정을 반복하면 된다.

- 식초가 완성되면 허브를 걸러내고 예쁜 식초병이나 와인 병에 새로 담는다.(그렇다고 처음부터 이런 병에 허브를 우리는 것은 좋은 방법이 아니다)
- 목이 좁은 병에서 사용한 허브를 건져내려고 애쓰는 것은 시간 낭비이며 때로는 아예 불가능한 일이기도 하다.
- 마지막으로 완성된 식초에 신선한 허브 잔가지 한두 개를 넣으면 보기에 좋다.

사용 방법

- 매일 먹는 샐러드에 2~3 큰 술을 뿌려 먹는다.
- 또는 하루 최대 1/4컵씩 매일 마신다.
- 야채 음료에 섞어 마시면 맛도 상큼할 뿐 아니라 에너지가 솟아난다.

응용

풍미와 약효를 증가시키는 온갖 종류의 맛좋은 허브를 추가해 나만의 창의적인 홀리 바질 식초를 만들 수도 있다.

마늘, 고추 가루, 로즈메리, 세이지, 타임의 잔가지를 사용해 보라.

주방 약국의 실험실에서 누릴 수 있는 창조의 즐거움에는 끝이 없다.

붉은 고추(Cayenne)

전설적인 치료 효과, 자극적인 맛, 행복감을 주는 신비로운 능력 때문에 붉은 고추는 약용과 식용으로 내가 가장 좋아하는 허브 중 하나이다. 몸을 따뜻하게 하는 데에 탁월한 효능이 있는 붉은 고추는 차가운 손, 발가락과 몸의 구석구석에 혈액이 돌도록 해 몸 전체를 따뜻하게 데워 준다. 진통 효과도 뛰어나서 국부 통증 완화제로 사용되기도 한다. 또 울혈 및 충혈을 푸는 데에도 이보다 더 효과가 좋은 허브는 없다. 나는 이 허브 없이 겨울을 나는 것을 상상할 수 없다.

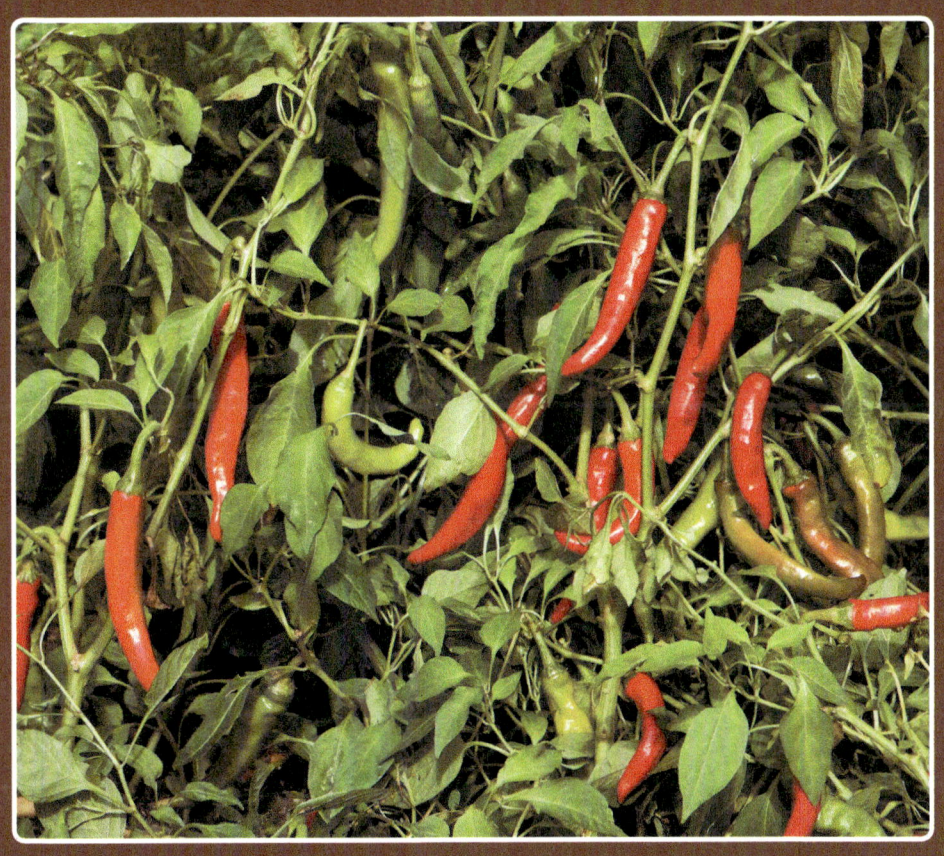

재배하기

붉은 고추는 상당히 재배하기 쉽다. 일년생 식물로 성장 기간이 길고 따뜻한 기후, 비옥한 토양, 충분한 햇볕이 있는 곳에서 잘 자란다. 그러나 이보다 열악한 환경에서도 잘 견딘다. 내가 사는 버몬트 북부 지역은 붉은 고추를 재배하기에 썩 좋은 환경이 아닌데도 아주 잘 자란다. 여름 날씨가 좋은 해에는 (비 오는 날보다 맑은 날이 더 많으면) 작은 선홍색 고추들을 한가득 수확할 수 있다.

효능

붉은 고추는 혈액 순환을 촉진하여 몸을 따뜻하게 해주고, 심장에도 좋고, 안전하게 사용할 수 있는 강장제이기도 하며 소화를 돕는다. 유효 성분 가운데 하나인 캡사이신(capsaicin)은 전신의 혈액 순환을 활성화하고 침과 위의 효소 분비를 촉진하여 소화를 돕는다. 또한 캡사이신은 기분이 좋아지게 하는 호르몬인 엔도르핀을 분비하도록 뇌에 신호를 보낸다. 캡사이신은 관절염, 활액낭염[16], 근육통, 관절통에 뛰어난 효과를 보이는 국소 진통제로 입증되었기 때문에 약국에서 판매되는 일부 통증 완화 크림의 유효성분으로 사용되고 있다. 또 비타민 A와 C가 풍부해서 면역 체계를 보강하므로 감기와 독감 치료제의 재료로 유용하게 쓰인다. 뿐만 아니라 붉은 고추는 오랜 세월 심장에 좋은 허브로 사용되어 왔다. 20세기 중반에 널리 사랑받은 저명한 허벌리스트, 존 크리스토퍼 박사(Dr. John Christiopher)는 심장 마비에 대한 응급 처치와 심장 강화제로 붉은 고추를 사용하도록 권장했다. 미국과 인도에서 이루어진 최근 연구에서 붉은 고추가 콜레스테롤 수치를 낮추고 심장 질환을 개선하는데 도움이 된다는 것이 입증되었다.

---

[16] 점액이 들어 있는 주머니 모양의 조직인 윤활주머니에 생기는 염증으로 윤활주머니는 뼈와 접촉하는 관절 등의 마찰을 적게 하는 구실을 한다.

❖ 사용부위

열매만 식용과 약용으로 쓰인다. 붉은 고추는 가지 과에 속하는데 이 과의 다른 식물들처럼 붉은 고추의 잎, 줄기, 꽃에는 독성이 있다.

❖ 주요성분

캡사이신, 카로티노이드, 비타민 C, 플라보노이드, 스테로이드 사포닌(steroidal saponins), 휘발성 오일

❖ 안전성

붉은 고추는 아주 안전함에도 불구하고 경고 표시가 필요하다. 맛이 대단히 맵기 때문이다. 이 한 가지 이유 때문에 조심해서 사용해야 한다. 맨 손으로 만지면 고추의 성분이 피부를 화끈거리게 할 수 있는데 피부가 희거나 예민한 사람들이 특히 그렇다. 이런 사람들은 붉은 고추를 만질 때는 장갑을 껴야 한다. 또 고추를 만진 후 눈을 만지면 따가우므로 조심해야 한다. 붉은 고추는 상당히 자극적이므로 많은 양을 섭취하면 위경련을 유발할 수도 있다. 요점은 적당한 양을 사용하는 것이다. 이 허브는 소량으로도 충분한 효과를 발휘한다.

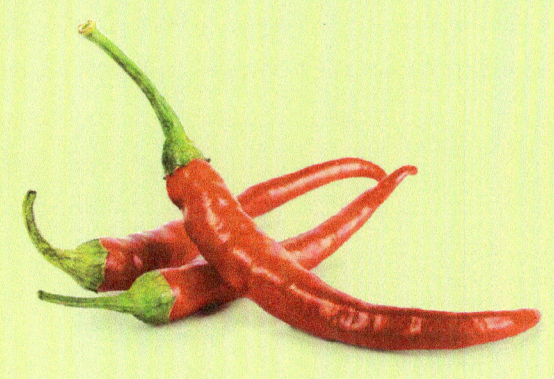

감기약 캡슐

오는 감기를 막거나 이미 걸린 감기를 치료하는 데 효과적인 이 캡슐은 만들기 쉬우면서 효과도 강력하다. 한 번 만드는 데 30분 정도 걸리는데 이렇게 만든 캡슐을 보관했다가 감기 철에 사용한다. 대부분의 허브 가게나 자연 식품 가게 일부 약국에 가면 젤라틴 혹은 식물성 캡슐[17]을 구입할 수 있다.

- 에키네이셔 뿌리 가루 1
- 히드라스티스 뿌리 가루 1 (유기농)
- 양아욱 뿌리 가루 1/2
- 붉은 고추 가루 1/4~1/2 (상당히 맵기 때문에 양은 취향에 따라 조절)
- 젤라틴 또는 베지터블 캡슐

만드는 방법

위의 모든 가루를 작은 그릇에 넣고 섞는다. 이 가루를 조금씩 떠서 캡슐 하나하나에 담고 꼭꼭 누른 후 닫는다. 몇 분 정도면 캡슐 50~75개를 만들 수 있는데 이는 대부분의 가족이 겨울 동안 사용할 수 있는 양이다. 밀폐 유리병에 담아 보관한다.

사용 방법

감기나 독감 초기에 증상이 가라앉을 때까지 두세 시간 간격으로 캡슐 2개씩, 하루에 총 9캡슐까지 복용한다. 복용하는 양이 많으므로 복용기간을 2~3일 이상 넘기지 않도록 주의한다.
그 후에는 하루에 세 번 2캡슐씩 복용한다. (이는 대부분 허브 캡슐의 성인 정량으로 적절한 복용량에 관한 세부 정보는 67페이지 참조)

> ❖ **캡슐 머신(capsule machine)**
>
> 캡슐을 대량으로 만들 계획이라면 〈캡슐 머신〉이라는 편리한 기구를 사용하면 작업이 훨씬 쉬운데, 구입할 만한 가치가 있다.(대략 16,000~17,000원) 〈캡슐 커넥션(capsule connection)〉이라는 회사에서 제조하는 제품으로 허브 가게 및 온라인에서 구입할 수 있다.

---

[17] 동물성 젤라틴 대신 셀룰로우스 즉 과일과 채소에 함유되어 있는 불용성 섬유소로 만든 식물성 젤라틴

삐걱거리는 뼈에 좋은 붉은 고추 연고

이 연고는 욱신거리는 관절과 삐걱대는 뼈를 달래는데 뛰어난 효능을 발휘한다. 사용 후에 손으로 눈이나 다른 예민한 부위를 만지지 말고 손을 잘 씻는다.

- 올리브유나 땅콩 오일 1/2 컵
- 붉은 고춧가루 고운 것 또는 굵은 것 1 큰 술
- 밀랍 1/8 컵
- 윈터그린 에센셜 오일 몇 방울

만드는 방법

49페이지의 설명을 따라 오일과 고춧가루로 허브 오일을 만든다.(고춧가루는 걸러내기 어려우므로 바닥에 가라앉도록 한 후 그 상태를 유지한다)
53페이지의 설명을 따라 허브 오일과 밀랍으로 연고를 만든다.
불에서 연고를 내린 후 향이 충분히 날만큼 윈터그린 에센셜 오일을 넉넉히 첨가한다.
강하면서도 역하지 않은 냄새가 나야 한다.

사용 방법

적당량을 손가락 끝에 덜어서 환부에 문질러 주면 통증이 가라앉는다.

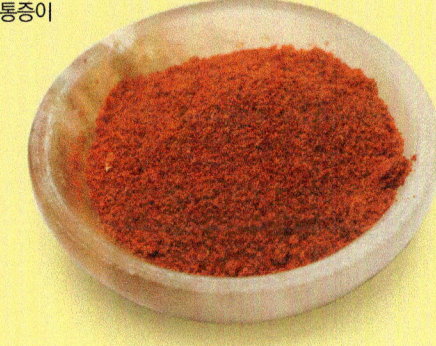

❖ 후끈후끈 족온기

붉은 고추는 혈액 순환 장애가 있는 경우 효과적으로 혈액 순환을 촉진해주기 때문에 손발이 차가울 때 사용하면 좋다. 신발 속에 고춧가루를 약간(1/8 작은 술 이하) 뿌리면 발가락이 따뜻해진다. 고춧가루만 넣을 경우 너무 화끈거리거나 자극적일 수가 있는데 이런 경우에는 생강가루를 동량으로 섞어 사용하면 좋다.

계피

계피는 전 세계적으로 애용되는 친숙한 향신료로써 시리얼, 쿠키, 카레와 구이 요리에 이르기까지 음식에 향과 풍미를 더해 준다. 그러나 대부분의 사람들은 시나몬이 다양한 연구를 통해 효과가 입증된 강력하고 좋은 약재이기도 하다는 사실은 모른다.

계피은 원산지가 스리랑카와 인도인데 성장이 빠른 조렵수과에 속하는 나무의 껍질이다. 이 껍질은 나무의 몸통에서 새로 자라는 어린 가지에서 수확하는데 2년에 한 번씩 베어낸다. 이 나무껍질에는 에센셜 오일, 쿠머린(coumarins), 타닌 및 여타 약재로 사용하기 적합한 화학 성분들이 풍부하다.

계피와 비슷한 종류인 캐시아(Cassia; 시나모멈 캐시아Cinnamomum cassia)는 중국이 원산지로 중국에서는 약용이나 식용으로 계피와 비슷하게 사용된다. 그러나 캐시아는 몸을 따뜻하게 만드는 기능이나 향과 맛이 더 강하다. 그럼에도 이 두 가지는 교체 사용할 수 있으며 종종 그렇게 사용된다.

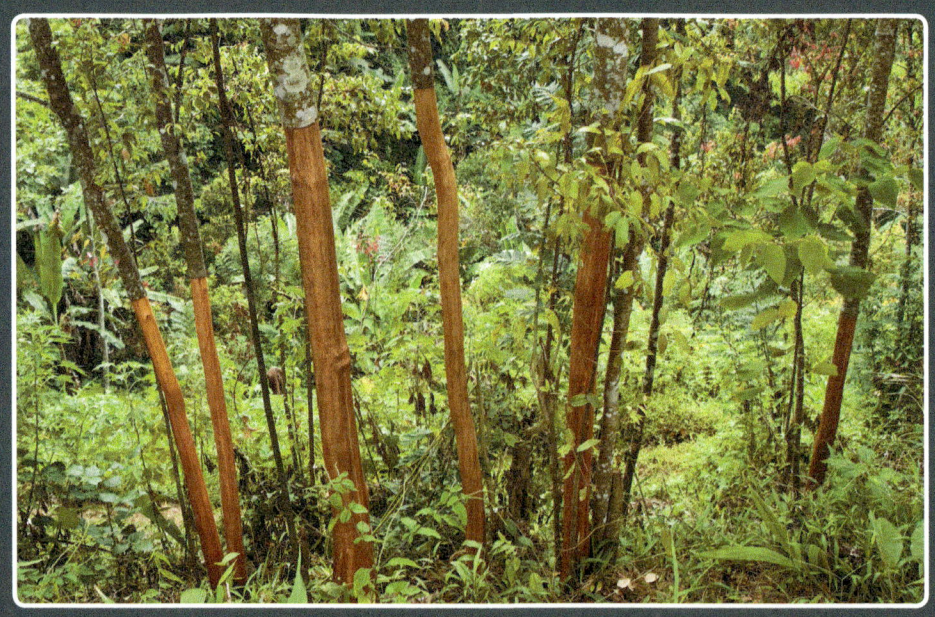

재배하기

열대 지방이 원산지인 계피는 덥고 습한 기후와 모래흙을 선호한다. 품종에 따라 큰 나무나 관목으로 자라므로 넉넉한 공간이 필요하다. 일반적으로 북미 지역은 계피가 자라기에 최적의 장소가 아니기 때문에 흔히 볼 수는 없다. 그러나 만약 북미에서도 유난히 덥고 습도가 높은 곳에 살며 넓은 뒤뜰이 있다면 동네에서 처음으로 계피를 기르는 사람이 되보는 것도 좋을 것이다.

효능

몸을 따뜻하게 하며 자극적인 맛 때문에 계피는 활기를 돋우고 혈액 순환을 원활하게 하며 충혈과 울혈을 푸는 데에 사용된다. 효과적인 소화 촉진제이기도 한데 특별히 과식, 복부 팽창, 소화 부진에 좋으며, 혈당치 안정에 최고로 좋은 허브 중 하나이다.

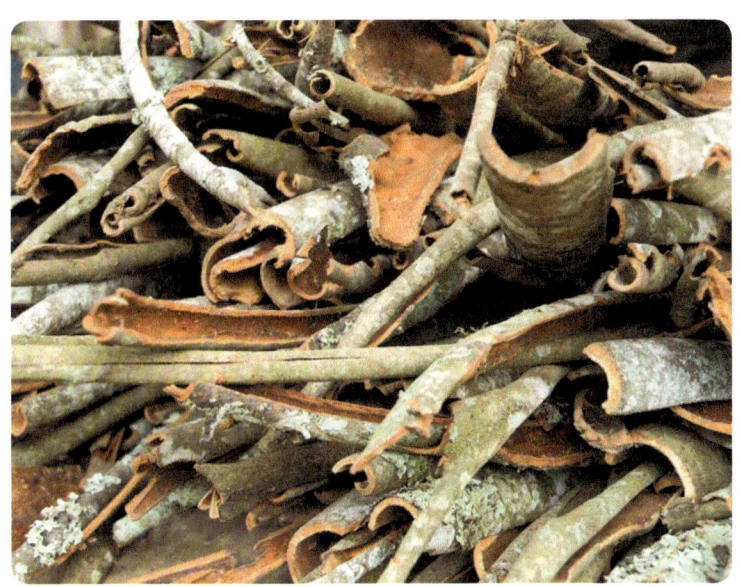

우리가 시나몬 스틱으로 알고 있는 것은 실제 어린 나무 줄기의 안쪽 껍질이다.

항바이러스성 및 항균성이어서 강력한 살균제 역할을 하며 바이러스 감염, 진균 (곰팡이성 감염) 감염, 감기 및 독감에 권장된다. 또한 약간의 월경 촉진 기능이 있어 생리 부진이나 생리통에 효과가 있다. 마지막으로 계피는 그 달콤하고 따뜻한 풍미 때문에 약의 맛을 향상시키는 목적으로도 자주 사용된다.

❖ **사용부위**
이 나무의 안쪽 나무껍질 (가루로 만들거나, 다지거나, 스틱 전체로 사용)

❖ **주요성분**
에센셜 오일, 타닌, 철분, 마그네슘, 고무풀, 아연, 쿠머린

❖ **안전성**
일반적으로 계피는 안전하고 무독하지만 (슈퍼마켓에서 파는 향신료 병에 경고 표시가 붙어 있는 것을 본 적이 있는가?) 월경 촉진 성분이 소량 함유되어 있다.(이는 자궁을 자극한다는 의미이다) 늦어지는 생리를 촉진할 수 있는 반면 임신 초기에 많은 양을 섭취하는 것은 삼가야 한다.(그렇지만 시나몬 사용으로 유산된 사례는 알려진 바 없다.)

계피 – 아스와간다(ashwagandha) 원기 회복 밀크

아유르베다 의학에서 아스와간다 허브는 숙면을 촉진하고 강력한 피로 회복 강장제로 자주 사용된다. 아스와간다, 계피, 약간의 꿀을 넣어 만든 따뜻한 우유는 맛있고 영양가 높은 음료이며 특별히 긴장을 풀거나 잠드는 것이 어려운 사람들이 저녁에 마시기에 좋다.

- 밀크 1컵 (일반 우유, 아몬드 밀크, 라이스 밀크 등)
- 아스와간다 가루 1 작은 술
- 계피 가루 1 작은 술
- 꿀 1 작은 술 (또는 입맛에 따라 양 조절)

만드는 방법
데운 우유에 허브 가루와 꿀을 넣는다. 잘 섞은 후 맛을 보아 필요에 따라 조절한다.

사용 방법
잠자리에 들기 두 시간 정도 전에 한 컵을 천천히 마신다.

생리 불순에 좋은 계피 – 생강 차

계피 외 생강은 모두 위경련과 생리통 완화에 도움이 된다. 따뜻한 습포제나 뜨거운 물병을 골반 위에 올려놓는 것 역시 좋은 방법이다.

- 다진 계피 나무껍질 1 작은 술
- 다진 건조 생강이나 갓 간 생강 뿌리 1 작은 술
- 꿀 (취향에 따라)

만드는 방법
위의 허브에 끓는 물 한 컵을 붓고 뚜껑을 덮어 30~45분간 우린다. 허브를 걸러내고 취향에 맞게 꿀을 첨가한다.

사용 방법
경련이 가라앉을 때까지 조금씩 천천히 마신다. 필요할 때마다 만들어 마신다.

계피 꿀

이 꿀이 얼마나 "약효"가 있는지는 잘 모르겠지만 그 맛만은 최고이다. 취향에 따라 계피를 듬뿍 넣을 수도 있고 조금만 사용할 수도 있다.

- 꿀 1/2컵
- 계피 가루 1~2 작은 술

만드는 방법

꿀이 저어질 때까지 약한 불에 데운 후 계피를 저어가며 넣는다.

사용 방법

따뜻한 물이나 허브 차에 한 스푼 넣어 마신다.
또는 버터와 함께 토스트에 바르거나 그냥 한 스푼 떠 빨아 먹어도 정말 맛있다!

혈당 안정에 좋은 계피 팅쳐

만약 혈당이 너무 높거나 낮아서 문제라면 이 맛좋은 치료제를 시도해 보라. 건강한 식사, 충분한 운동, 스트레스를 줄이는 것과 함께 계피를 사용하면 혈당 조절에 큰 도움이 된다.

- 다진 계피 나무껍질 55~110g정도
- 40도 알코올 (브랜디, 보드카, 또는 진)

만드는 방법

입구 넓은 1리터 유리병에 계피를 담는다.
8~10cm 정도 높이로 알코올을 붓고 매일 흔들어 준다. 스테인리스 스틸제의 고운 체 안쪽에 치즈크로스를 깔고 이것을 거른다.
계피는 버리고 액체만 다시 병에 담는다.

사용 방법

5일 동안 하루에 두 번씩 1/4~1/2 작은 술씩 복용한다. 이틀 쉰 후, 다시 이 과정을 반복한다.
이런 식으로 몇 주간, 혹은 혈당 수치가 정상이 될 때까지 계속 복용한다.

몸을 따뜻하게 덥혀 주는 계피 배스 솔트

계피에 목욕을 한다고? 안 되는 이유가 없지 않은가? 계피는 몸을 따뜻하게 하고 막힌 곳을 풀어주며 소독과 항바이러스성 기능이 있어서 감기와 충혈 및 울혈 치료에 정말 좋다. 어떤 종류의 바다 소금이든 괜찮지만 구할 수 있다면 굵은 켈트 소금(Celtic salt)이 좋은데 이 소금은 목욕물에 미네랄을 더해준다.

- 계피 가루 3 큰 술
- 생강뿌리 가루 1 큰 술 (선택 사항)
- 바다 소금 1 컵

만드는 방법
가루 허브와 소금을 잘 섞는다.
밀폐 유리 용기에 보관한다.

사용 방법
따뜻한 물을 가득 채운 욕조에 배스 솔트 1/4컵을 넣는다.
잘 섞은 후 입욕한다.

응용
정확하게 약용은 아니지만 건강에 좋은 장미 - 시나몬카르다몸(cinnamoncardamom) 배스 솔트는 특별히 로맨틱 저녁 목욕으로 좋다.

- 계피 가루 3 큰 술
- 카르다몸 가루(cardamom) 1 큰 술
- 장미꽃잎 1/4컵
- 켈틱 소금 1 컵 (정제되지 않은 덩어리진 것이 좋다)
- 시나몬 에센셜 오일 5~10 방울 (선택 사항)
- 카르다몸에센셜 오일 5~10 방울 (선택 사항)

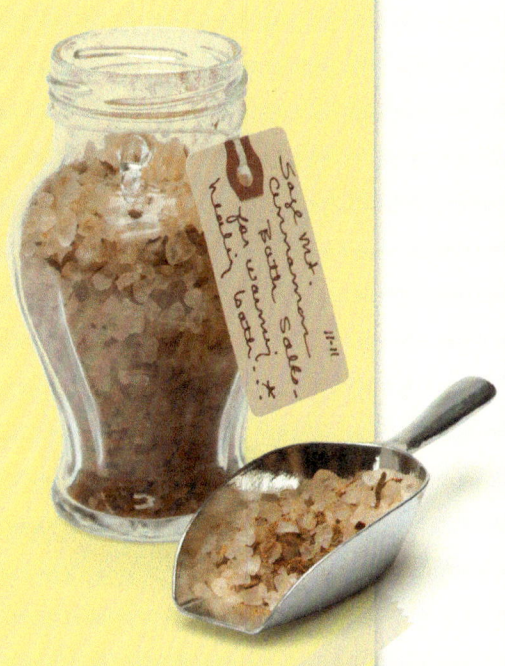

계피 향신 차이(Chai)

인도에서 유래된 맛좋은 차 블렌드 차이(chai)는, 마시는 사람만큼이나 많은 레시피가 있다. 다음은 내가 가장 좋아하는 차이 레시피 가운데 하나이다. 아침에는 몸을 따뜻하게 해 주고 활력을 주는 차로 오후에는 원기 회복용으로 얼음을 넣어 차갑게 마셔 보라.

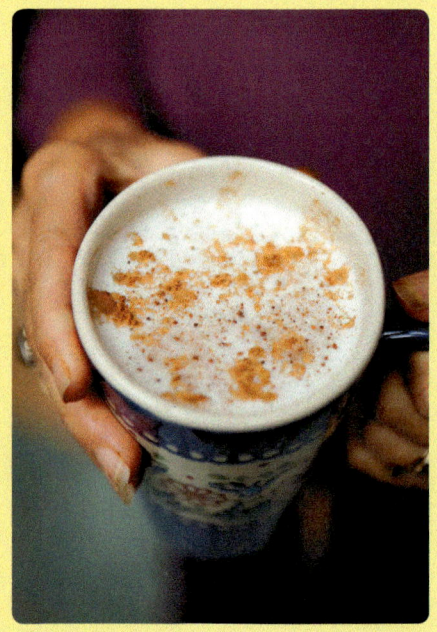

- 다진 계피 나무껍질 1
- 고수 씨 1/2
- 다진 생강뿌리 1/2
- 굵게 간 후추 1/4
- 으깬 카르다몸 씨 1/4 (허브 가는 기구에 넣고 빨리간다.)
- 통마늘 1/8
- 다르질링 차 또는 좋아하는 홍차나 녹차
- 꿀(입맛에 맞게)

만드는 방법

계피, 고수, 생강 후추, 카르다몸, 마늘을 잘 섞는다.
물 한 잔에 이 허브 블렌드 1 작은 술을 넣고 15~25분간 끓인다.
불에서 내려 적당한 양의 다르질링을 넣고 뚜껑을 덮은 후 5분간 우린다.
거른 후, 입맛에 맞게 꿀을 넣어 달콤하게 만든다.

사용 방법

그냥 마시면 된다. 나는 이 차에 거품 낸 우유를 넣어 마시는 것을 아주 좋아한다. 최상의 라떼만큼 맛있으면서 건강에 좋은 성분은 훨씬 더 많이 들어 있다.

마늘

만약 내 주방에 단 하나의 허브만 가질 수 있다면 나는 마늘을 선택할 것이다. 음식의 풍미를 돋우고 건강을 증진시키는 데에 마늘보다 나은 것은 아직 발견되지 않았다. 수많은 농담거리의 대상이면서 조심스레 탐색하는 코를 찌르는 냄새, 고약한 장미라고 불리기도 하지만, 무엇보다 세상에서 가장 다양한 용도를 가진 허브이자 가장 훌륭한 약용 식물이다. "모든 곳에 쓸모 있다"가 내가 마늘에 붙여준 모토이다.

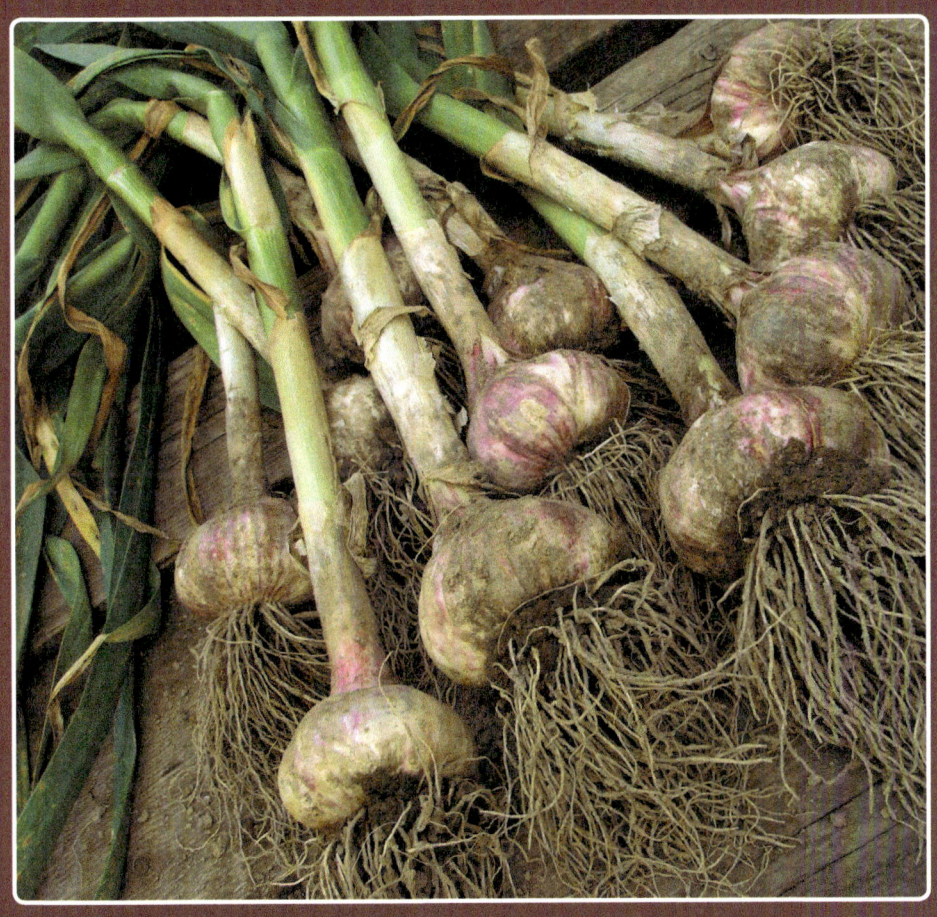

CHAPTER 3 9가지 친숙한 허브 및 향신료 | 97

재배하기

마늘은 기르기 쉽고 재미있다. 물이 잘 빠지며 피에이치 수치가 적당한(4.5 ~ 8.5 pH) 비옥한 토양에서 햇볕을 충분히 받을 때 가장 잘 자란다. 통마늘의 뾰족한 부분이 위를 향하도록 해 15cm 간격, 5cm 깊이로 심는다. 늦여름에 수확하려면 가을에 심고, 늦가을에 수확하려면 이른 봄에 심는다. 꽃이 지고 잎이 떨어지기 전에 구근을 수확한다. 구근 크기를 늘리려면 꽃줄기(마늘종)라고 불리는, 꽃이 피는 줄기를 잘라 낸다. (이 꽃줄기 자체는 식용으로 맛이 좋다.) 참, 가장 크고 좋은 구근 가운데 일부는 다시 심기 위해 보관하는 것도 잊지 말아야 한다.

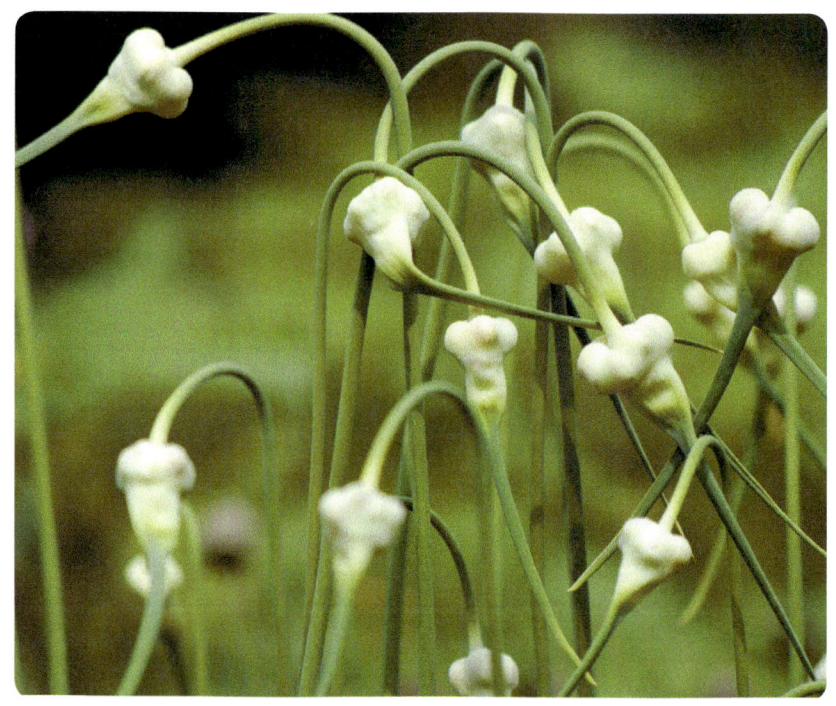

예쁜 마늘 꽃줄기는 정원을 더욱 다채롭게 꾸며 주며 페스토, 수프, 볶음 요리에 넣으면 풍미를 더해준다.

효능

마늘은 감기, 독감, 인후염, 소화 불량 치료에 적격이다. 백혈구 생산을 촉진하고, 면역 기능을 강화하며, 마늘의 유황 화학 물과 에센셜 오일은 강력한 소독 및 항균 기능이 있어서 다양한 감염 치료에 외용 또는 내복용으로 사용할 수 있다. 또한 항생제 내성이 있는 몇몇 박테리아 제거에도 효과적임이 밝혀졌다. 마늘은 잘 알려진 구충제이기도 한데 인체 및 동물에 기생하는 회충 퇴치에 사용된다. 정상적인 콜레스테롤 수치 유지에 효능이 뛰어나며 혈소판 응집을 방지하는 데 도움이 되기 때문에 여러 가지 혈액 순환 장애에 사용된다. 또한 연구 결과, 마늘은 혈당 수치를 내리고 2형 당뇨병 치료에 효과적임이 밝혀졌다. 이 모든 장점 외에도 마늘은 맛도 아주 좋다.

❖ **사용부위**

구근과 꽃줄기(마늘종)

❖ **주요성분**

알리인(alliin) 구근을 으깨면 알리신(allicin)으로 변환됨, 에센셜 오일, 황 화합물, 게르마늄(germanium), 셀렌(selenium), 포타슘(potassium), 마그네슘, 인, 비타민 A, B, C

❖ **안전성**

맞다, 마늘은 조심할 필요가 있다. 일반적으로는 안전하고 무독하지만, 모든 사람에게 좋은 것은 아니다. 어떤 사람들에게는 마늘이 몸에 지나치게 "열"을 더해 속쓰림이나 위병을 일으킬 수 있고 심지어는 화를 돋울 수도 있다. ("열병"으로 간주되는) 어린 아이들이나 유아의 경우에는 위장을 자극할 수도 있다. 모유 수유 중인 엄마가 마늘을 먹었을 때 아이가 보채거나 배앓이를 한다면 피해야 한다. 또한 마늘은 예민한 피부에 닿으면 피부를 자극하거나 화끈거리게 할 수 있다.

마늘장아찌

내가 좋아하는 또 다른 "약용" 레시피이다. 나는 1970년대 초반 나의 첫 허브 가게였던 로즈메리스 가든(Rosemary's Garden)에 오던 노인에게서 이 마늘장아찌 만드는 법을 배웠다. 그 분은 중국에서 수입한 작은 마늘장아찌 병들을 우리 가게에 판매용으로 공급해 주었었다. (중국에서 온 물건들이 여전히 신기하던 시절이었다) 그러나 이 중국 마늘장아찌는 상당히 비쌌기 때문에 결국 내가 직접 만드는 편이 훨씬 저렴하겠다는 생각이 들었다. 그건 정말 그랬다!

만드는 방법

입구가 넓은 유리병에 껍질 깐 마늘을 채운다. 마늘이 완전히 잠길 만큼 타마리(tamari)[18]나 사과 식초(가급적이면 살균 처리 되지 않은 것)를 붓는다. 햇볕 잘 드는 창가와 같이 따뜻한 곳에 3~4주간 이 병을 놓아둔다.

액체를 따라 낸다. 이 액체의 반은 따로 두었다가 샐러드드레싱이나 양념장에 활용한다. 나머지 액체를 냄비에 붓고 같은 양의 꿀을 첨가한다. 꿀이 타마리나 식초와 완전히 섞일 때까지 아주 낮은 불에서 저어가며 데운다. 이렇게 데운 소스를 다시 마늘에 붓고 뚜껑을 닫아 다시 3~4주간 둔다. 일 년이나 그 이상 저장 가능하도록 서늘하고 어두운 곳에 보관한다. 하지만 너무 맛있기 때문에 결코 오래 가진 않을 것이다!

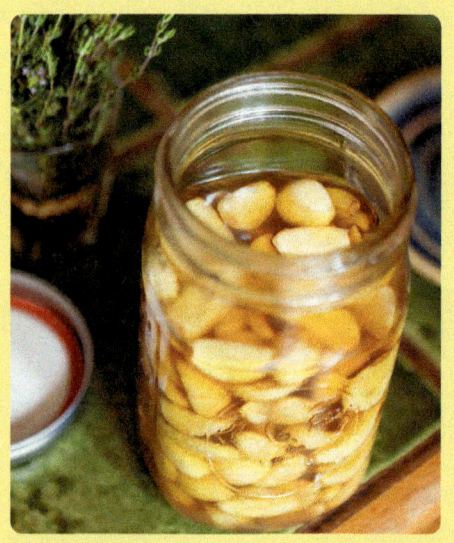

이 맛있는 마늘장아찌 한 쪽 한 쪽에는 신선한 마늘의 약효 성분이 고스란히 담겨 있다.

사용 방법

마늘장아찌는 달콤 매콤하면서 톡 쏘는 맛이 정말 좋다.
위장병 염려 없이도 생마늘의 좋은 성분을 그대로 섭취할 수 있는 아주 훌륭한 방법이다.

> 마늘이 없다면,
> 인생은 그저 따분할 것이다.

---

[18] 일본 간장의 한 종류

포 띠이브즈 식초(Four Thieves Vinegar)[19]

이 유명한 식초는 레시피가 다양하다. 다음은 내 레시피다.

- 곱게 다진 마늘 4쪽
- 로즈메리 잎 1/2컵
- 타임 잎 1/4컵
- 사과 식초 (가급적, 살균 처리되지 않은 것)
- 라벤더 꽃 1/2컵
- 굵게 다진 세이지 잎 1/2컵
- 정향 가루 1 작은 술

만드는 방법

입구가 넓은 1리터 유리병에 마늘과 허브를 담고 따뜻하게 데운 사과 식초를 내용물이 잠길 만큼 충분히 붓는다.(식초를 데우면 허브 성분을 더 잘 추출할 수 있다) 볕 좋은 창가와 같이 따뜻한 곳에 병을 놓아두고 3~4주 동안 기다린다. 걸러서 밀폐 유리병에 담는다. 서늘하고 어두운 곳에 저장하면 일 년 정도 보관할 수 있다.

사용 방법

고대 자료에 따르면 포 띠이브즈 식초는 마법사의 주술로부터 보호가 필요할 때, 전염병을 막을 때, 저항력과 보호가 필요할 때 사용한다고 되어 있는데 이것은 다른 시대 다른 언어로 표현되었을 뿐 오늘날에도 이 식초를 사용하는 목적과 동일하다.

병에 걸리지 않도록 3~4시간 간격으로 1~2 큰 술씩 먹거나 풍미를 더해주는 재료로 자유롭게 사용한다.

❖ **날 것 vs 익힌 것**

최신 연구에 따르면, 마늘을 익히면 효능이 조금 떨어질 수 있지만 주요 성분 대부분은 여전히 유효하다고 한다. 따라서 수프, 캐서롤[20], 파스타, 이 밖의 요리에 마늘을 맘껏 사용하라. 최대한의 약효를 원한다면 페스토(레시피는 80페이지 참조)나 여타 소스에 섞어 날로 먹는다. 또는 100페이지에 소개된 맛있는 마늘장아찌 레시피를 시도해 보라.

---

19 마르세유 식초라고도 불리는데, 우리말로는 〈네 명의 도둑들의 식초〉 정도가 된다. 흑사병이 창궐하던 유럽에 병자와 죽은 사람들을 대상으로 도둑질을 하던 도둑들이 있었는데, 그들이 붙잡혔을 때 이 식초의 비밀 레서피를 주고 무사히 풀려났다고 해서 이런 이름이 붙여졌다는 전설이 있다.
20 Casserole 오븐에 넣어서 천천히 익혀 만드는 요리의 종류로, 한국 음식의 찜 요리와 비슷함.

파이어 사이다(Fire cider)

이 식초는 내가 가장 좋아하는 허브 식초이다. 겨울철에 건강을 유지하고 감기나 독감을 막아주는 데에 놀라운 효능을 발휘하는데다 맛까지 좋다. 샐러드드레싱으로 사용해 보라. 그렇지만 약용으로 얼마간 남겨 놓는 것도 잊지 말아야 한다.

- 중간 크기 양파 1개 다진 것
- 간 생강 3~4큰 술
- 사과 식초(가급적, 살균 처리되지 않은 것)
- 고춧가루
- 굵게 다진 마늘 4~5쪽
- 간 서양고추냉이 뿌리 3~4큰 술
- 꿀

만드는 방법

입구 넓은 1리터 유리병에 양파, 마늘, 생강, 서양고추냉이를 담고 따뜻하게 데운 사과 식초를 재료가 모두 잠기도록 충분히 붓는다.(식초를 데우면 허브 성분을 더 잘 추출할 수 있다)
볕이 좋은 창가 등 따뜻한 곳에 이 병을 3~4주간 놓아둔다.
걸러 낸 후 사용한 허브는 버린다.
이 다음이 재미있는 부분인데 꿀이나 고춧가루를 입맛에 맞게 첨가한다.
완성된 식초는 상큼하면서 맵고 톡 쏘면서 달콤할 것이다.

사용 방법

감기 초기에 증상이 가라앉을 때까지 3~4시간 간격으로 1~2 큰 술씩 복용한다.

❖ **마늘 입 냄새?**

입에서 마늘 냄새가 나는 것을 막으려면, 파슬리 몇 줄기를 마늘과 함께 먹어 보라. 또는 마늘이 많이 든 식사나 마늘 약을 먹었다면 아니스(anise), 회향, 딜 씨를 씹어 먹는다. 또 따뜻한 물 반 컵에 페퍼민트 오일을 한 방울 떨어뜨려 마시면 입 안을 상쾌하게 하고 소화를 도울 뿐만 아니라 진한 마늘 향을 없앨 수 있다. 그러나 마늘 입 냄새에 대한 최고의 "해결책"은 다른 사람들도 당신과 함께 마늘을 먹게 만드는 것이다.

마늘 허브 오일

마늘을 맛있으면서 치료 효과도 있는 "약"으로 먹을 수 있는 또 다른 방법이다. 마늘을 오일에 섞으면 소화 기능이 예민한 사람들에게도 덜 자극적이게 된다.

- 다진 마늘 몇 쪽
- 로즈메리, 타임, 오레가노 잎 (또는, 이외 좋아하는 허브들의 혼합물)
- 올리브 오일

만드는 방법

마늘과 허브 몇 작은 술을 조그만 냄비에 넣고 섞는다. 허브 위로 2.5cm~5cm 정도 올라오게 올리브유를 붓는다.
아주 약한 불로 30분 동안 또는 오일에 허브 맛이 진하게 밸 때까지 데운다.
원한다면 허브를 걸러내도 되지만 나는 오일에 들어 있는 허브의 사각거리는 질감과 맛을 좋아하기 때문에 그냥 남겨 둔다.
밀폐 유리병에 오일을 담는다.
몇 주 동안 저장할 수 있는 서늘하고 어두운 곳에 보관하거나 냉장고에 넣어 여러 달 보관한다.

사용 방법

마늘 허브 오일은 쓰임이 다양하다. 빵이나 크래커에 바르거나, 수프에 넣거나, 파스타나 밥에 첨가한다.
최고의 약은 음식이라는 사실을 잊지 말자!
매끼 식사에 약용 허브를 더 많이 포함시킬 수록 우리는 더 건강해질 것이다.

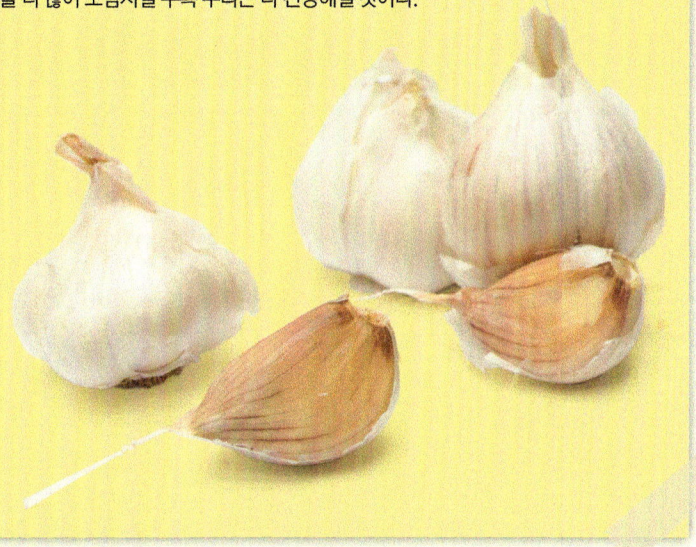

마늘꽃 오일

어떻게 요리에 사용될 수 있는지 또는 약용 가치가 있다는 것을 모르고 사람들은 종종 이 예쁜 꽃줄기와 꽃이 핀 윗부분을 버린다. 비록 강력한 효과를 내기에는 작은 양이지만 꽃줄기와 꽃에도 구근과 같은 치료 성분이 상당히 많다. 만약 마늘 구근이 소화하기 어렵거나 너무 맛이 강하게 느껴진다면 꽃줄기와 꽃을 사용해 보라.(꽃줄기의 연한 윗부분만 사용해야 하는데 아래쪽은 상당히 질기기 때문이다) 꽃줄기와 꽃을 볶음 요리에 넣으면 마늘의 풍미가 더해져 음식 맛이 좋아진다. 이것을 제일 맛있게 먹는 방법은 페스토에 섞거나 아래와 같이 올리브 오일에 저장하는 것이다.

만드는 방법

다진 마늘 꽃줄기와 꽃이 핀 윗부분을 유리병에 넣고 올리브 오일을 채운다.
이 병을 따뜻한 곳에 2~3주간 놓아둔다.
병을 몇 주간 보관 가능한 서늘하고 어두운 곳으로 옮기거나 냉장고에 넣어 여러 달 보관한다.
꽃줄기와 꽃은 부드럽고 맛있으니 걸러내 버리지 말라.

사용 방법

이 오일은 마늘 허브 오일 (레시피 103페이지 참조) 과 같은 용도로 사용될 수 있지만 그만큼 맛이 강하진 않다. 토스트에 바르거나 밥이나 파스타에 소스로 얹거나, 수프에 넣어 먹는다. 결코 마늘 꽃줄기와 꽃을 버릴 이유가 없는 것이다.

귓병에 좋은 마늘 오일(Garlic Ear Oil)

이 오일은 우리 아이들이나 손주들이 중이염(귓병)에 걸렸을 때 내가 사용했던 치료제이다. 나는 이 방법을 우리 할머니께 배웠는데 할머니는 또 당신의 할머니께 배우신 게 분명하다. 내 손주들도 이것을 기억했다가 자기 손주들에게 전해 주었으면 좋겠다. 이 오일은 감기에 동반되는 중이염이나 호흡기 막힘에 정말 좋은 치료제이다.(수영하는 사람의 외이염(swimmer's ear)[21]이나 귀에 물이 들어가 생긴 다른 염증에는 효과가 없으며 사용하면 안 된다) 마늘은 염증 퇴치에, 따뜻한 오일은 진정 및 통증 완화에 도움이 된다. 물론 마늘 오일 요법을 사용해 24시간 이내에 중이염이 나아지지 않거나 오히려 심해진다면 즉시 의사에게 보여야 한다. 고막에 구멍을 내거나 영구적 청력 손상을 유발할 수도 있는 중이염을 절대 방치하면 안 된다.

- 마늘 1~2 쪽 까서 썬 것
- 올리브유 2 큰 술

만드는 방법

이중 냄비 윗칸에 마늘과 올리브 오일 섞은 것을 담는다. 아주 약한 불에 10~15분간, 또는 오일에 마늘 향이 강하게 밸 때까지 데운다.

스테인리스 스틸 체 안쪽에 치즈크로스를 대고 마늘을 거른다. 세심히 잘 걸러야 하는데, 아무리 작은 마늘 조각 하나라도 오일에 남아선 안 된다. 액즙 주입기가 달린 작은 유리병에 거른 오일을 담는다. 서늘한 식료품 저장실이나 벽장에 몇 주 동안 보관하거나 냉장고에 넣어 여러 달 보관한다.

사용 방법

사용할 때마다 매번 오일을 데워야 한다.

모유 정도 온도로 오일이 따뜻해질 때까지 뜨거운 물이 담긴 냄비에 유리병을 담근다.

오일이 뜨거운 것이 아니라 따뜻해야 한다는 점에 유의하라. 잘 모르겠으면 본인의 귀에 한 방울 테스트해 보라. 양쪽 귀에 따뜻한 마늘 오일을 액즙 주입기 한 가득 분량만큼 넣는다. 양 귀의 외이도는 서로 연결되어 있어 염증이 앞뒤로 옮아갈 수 있으므로 항상 두 귀 모두에 넣는다. 가능하다면 오일을 넣은 후 따뜻하고 마른 천을 귀 위에 덮고 귀 주변을 부드럽게 마사지해 준다. 30분 간격, 또는 통증이 가라앉을 때까지 필요에 따라 이 과정을 반복한다.

---

[21] 외이에 생기는 염증으로, 종종 수영 후 귀에 남은 물이 박테리아 번식에 좋은 습한 환경을 만들어 생기는 까닭에 이런 이름이 붙여짐

생강

주방에서 조제할 수 있는 약 가운데 또 하나의 기적인 생강은 다양한 활용도나 선호도 면에서 식용과 약용 모두 마늘 다음으로 쓰임새가 많다. 맛이 좋기 때문에 사람들이 더 적극적으로 사용하려고 한다. 나는 맛이 덜한 약을 보완하기 위해 종종 생강을 첨가한다. 또한 생강은 약용 허브로도 높이 평가된다. 경련, 메스꺼움, 입덧, 멀미에 효과적이다. 내 쌍둥이 딸들은 십대였을 때 생강이 생리통에 상당히 효과적이라는 것을 발견하고서 친구들에게도 이 방법을 퍼뜨렸다. 그 애들이 다니던 스폴딩 고등학교에서 뜨거운 생강꿀차는 큰 인기를 끌었다. 우리 남편을 설득해 무언가를 시도해 보게 하는 것은 어려운 일이 아니지만, 남편은 특별히 뜨거운 생강볼(balls)을 아주 좋아한다.(111페이지 참조). 그는 바다낚시 할 때 겪는 멀미 진정에 이 생강볼을 열심히 애용했다. 또한 생강은 몸을 따뜻하게 데워 주며 충혈 및 울혈을 푸는 데에도 아주 효과적이다. 레몬과 꿀을 섞은 뜨거운 생강차와 감기약 캡슐(88페이지 참조) 두 알이, 면역 기능 강화를 위해 필요한 전부일 때가 종종 있다.

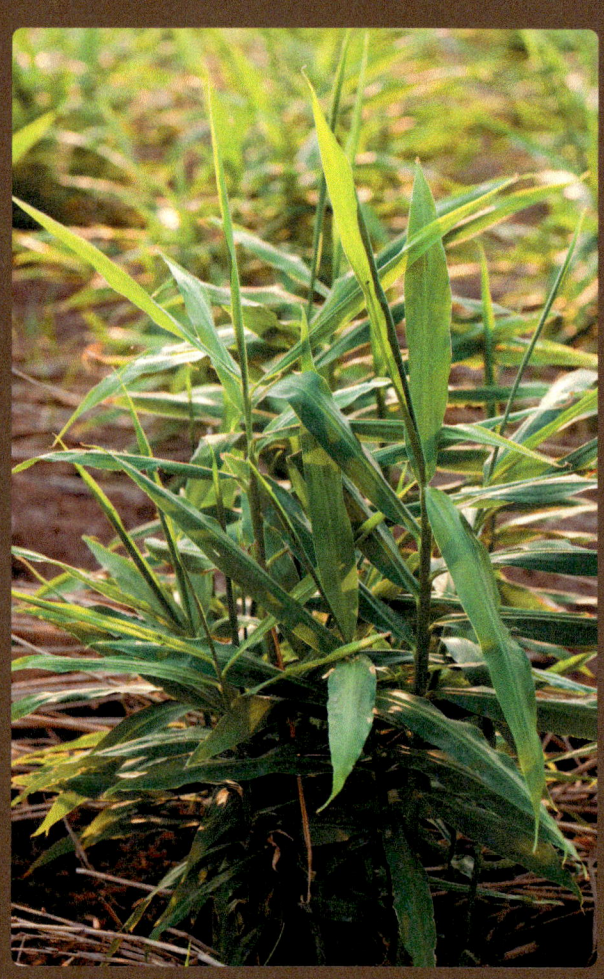

재배하기

아시아가 원산지인 생강은 덥고 습한 기후와 비옥하고 습한 토양에서 잘 자란다. 나는 우리 집의 일광욕실(sunroom)[22]에서 일 년 내내 생강을 재배하는데, 보통 주방에서 싹을 틔운 생강으로 시작하지만 춥고 건조한 겨울에는 성장이 멈춘다.

움이 한두 개 돋은 뿌리줄기(rhizome)[23]를 흙에 살짝 덮이게 심는다. 깊이 심으면 뿌리줄기가 썩으므로 주의해야 한다. 자주 물을 주어 흙을 습한 상태로 유지하고 햇볕을 충분히 받게 하면 생강이 잘 자랄 것이다. 일반적으로 뿌리줄기는 8~10달 후에 수확 가능하다.

> ❖ **주의사항**
>
> 원산지가 북미이고 아사룸 캐너던스(asarum canadense)라는 이름을 가진 "야생 생강"이 있다. 이 역시 약용이지만 많은 양을 사용하면 생강보다 훨씬 강하고 유독할 수 있다. 이 야생 생강을 진짜 생강인 진지버 아퍼시날리(Zingiver officinale) 대신 사용해선 안 된다. 전혀 다른 속에 속하는 이 두 가지를 혼동하지 말라.

효능

생강은 염증을 감소시키고 손상된 관절 및 연골 조직을 회복시키는 단백질 분해 효소를 함유하고 있다. 따라서 관절염 및 관절 통증 치료에 생강이 오랫동안 애용되어 왔다는 것은 놀랄 만한 일이 아니다. 생강은 골반의 혈액 순환을 활발하게 하고, 남성과 여성 모두를 위한 임신 촉진 강장제이자 생리통 및 생리전 증후군(PMS) 처방전의 주요 성분이기도 하다. 또 많은 연구에서 생강이 당뇨병 및 심장 질환과 연관된 트리글리세리드(triglyceride)의 혈중 수치를 낮춘다는 사실이 밝혀졌다. 몇몇 임상 연구에

---

22 큰 통유리창을 달아 햇빛이 많이 들어오게 만든 방. 지붕을 유리로 되어있기도 함
23 수평으로 자라는 땅속줄기의 한 형태. 대부분 땅속으로 뻗어 자라지만 드물게는 지표를 옆으로 타고 올라 뿌리, 줄기, 잎을 내며, 뿌리처럼 보인다.

서는 메스꺼움, 차멀미, 뱃멀미에 생강이 일반의약품보다 더 효과적이라는 사실이 발견되었다. (이는 모든 허벌리스트들이 이미 알고 있는 사실이지만) 또 다른 몇몇 임상 연구는 생강이 케모테러피(화학 요법)에 사용되는 구토 방지약과 같은 효과를 발휘하면서도 그 약이 가진 부작용은 없다는 사실

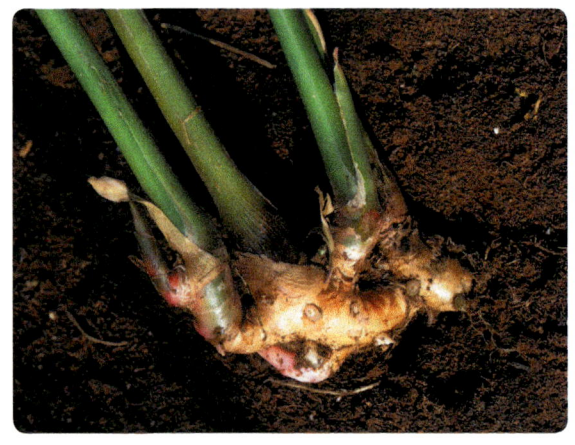

다양한 용도와 맛을 자랑하는 큼지막하고 통통한 생강의 뿌리줄기는 요리에는 즐거움을 더하고, 여러 가지 흔한 질병에는 효과 좋은 약이다.

을 증명했다. 생강의 살균 성분은 위장 감염 치료에 아주 효과적이어서 식중독 치료를 위한 처방에 사용된다. 혈액 순환 부진, 감기, 독감, 호흡기 막힘, 인후염 등의 감기 관련 질병에도 좋은 생강은 몸을 따뜻하게 해 주고 충혈과 울혈을 풀어주는 허브이다. 이 모든 효과 외에도 생강은 아주 맛있다!

❖ **사용부위**

뿌리줄기

❖ **주요성분**

에센셜 오일, 함유 수지(oleoresin), 진저롤(gingerol: 생강에 매운 맛과 신체 기능을 활성화하는 효능을 부여하는 생강 특유의 강한 맛 성분)

❖ **안전성**

수백만 명이 애용하는 식용 허브로 부작용이 없다.

생강 레모네이드

이 음료는 경련, 감기, 코막힘, 발열에 기막히게 좋은 허브 치료제다. 시판용 레몬주스를 사용할 수도 있지만 병에 담는 과정 중 가열로 레몬의 좋은 성분들이 상당 부분 손실된다. 나도 바쁘거나 당장 레몬이 없는 경우 가끔 시판용 레몬주스를 사용하지만, 약용에는 역시 신선한 레몬이 최고다.

- 새로 간 생강 뿌리 4~6 큰 술
- 레몬 1~2개
- 꿀 (입맛에 맞게)

만드는 방법

냄비에 생강을 넣고 차가운 물 1리터를 붓는다. 뚜껑을 꼭 닫고 끓기 직전까지 가열한다. 불에서 내린 후 10~15분간 우린다. 생강을 우리는 동안 레몬 한두 개에서 즙을 짠다. 우려낸 차에서 생강을 걸러 내고 입맛에 맞게 레몬주스와 꿀을 첨가해 완성한다.

사용 방법

따뜻하게, 또는 뜨겁게 마신다.

응용

약용으로는 따뜻하거나 뜨겁게 마시는 것이 최고지만, 이 기본 레시피를 활용해 맛있고 시원한 여름 음료를 만들 수도 있다. 차가운 물을 2컵만 넣고 위의 설명을 따라 진한 생강차를 만든다. 여기에 레몬주스와 꿀을 첨가한 후 냉장고에서 차갑게 식힌다.
마시기 직전 같은 양의 소다수를 첨가하면 완성이다.

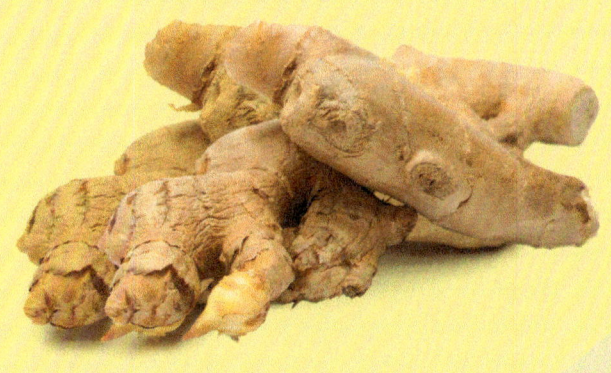

생강 시럽

가게에서 사는 것보다 건강에 더 좋게 무엇이든 집에서 직접 만드는 일에 열성적이었던 여러 해 전에, 나는 설탕 대신 꿀을 사용해 생강을 조리기로 결심했다. 결국 꿀은 설탕처럼 굳어지지 않아 생강 조림에는 실패했지만 이렇게 해서 정말 맛있는 생강 허브 시럽이 탄생했고 지금까지도 계속 만들어 오고 있다.
차멀미, 위장 장애, 감기, 기침, 과식을 포함한 여러 질병에 아주 맛좋은 약이며 토스트에 발라 먹어도 그만이다.

만드는 방법

크고 신선한 생강 뿌리 한 덩이의 껍질을 벗기고 갈아 냄비에 담는다. 생강이 살짝 덮일 정도의 꿀을 첨가한다. 생강이 부드럽게 무르고 꿀에 생강 맛이 진하게 밸 때까지 10~15분간 약한 불로 끓인다. 꿀에서 생강 조각을 걸러내도 되지만, 꿀은 잘 걸러지지 않기 때문에 이렇게 하다보면 보통 엉망이 되어 버린다. 부드러운 질감과 풍미를 더해 주므로 나는 이 생강 조각을 그냥 둔다. 유리병에 완성된 생강 시럽을 담는다. 이것을 냉장고에 넣어두면 몇 주간 보관 가능하다.

사용 방법

감기, 위경련, 생리통에 필요할 때마다 1 큰 술씩 먹는다. 또는 뜨거운 물 한 컵에 2~3 작은 술을 넣어 생강차로 마신다.

응용

이 레시피를 활용해 간단한 생강 잼을 만든 적이 있다. 시럽이 아직 따뜻할 때 믹서에 넣는다. 걸쭉하게 만들기 위해 시럽 한 컵당 애로루트(arrowroot)[24] 가루나 옥수수전분 1~2 큰 술을 넣고 섞으면 맛있는 생강 잼이 된다.

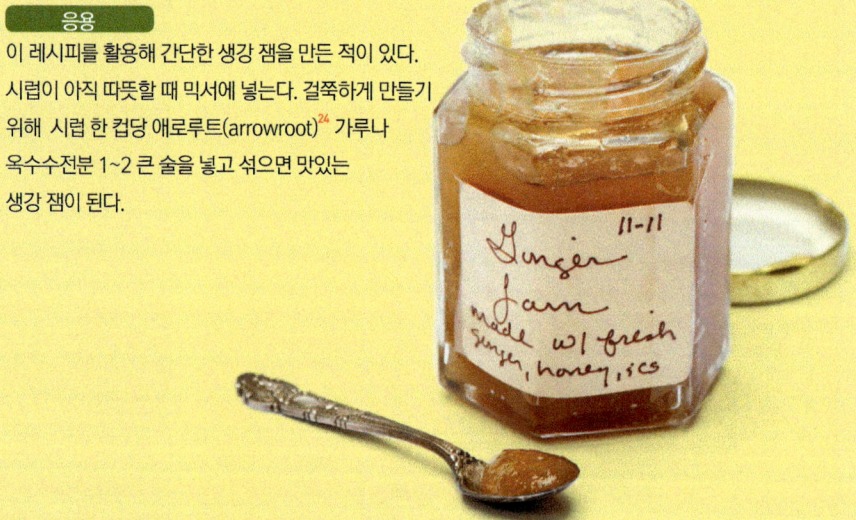

---

[24] 열대 아메리카 식물의 뿌리를 갈아 만든 밀가루의 한 종류로 소스를 걸쭉하게 만들 때 사용

뜨거운 생강볼(ginger balls, 핫볼(hot balls)이라고도 불림)

- 생강 뿌리 가루 2 큰 술
- 계피 가루 1 큰 술
- 캐럽[25] 파우더나 무설탕, 코코아 파우더 1~2 큰 술
- 꿀

만드는 방법
오목한 그릇에 생강, 캐럽 또는 코코아 가루, 계피를 담아 이것이 빵 반죽 질감이 나도록 꿀을 충분히 섞는다. 물 1/2 큰 술을 넣고 잘 섞어 몇 분간 치댄다. (필요에 따라 더 되게 만들려면 생강가루나 캐럽 또는 코코아 파우더를 첨가한다)

콩알만 한 크기의 볼로 동글게 만든다. 이것을 상온에서 건조시키거나 음식 건조기에 넣어 건조시킨 후 밀폐된 유리병에 담아 보관한다.

3~4주간 보관 가능한 서늘하고 어두운 곳에 저장하거나 이보다 더 오래 보관하려면 냉장고에 넣는다.

사용 방법
배탈이 났을 때 필요할 때마다 두세 개 볼을 먹는다. 차멀미나 뱃멀미에는 여행 1시간 전에 2~3개 볼을 먹어 효력이 시작되도록 하고 그 후에는 필요할 때마다 먹는다.

생강 온습포제

생리통이나 위장 경직에 사용하는 전통적 치료법이다.

만드는 방법
물 한 주전자를 끓인다. 갓 간 생강 뿌리 1/2컵이나 생강가루 4~6 큰 술을 충분한 양의 끓는 물과 섞어 걸쭉한 반죽으로 만든다.

행주를 끓는 물에 적셔 이 생강 반죽을 그 위에 놓고 싼다.

피부에 화상을 입히지 않을 정도로만 식힌다.

사용 방법
골반이나 복부에 직접 이 습포제를 올려놓는다.

뜨거운 물병을 위에 올려놓아 습포제의 온도를 유지해 주면 좋다.

15~20분 동안, 또는 경련이나 통증이 가라앉을 때까지 놓아둔다.

이 습포는 뜨거운 생강 레모네이드(109페이지 참조)와 함께 사용하면 최고의 효과를 볼 수 있다.

---

25 여기서는 이 열매와 꼬투리를 갈아 만든 파우더를 사용한다.

로즈메리

내 이름과 같은 이 허브를 특별히 좋아한다는 것을 솔직히 고백해야겠다. 내 이름은 외할머니 메리 에깃캐너프(Mary Egitkanoff)와 친할머니 로즈 카(Rose Karr)를 따라 지어졌는데, 내 이름이 나에게 붙어 나와 함께 자랐거나 아니면 내가 이름에 붙어서 이름과 함께 자란 것 같다. 어느 경우가 되었든, 나는 메리 할머니의 세심한 지도 아래에서 그 분의 허브 연구 발자취를 따라 살아왔다.

로즈메리 허브는 지중해가 원산지인데, 남부 유럽의 여러 지역에서 잘 자라며 세계 전역에서 재배되고 있다. 속명인 로즈메리너스는 "바다의 이슬"이란 뜻으로 이 허브의 자연 서식지인, 따뜻하고 햇볕 좋은 바닷가 언덕과 연관된 단어이다.

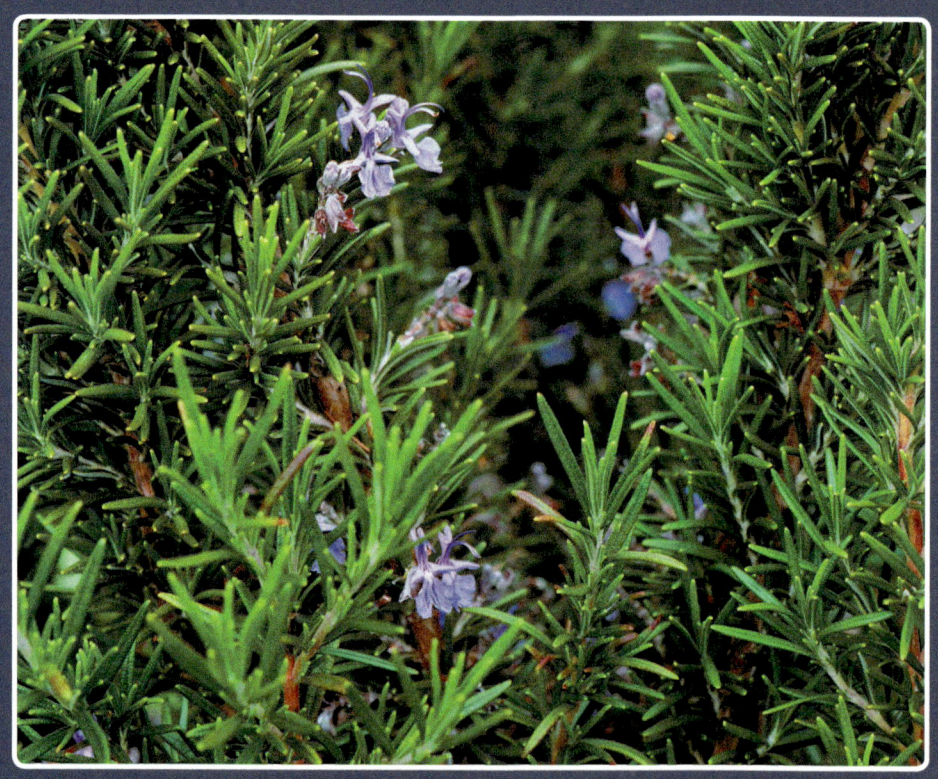

재배하기

내가 유년 시절을 보낸 따뜻하고 화창한 캘리포니아의 농지에는 로즈메리 덤불이 아주 많았는데 나는 이들에 둘러싸여 자랐다. 그렇지만 버몬트로 이사 온 후에는, 나는 그만 로즈메리를 죽이는 사람이 되어버렸다. 로즈메리는 영하의 온도에선 살 수 없기 때문에 내가 지금 사는 곳에서는 일 년 중 많은 기간 실내에 들여놓아야 한다. 로즈메리는 건조한 열을 아주 싫어하고(뉴잉글랜드에서는 많은 사람들이 장작으로 난방을 한다) 뿌리가 젖는 것도 질색하지만(물을 지나치게 주면 안 된다), 그렇다고 메마른 것도 좋아하지 않는다. (물을 너무 적게 주어도 안 된다) 또한 충분한 햇볕이 필요하고(집 안에서 가장 햇볕이 잘 드는 창가에 놓아야 한다), 산들바람을 좋아한다. (환풍기를 계속 틀어 놓지 않으면 가루 같은 흰곰팡이가 핀다) 휴, 그래도 이것들을 제외하면 재배하기 "쉽다"!

나는 열 그루도 넘는 로즈메리를 죽인 다음에야 마침내 어떻게 하면 이 허브를 건강하게 키우는지 알게 되었다. 내가 터득한 것들은 다음과 같다. 로즈메리는 뿌리꺾꽂이(root cutting)[26]나 휘묻이(stem layering)[27]를 해 줄 때 가장 잘 자란다. 어느 정도의 그늘은 괜찮지만 비옥한 토양과 충분한 햇볕 아래에서 번성한다. 물주기 사이에 흙이 완전히 말라버리지 않도록 한 번에 충분히 물을 주어야 하지만 또 지나치게 주어도 안 된다. 정말 잘 보살피려면 일주일에 한 번씩 잎에 희석한 해초 스프레이를 뿌려 준다. 야외에 심은 로즈메리(7~10지대[28]에서 잘 자란다)는 상당히 오래 살 수 있으므로 여러 해 동안 자랄 수 있는 곳에 자리를 잡아준다. 약간 추운 날씨는 견디지만, 일반적으

---

[26] 뿌리에서 새 개체가 재생하는 성질이 있는 식물의 번식법
[27] 식물의 줄기(가지)를 휘어 그 한 끝을 땅 속에서 묻어서 뿌리를 내리게 하는 인공 번식법
[28] 식물이 견딜 수 있는 최저 온도를 기준으로 서식 가능 지역을 나누는 기준으로써, 숫자가 낮을수록 추운 날씨에서도 생육이 가능함을 의미함

로 기온이 4℃ 밑으로 내려가면 덮어 주거나 실내로 들여와야 한다. 죽은 가지는 잘라 낸다. 겨울을 나기 위해 늦가을에 로즈메리를 실내로 들여오기 전, 손질해 주어야 하는데 윗부분의 1/3 가량 잘라낸다.

효능

로즈메리는 집중력과 기억력을 높여주어 두뇌에 좋기로 유명한 강장제다. 세포의 산소 흡수를 증가시키고 기분을 좋게 만드는 순한 자극제로 두통, 편두통, 심각하지 않은 우울증 완화에 효과가 있는 것으로도 인정받아 왔다. 또한 잘 알려진 혈액 순환 활성제인데 심혈관 기능, 혈액 순환 부진, 저혈압 관련 질병들에 도움이 된다.

연구 결과, 로즈메리에는 순한 진통제 역할을 하는 로즈메리신(rosemaricine)이 다량 함유되어 있고 산화 방지 성분도 있어서 관절염이나 관절 손상과 같은 염증 치료에 효과적임이 밝혀졌다. 또한 신선한 것이나 건조 허브 모두 지방과 탄수화물 소화를 촉진하는 훌륭한 소화제가 된다.

❖ **사용부위**
잎과 에센셜 오일

❖ **주요성분**
플라보노이드(flavonoids), 로즈메리닉 산(rosmarinic acid), 에센셜 오일, 탄닌, 수지, 고미제(bitters)[29], 장뇌(camphors), 베타카로틴, 비타민 C, 칼슘, 철, 마그네슘, 트리테르펜(triterpenes)

❖ **안전성**
로즈메리는 사용된 역사가 오래되었지만 유독성이나 부작용이 거의 없는 것으로 알려져 있다.

---

29 혀의 미각기에 작용해 타액, 위액의 분비를 촉진하고 식욕을 촉진해 소화기능을 높이는 성분

로즈메리 레몬 타임 차

이 차는 상큼하고 맛있으며 활력을 돋운다. 레몬 타임은 차에 사용하기에 가장 좋은 타임 중 하나인데, 만약 레몬 타임이 없다면 다른 종류의 타임을 사용해도 무방하다. 직접 레몬 타임을 키우는 것도 좋을 것이다!

만드는 방법
41페이지의 설명을 따라 로즈메리와 레몬 타임으로 차를 우린다.
취향에 따라 레몬주스 1작은 술과 꿀을 조금 첨가한다.

사용 방법
취향 대로 마신다.

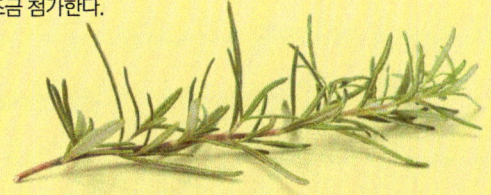

두뇌에 좋은 강장 팅쳐

내 모든 유명한 허브 팅쳐 레시피들 중에서도 이 팅쳐 요법은 유독 수많은 학생들로부터 사용하여 3~4주 이내에 기억력이 향상되었다는 이야기를 들어왔다.

- 은행 잎 1
- 로즈메리 잎 1/2
- 브랜디
- 고투 콜라(gotu kola) 잎 1
- 페퍼민트 잎 1/4

만드는 방법
56페이지의 설명을 따라 위의 허브와 브랜디로 팅쳐를 만든다.

사용 방법
3~4주 동안 하루에 세 번 1/2~1작은 술씩 복용한다. 효능을 감지하는 것이 쉽지 않을 수 있지만 일반적으로 2~3주 후부터는 이름을 더 잘 기억하게 되고, 목록을 어디에 두었는지도 기억나며, 심지어는 거기에 무엇이 적혀 있는 지까지 기억나기 시작한다.

> ❖ **참고**
> 은행은 생리 중이거나 자상 및 여타 상처로 인해 과다 출혈 문제가 있는 사람은 복용하지 않는 것이 좋다. 수술 전후 2주간은 사용을 금한다.

세이지

정원에 로즈메리가 번성하면 여자가 그 집안을 움직이는 반면, 세이지가 번성한 곳에서는 남자가 집안을 다스린다는 오래된 속담이 있다. 어느 정도는 맞는 말 같은 것이 우리 집 정원에는 로즈메리가 번성하는 반면 세이지는 시들어 버리곤 하기 때문이다. 나를 사랑하는 가련한 우리 집 그이!

주방에서만이 아니라 약장에서도 중요한 역할을 하는 세이지는 또 하나의 놀라운 식이요법 재료이다. 내가 개발한 유명한 〈인후염에 좋은 가글(Good Gargle for a bad throat)〉에서부터 갱년기 여성의 핫 플래쉬(hot flashes), 남성들을 괴롭히는 식은땀, 젖을 떼려는 엄마들에 이르기까지, 나는 지난 수년간 온갖 종류의 가정 요법에 세이지를 사용해 왔다. 세이지는 안전하고 사용이 간편하며, 쉽게 구할 수 있는 치료제 중 하나이다. 대부분의 사람들이 정원이나 주방에 세이지가 있는데도 추수감사절 칠면조 요리 속을 만들 때 한 번 사용하고는 그만이다. 이처럼 훌륭한 허브 치료제를 알아보지 못하는 것은 정말 안타까운 일이다.

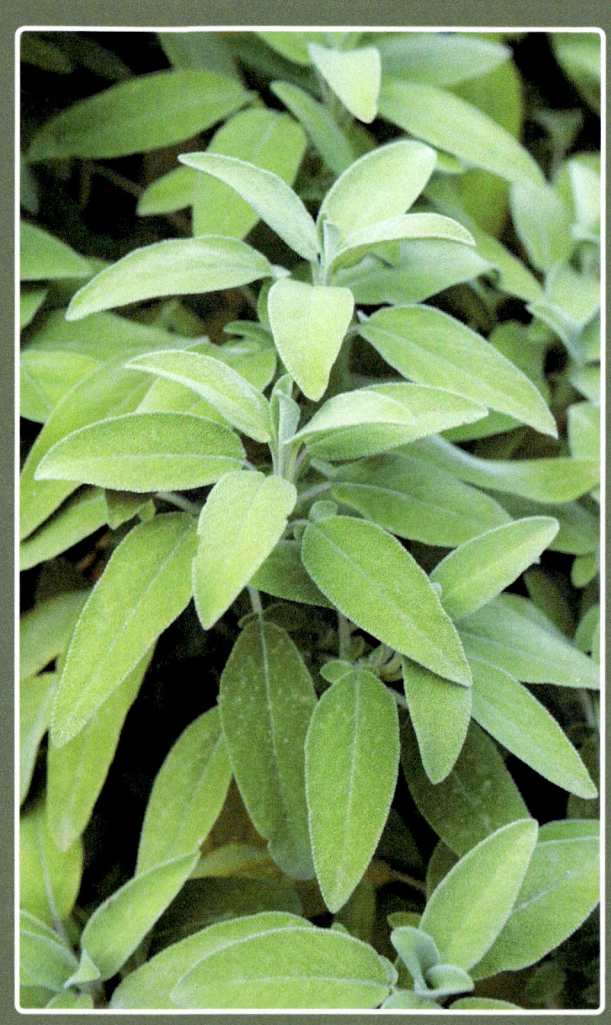

재배하기

세계 전역에 걸쳐 750종류가 넘는 샐비어가 있고 그 중 많은 것들이 약용이지만, 이 책에서 우리가 다루려는 것은 4~8지대(zone 4~8)에서 잘 자라는 일반적인 정원 세이지이다. (샐비어 오피시널리스) 정원 세이지는 적절한 환경만 조성해 주면 기르기 쉬운 다년생 식물이다. 충분한 햇볕, 따뜻하거나 더운 기후, 물이 잘 빠지는 흙에서 잘 자란다. 그러나 습하거나 젖은 토양에서는 잘 자라지 못하며 서늘하고 습한 날씨에서는 금방 시든다. 씨앗부터 시작하기는 어려우므로 묘목원에서 몇 그루 구입하거나 뿌리 꺾꽂이로 번식시킨다. 오래된 것들은 웃자라 늘어지고 나무 같이 되므로 새로운 성장이 시작되기 전인 이른 봄에 오래된 부분들은 잘라낸다.

❖ **사용부위**
잎

❖ **주요성분**
장뇌(camphor), 투우존(thujone), 시네올(cineole), 플라보노이드, 페놀산(phenolic acids, 로즈메리닉 산포함), 탄닌, 고미제

❖ **안전성**
세이지는 수유 중일 때 모유 양에 영향을 미칠 수 있다. 만약 매일 복용하면 (하루에 한 잔 또는 그 이상의 차) 모유 양이 상당히 줄어들 것이다. 따라서 젖을 말리려는 것이 아니라면 수유 중인 여성은 피해야 한다. 세이지에는 아주 소량의 투우존 (압생트[30]의 주요 성분 중 하나) 이 들어 있는데 이것은 유독할 수 있다.
이러한 이유로 약용 허브 연구(Medical Herbalism)의 저자인 데이비드 호프만(David Hoffman)은, 한 번 복용량으로 세이지 잎 15g 이하를 권장한다. 또 세이지는 어떤 사람들에게는 소화 장애를 유발하기도 한다.

---

[30] 독한 술의 일종

효능

세이지는 기름진 고기의 소화를 촉진하는 효과 좋은 소화제이다. 또한 콜레스테롤 수치를 낮추고 간에 좋은 쓴 맛의 강장제이다. 오랜 병으로 지친 몸에 활력과 기운을 되찾아 주는데 효과가 뛰어난 허브이기도 하다. 세이지 차는 몸을 따뜻하게 하는 상쾌한 음료인데 민트나 로즈메리, 레몬 밤과 섞으면 스트레스를 풀어주는 맛있는 음료수가 된다.

세이지는 순한 호르몬 활성제이기도 한데 규칙적인 생리를 돕고 핫 플래쉬와 식은땀을 달래는 데에 효과적이다. 또 조루 및 "한밤의 배출"[31](상당히 곤란한 문제이나 이름치고는 웃긴)로 고생하는 남성들에게도 도움이 된다. 흔한 질 감염인 백대하(leucorrhea)에도 효과적인 치료제이다. 세이지 약효의 일정 부분은 체액을 "말리거나" 분비를 조절하는 기능에서 오는 것 같다. 세이지는 땀이 덜 나도록 하므로 종종 암내제거제의 성분으로 사용된다. 또한 모유를 "말리는" 방법으로도 옛날식이지만 놀랄 만큼 효과적인 방법이다. 효과가 뛰어나기 때문에 수유 중인 엄마들이라면 많은 양의 세이지를 먹거나 마시면 안 된다. 파킨슨병과 같이 과도한 침 분비 문제의 완화에도 사용된다.

세이지는 감기와 독감을 물리치는 것으로 잘 알려져 있다. 수축, 살균, 점막을 편안하게 하는 기능 때문에 입 안, 목, 편도선 염증에 대표적인 치료제로 사용된다. 두염(laryngitis), 편도선, 인후염에 사용되는 최고의 치료제 중 하나이기도 한데 스프레이나 가글 형태의 구강 청결제로 사용하거나 감염이 있거나 쑤시는 잇몸과 구내염에 면봉을 사용해 바른다.

---

[31] 자다가 사정을 하는 문제

인후염에 좋은 가글

이 가글은 인후염에 효과가 좋다. 맛은 좋지는 않지만 효과가 뛰어나 사람들이 애용하게 만든다.

- 말린 세이지 잎 1 큰 술
- 소금 1~2 큰 술
- 히드라스티스 뿌리(유기농) 가루 1 작은 술
- 고춧가루 약간(선택사항)
- 사과 식초 1/2컵(살균처리 하지 않은 것)

만드는 방법
끓는 물 1/2컵을 말린 세이지에 붓는다.
뚜껑을 덮고 30~45분 동안 우린 다음 거른다.
준비된 따뜻한 차에 소금, 히드라스티스 가루, 고춧가루(사용할 경우)를 넣고 저어 녹인다.
사과 식초를 넣는다.

사용 방법
30분~1시간마다 한두 작은 술씩 사용해 가글한다.
입 안에 오래 머금고 있을수록 더 좋다. 특별히 해롭지는 않지만 맛이 없으니 삼키지 않는다.

세이지 입 & 목 스프레이

가글보다 맛이 좋은 이 스프레이는 그만큼 효과적이지는 않지만, 허브를 별로 좋아하지 않는 사람들이 사용하면 좋다.

- 건조 또는 신선한 세이지 잎 2~3 큰 술
- 브랜디나 보드카 1/4컵
- 페퍼민트 에센셜 오일 1~2 방울
- 진정 작용 및 달콤한 맛을 위해 꿀 1 큰 술(선택사항)

만드는 방법
끓는 물 한 컵을 세이지에 붓는다.
뚜껑을 덮고 30~45분 동안 우린 다음 거른다.
1/4컵은 마시고, 남은 3/4컵에 브랜디나 보드카, 페퍼민트 에센셜 오일, 꿀(사용하는 경우)를 첨가한다.
분무기나 스페레이 뚜껑이 달린 병에 담는다.

사용 방법
필요할 때마다 입에 직접 뿌린다.

항산화 허브 스프링클

곡류, 파스타, 샐러드, 달걀, 야채 주스 등 좋아하는 요리 어느 것에나 이 스프링클을 뿌려 보라. 나는 후식을 뺀 거의 모든 음식에 사용한다.

- 덜스(해초) 플레이크(flake)
- 말린 로즈메리 잎
- 말린 파슬리 잎
- 말린 세이지 잎
- 말린 타임 잎
- 구운 참깨

만드는 방법
위의 허브들을 동일한 비율로 섞거나 입맛에 맞게 비율을 조절해 혼합한다.

사용 방법
뿌려 먹는다! 만약 소금을 첨가하고 싶다면 굵게 간 켈틱 소금, 까만 하와이안 소금, 혹은 분홍색 히말라얀 소금을 사용한다.
고춧가루 약간이나 굵게 간 후추를 넣으면 풍미를 더할 수 있다.
말린 쐐기풀, 민들레 잎, 질경이 잎을 첨가해도 맛있다.

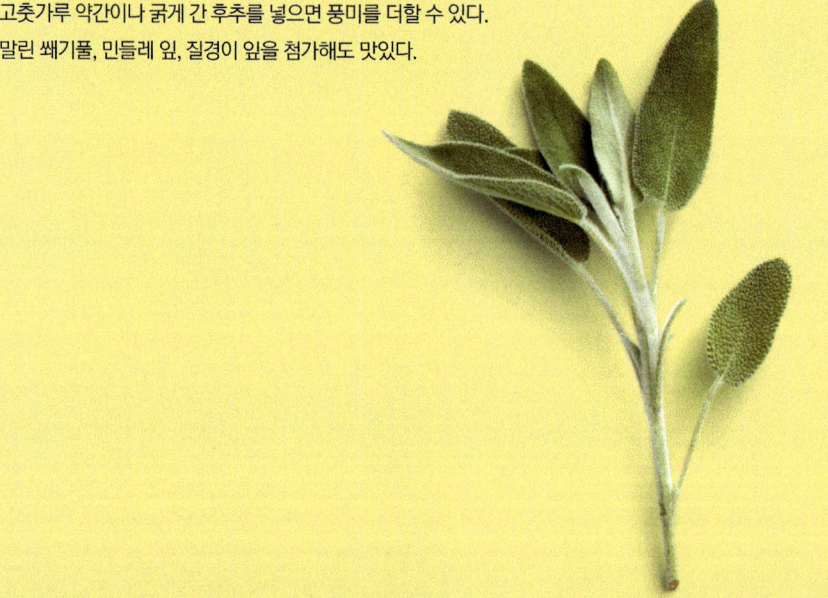

세이지 페스트

이것은 건강에 좋고 치료 효과도 있는 허브 페이스트[32]로 훌륭한 레시피다. 자극적이고 강한 이 페스토의 가장 두드러진 맛은 세이지이다. 만약 너무 강해서 거북하다면 세이지를 조금 덜 넣어도 된다. 민들레 잎, 별꽃, 질경이 등의 신선한 허브가 있으면 약효를 위해 이것들도 첨가한다.

- 신선한 고수 잎 1/2컵
- 신선한 파슬리 잎 1/2컵
- 신선한 세이지 잎 1/4~1/2컵
- 마늘 2~3쪽
- 올리브 오일 3/4~1컵
- 해바라기 씨(또는 호두, 잣 등) 1/4~1/2컵
- 갓 간 파르메산, 페코리노, 또는 로마노 치즈 1/4컵(선택사항)
- 갓 간 후추와 소금 또는 덜스 플레이크

만드는 방법

위의 허브, 마늘, 올리브 오일을 믹서나 만능 요리 기구에 넣고 크림 상태가 될 때까지 섞는다. 해바라기 씨, 치즈(사용하는 경우), 소금, 후추를 입맛에 맞게 첨가한다.

사용 방법

토스트, 크래커, 파스타, 밥, 오믈렛, 또는 야채에 얹어 먹는다.

---

[32] 빵에 발라 먹거나 요리를 하기 위해 여러 가지 재료를 으깨어 반죽같이 만든 것

타임

정원사와 벌들이 사랑하는 작고 향기로운 이 허브는 과거에는 오랫동안 약용으로 귀하게 쓰였지만, 이상하게도 현대 허벌리스트들에게는 많은 관심을 받지 못하고 있다. 내 생각으로는 타임은 가장 훌륭한 약재 가운데 하나이다. 감기와 기침 치료제로 내가 애용하는 허브들 중 하나인데, 나는 자주 타임으로 맛있고 효과적인 기침 시럽을 만든다. 캘리포니아 산타크루즈 대학 교수인 폴 리 박사(Paul Lee)는 타임에 대한 여러 연구를 통해 타임이 흉선을 강화하여 면역 기능을 향상시킨다는 사실을 발견했다. 리 박사는 그가 개발한 타임 연고와 유명한 "타이머스 떰(thymus thumb)"으로 널리 알려져 있다. "타이머스 떰"은 리 박사가 만든 연고를 흉선(가슴샘) 위에 넉넉히 바른 후, 흉선이 위치한 가슴 윗부분을 마치 타잔처럼 쿵쿵 치는 것을 말한다. 기이하게 들릴지는 모르지만 이 요법이 흉선의 활동을 자극한다는 사실이 증명되었다. 이는 아마 경험 많은 정원사가 화분을 흔들어 주거나 식물의 윗 부분을 털어주는 등의 자극을 주면 식물의 성장이 촉진된다는 것을 아는 것과 비슷한 이야기일 것이다.

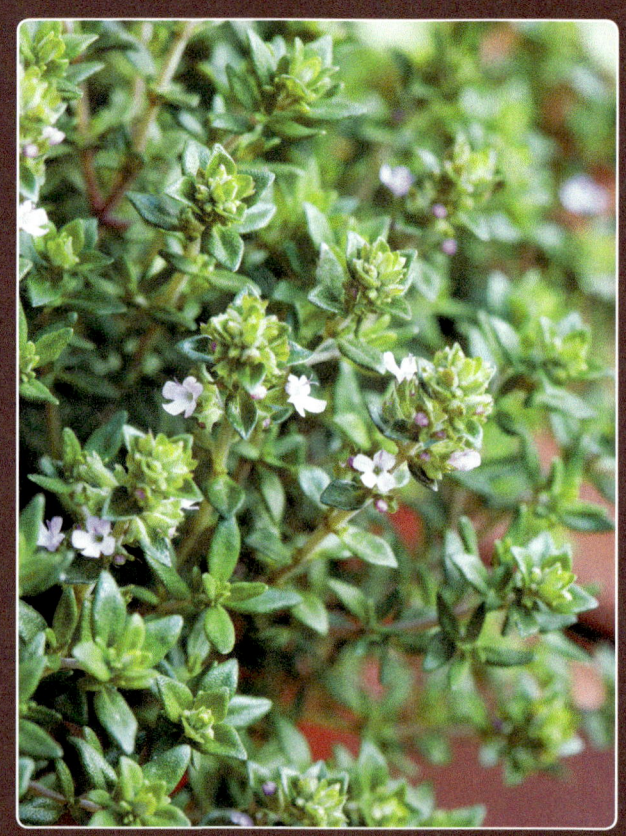

재배하기

타임은 물이 잘 빠지는 알칼리성 토양과 풍부한 햇볕을 좋아하지만 대부분의 기후에서 잘 견디는 다년생 식물이다. 늦은 봄 흙에 직접 씨를 심거나 더 일찍 시작하려면 실내에서 화분에 심는다. 타임에는 여러 종류가 있는데 어떤 것들은 곧게 자라고 또 어떤 것들은 땅이나 벽 등을 타고 자란다. 약용으로는 일반적인 정원 타임(타이머스 벌거리스)이나 레몬 타임(타이머스 시트리오도러스)이 좋은데, 레몬 타임은 차로 마실 때 내가 가장 좋아하는 종류이다. 타임은 오래되면 나무같이 변하므로 새로운 성장이 시작되기 전인 이른 봄에 과감하게 잘라 주는 것이 좋다. 이렇게 손질해 주면 더 잘 자라고 보기도 좋다. 나는 타임에 대해 이야기하는 것만으로도 기분이 좋아진다.

효능

타임은 강력하고 효과적인 살균제로서 감염을 막기 위해 외용(세척제) 및 내복용으로 사용할 수 있다. 감기를 막고 인후염 및 경구감염 치료에 구강청결제로 자주 사용된다. 타임은 기침이나 흉부 통증 치료에도 좋은 차가 되며 다양한 항균 치료제에 사용된다. 최근 연구 결과에 의하면, 타임은 항산화제 (대부분의 식물이 그런 것처럼) 가 풍부하고 강장 효과가 뚜렷해 우리 몸이 정상적으로 기능하도록 돕는다. 타임은 전반적으로 분비선 시스템(glandular system)에 좋은 영향을 주는 것 같은데 특별히 흉선(thymus gland)에 그러하다.

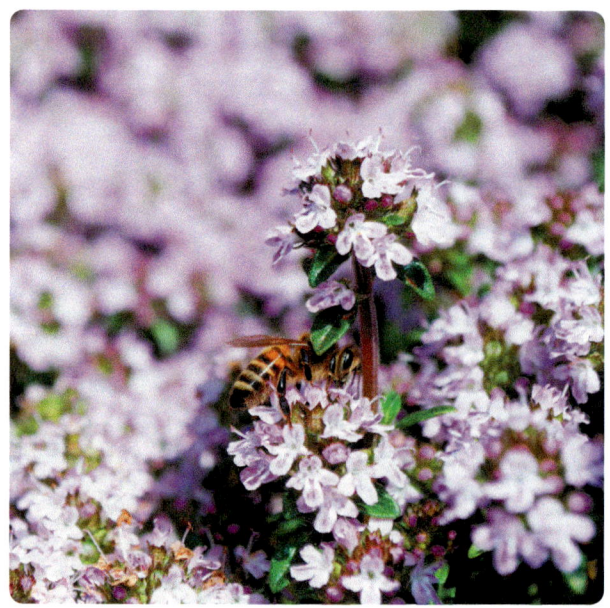

이른 봄에 타임을 손질해 주면 꽃이 더 많이 피기 때문에 벌들도 행복해진다!

❖ 사용부위

잎과 꽃

❖ 주요성분

티몰(thymol), 시네올(cineole), 보르네올(borneol) 등의 여러 성분을 함유한 에센셜 오일, 플라보노이드, 탄닌

❖ 안정성

타임은 아주 안전하며 독성이 없다.

타임 시럽

이것은 기침, 감기, 가슴 통증 치료에 내가 가장 좋아하는 시럽 중 하나이다. 나는 타임 시럽을 프랑스 남부의 작은 시장에서 처음 샀는데 그 후로 푹 빠졌다. 정말 효과적인 약일 뿐 아니라 맛도 좋아서 탄산수에 섞으면 타임 탄산 약수가 된다.

- 타임 잎과 꽃 55~110g 정도 (가급적이면 신선한 허브가 좋지만 건조된 것도 괜찮다)
- 물 1 리터
- 꿀 1 컵

만드는 방법
냄비에 타임과 물을 섞어 아주 약한 불로 가열한다. 김이 빠져나올 수 있도록 뚜껑을 약간 열어 놓고 반으로 줄 때까지 약하게 끓여 2컵 정도의 진한 타임 차를 만든다. 걸러낸 허브는 퇴비로 사용한다. 따뜻할 때 꿀을 넣어 녹을 때까지 젓는다.
이 시럽을 유리병에 담아 냉장고에 넣으면 3~4주간 보관 가능하다.

사용 방법
감기나 기침이 가라앉을 때까지 두 시간 간격으로 1/2~1 작은 술씩 복용한다.

응용
보관 기간을 늘리려면 시럽 한 컵당 브랜디 1/4컵을 첨가한다.
브랜디는 좋은 방부제일 뿐더러 진경제(경련을 멈추는 약) 기능도 있어 목 안 근육을 풀어주므로 감기 치료에도 도움이 된다.

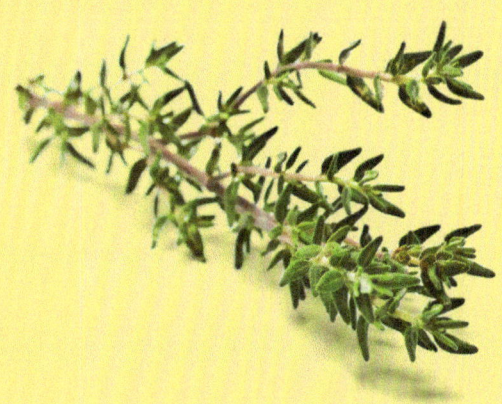

타임 꿀

기침과 감기에 최고의 약이라고 할 수는 없지만 맛이 좋아 먹기는 매우 좋다.

만드는 방법
입구 넓은 유리병에 신선한 타임 잎과 꽃을 반가량 채운다. 살균 처리되지 않은 꿀을 살짝 데워 타임의 성분이 더 잘 추출 되도록 한다.
꿀을 과열하거나 끓이면 안 되는데, 43℃가 넘으면 꿀에 있는 효소가 죽어 약효가 파괴되기 때문이다.
허브가 덮일 정도로 충분한 양의 꿀을 타임이 든 병에 붓고 따뜻한 곳(볕이 드는 창가면 좋다)에 놓아둔다.
이것을 2주 정도 우린다(전기 찜솥을 38℃로 맞추어 사용할 수도 있다. 이렇게 몇 시간 동안 계속 가열해 주면 진한 약용 꿀을 얻을 수 있다).
꿀에 타임의 향과 맛이 강하게 배면 완성된 것이다.
꿀 속에 포함된 미세한 타임 잎들은 거르지 않아도 된다.
물론 좀 더 깔끔하게 보이려면 걸러도 되지만, 이 일은 생각보다 번거로운 일이라서 엉망진창이 되기 쉽다.
병에 담아 서늘한 저장실이나 냉장고에 보관하면 몇 달간 저장 가능하다.

사용 방법
한 티스푼씩 복용한다. 이 맛있는 타임 꿀을 그 자체로 즐기거나 차를 달콤하게 하는데 사용하면 약효까지 덤으로 얻을 수 있다.

응용
타임 꿀 한 컵당 퓨어 에센셜 레몬 오일을 4~6 방울씩 첨가하면 풍미를 더할 수 있다.
맛이 정말 그만이다!

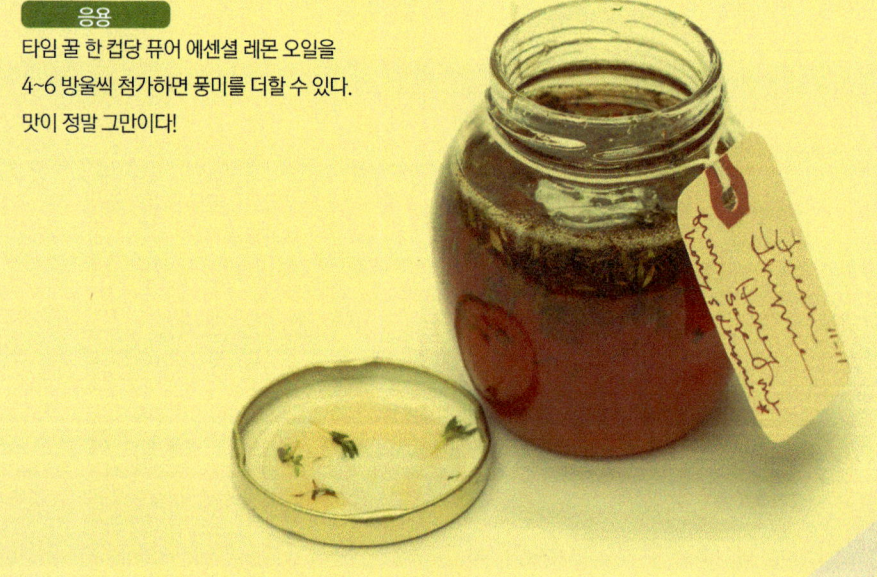

강황

생강의 사촌인 강황은 인도와 남아시아가 원산지로 전통적인 인도, 아시아 요리의 특징인 선명한 노란색과 톡 쏘는 맛을 내는 허브이다. 원산지에서는 약으로도 높이 평가받지만 그 외 지역에서는 최근까지도 이 허브의 강력한 치료 효과가 간과되어 왔다. 강황은 사용 가능한 허브 중에서 항산화 및 염증 방지 성분이 가장 풍부하며 면역을 강화하는 허브 중 하나이므로, 이것은 참으로 안타까운 일이다.

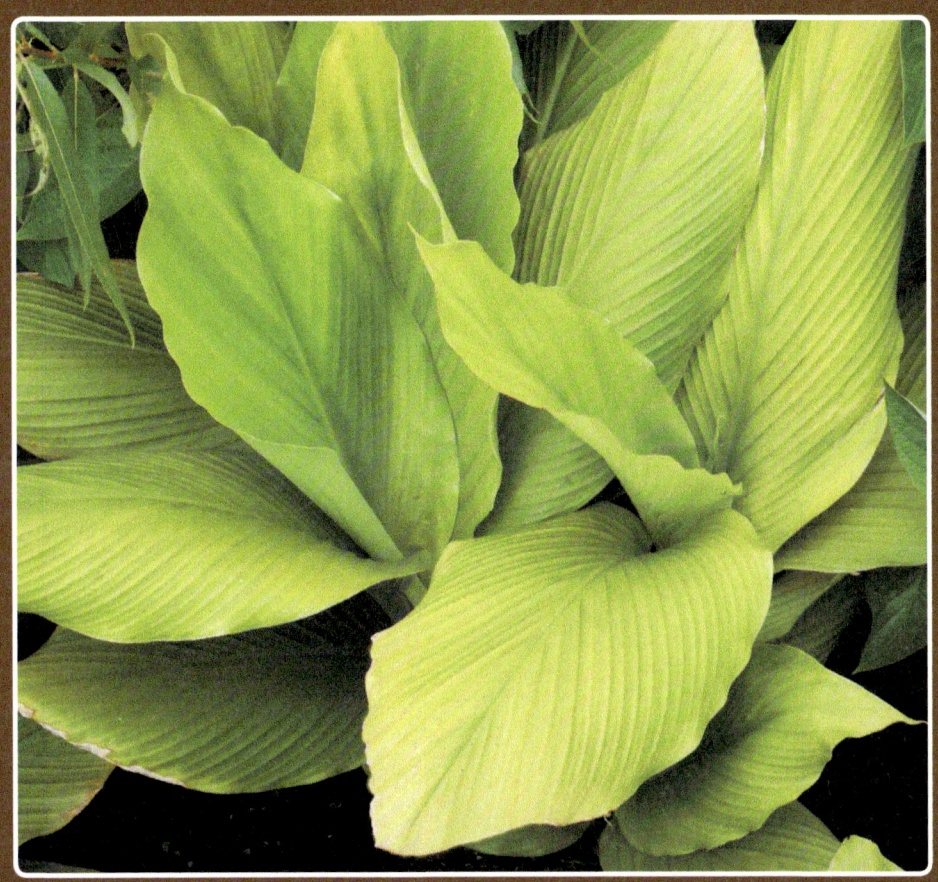

재배하기

강황은 덥고 습한 열대 기후에서 잘 자란다. 화분에서도 기를 수 있지만 90cm~1.5m 높이까지 자라므로 반드시 화분이 커야 한다. 비옥한 토양에 뿌리줄기를 얕게 심고, 습하고 따뜻하며 햇볕을 충분히 받는 상태를 유지해 준다. 강황의 선명한 붉은 꽃은 정말 아름다워 정원을 돋보이게 해준다.

효능

전통적으로 강황은 아유르베다 의학 및 전통 중국 의학에서 황달 및 여타 쓸개 질환 치료에 사용되었다. 냄새가 아주 자극적이고, 건조하며, 몸을 따뜻하게 해주는 허브인 강황은 기침 감기 및 기침 치료에도 사용된다. 근래의 연구는 강황이 코티솔 수용체(cortisol receptor)를 민감하게 함으로 강력한 소염 효과를 발휘한다는 사실을 밝혔는데, 이러한 이유로 강황은 관절염, 골관절염 및 대부분 염증 질환에 효과적인 치료제이다. 최근 연구에 따르면 강황은 히드로코르티손[33]보다 더 효과적이면서 부작용은 전혀 없다고 한다.

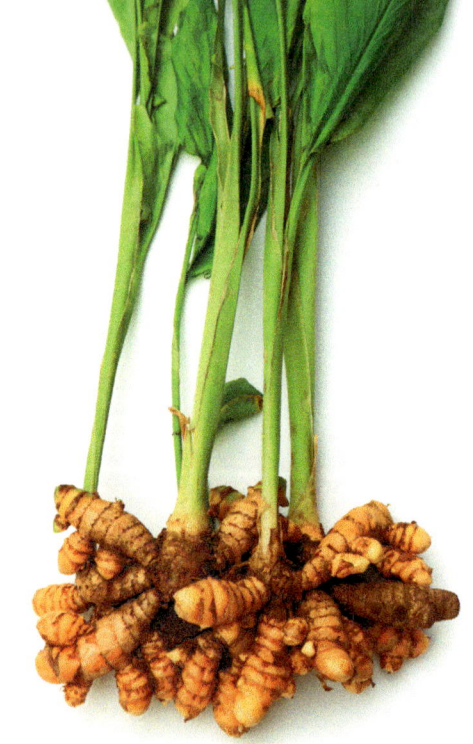

생강의 사촌인 강황은 같은 용도로 사용될 때가 많지만, 이 외에도 면역 기능을 향상시키며 강력한 소염 기능도 있다.

---

[33] 피부염, 관절염 치료제에 쓰이는 부신 피질 호르몬의 하나

❖ **사용부위**

뿌리줄기

❖ **주요성분**

에센셜 오일 (진저베렌(zingiberene)과 튜머론 함유(turmerone), 커큐민(curcumin), 고미제, 수지

❖ **안전성**

위험성이 전혀 없는 수세기에 걸쳐 애용되어 온 향신료이다. 그러나 강황은 몸을 따뜻하게 하고 체액을 말리는 기능이 아주 강하다. 만약 강황 성분이 몸을 너무 건조하게 하거나 덥게 만든다고 느끼면 양아욱 뿌리처럼 수분 증가 기능을 가진 허브와 함께 사용하거나 물을 더 많이 마신다.

강황의 주요 성분 중 하나인 커큐민(curcumin)은 효과적인 국소 항균제인데 비타민 E보다 강력한 항산화 성분을 포함하고 있다. 또 커큐민은 유방암, 대장암, 전립선암, 피부암을 포함하여 몇몇 종류의 암을 막는 강력한 성분이라는 것이 증명되고 있다. 2009년 브리티시 저널 어브 캔서(the British Journal of Cancer)에는 커큐민이 24시간 이내에 식도암 세포를 죽이는 데에 효과적임을 입증하는 연구 결과가 발표되기도 했다. 강황이 림프종 세포 성장을 억제하는 능력이 있음을 보여주는 다른 연구들도 있다.

1980년대 후반 중국에서 행해진 임상 실험에서는 강황이 콜레스트롤 수치를 낮추고 뇌졸중을 유발할 수 있는 해로운 혈전 형성을 막는 혈액 응고 방지 기능이 있음이 드러났다.

강황의 가장 대표적인 효과 중 하나는 소화제이다. 몸을 따뜻하게 하고, 자극적이며, 약간 맛이 쓴 강황은 지방과 오일 분해를 돕는 담즙 생산을 촉진한다. 또한 소화계의 미소 식물(microflora) 안정화를 돕는데 이는 효모균의 지나친 번식을 억제한다. 이렇게 효능이 다양하니 전 세계의 수많은 요리에 강황이 애용되는 것은 당연한 일이다.

강황은 세계 각지에서 효과적인 면역 기능 향상 허브로 각광받고 있지만 과거 북미에서는 주목받지 못했는데, 이는 아마도 에키네이셔(Echinacea)의 대단한 인기 때문인지도 모른다. 그러나 수세기에 걸쳐 쌓아온 면역 체계 강화 허브로서의 명성과 함께 점점 더 널리 알려지고 쉽게 구할 수 있게 됨에 따라 면역 기능에 좋은 허브로서 미국에서도 인기를 얻고 있다.

골든 밀크

이것은 관절염이나 활액 낭염과 같은 염증 치료에 사용되는 전통적인 아유르베딕 힐링 음료로써, 면역 기능 강화에도 도움이 된다.

- 강황 가루 1/4 컵
- 아몬드 오일
- 밀크 (일반 우유, 아몬드 밀크, 또는 코코넛 밀크)
- 꿀 (선택사항)

만드는 방법
냄비에 강황과 물 1/2컵을 섞는다.
가열하여 끓기 시작하면 불을 줄여 걸쭉한 반죽이 될 때까지 끓인다.
이것을 식힌 후, 유리병에 담아 냉장고에 보관한다.

사용 방법
한 번 마실 양으로는 강황 반죽 1/2~1 작은 술, 아몬드 오일 1 작은 술, 밀크 1컵을 믹서에 넣는다.
취향에 따라 꿀을 첨가해 달콤하게 만들고 거품이 일도록 믹서로 섞는다.

응용
이 기본 레시피에 다른 허브를 첨가해도 되는데 이것들을 강황과 함께 끓인다.
전통적으로 추가하는 허브로는 아스와간다(ashwagoandha), 애스트래걸러스(astragalus), 계피, 생강 등의 강장 허브들이 있다.

피부 감염에 좋은 골든 강황 페이스트

이 페이스트는 무좀이나 백선과 같은 진균 감염을 포함한 여러 가지 피부 감염 치료에 효과적이다. 재미있는 사실은 진균 감염에 효과적인 많은 허브들은 색이 화려하고 피부에 물을 들인다는 점이다. 이 색소들에 특별한 항균/항진균 성분이 들어있는 것일까? 여하튼, 이 강황 페이스트가 효과를 발휘할 것은 분명하지만 피부에 선명한 물이 들 것 역시 각오해야 한다. 얼룩은 며칠 동안 남아 있다가 서서히 흐려질 것이다.

- 히드라스티스 뿌리 가루 1 큰 술 (유기농)
- 강황가루 1 큰 술
- 소독용 알코올 또는 강황 팅쳐
- 차나무 또는 유칼립투스 에센셜 오일 6~8 방울

만드는 방법
위의 허브와 충분한 양의 소독용 알코올을 섞어 반죽을 만든다.
에센셜 오일을 첨가한다. 밀폐 용기에 담아 보관하면 몇 주 동안 저장할 수 있다.

사용 방법
감염이 사라질 때까지 하루에 한두 번씩 감염 부위에 직접 바른다. 백선, 무좀, 그 밖의 가벼운 감염은 1~2주 이내에 반응이 나타나지만, 손톱 감염처럼 잘 안 낳는 진균 감염은 훨씬 더 긴 치료 기간과 이외의 허브 요법이 병행되어야 할 수 있다.

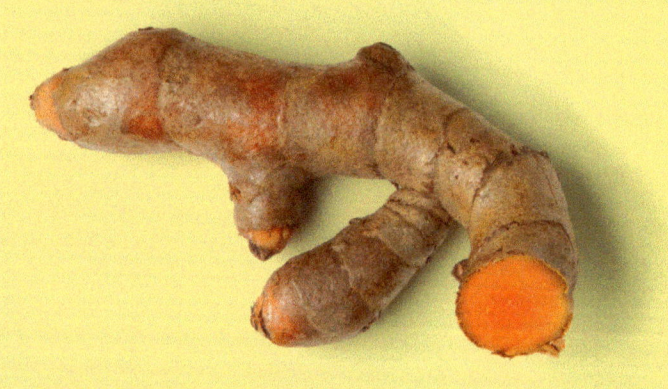

약용 카레 블렌드

나는 약과 음식이 하나인 것이 정말 좋다. 카레 가루는 바로 이런 경우에 해당된다.
전통적인 카레에 사용되는 허브들은 모두가 유명한 약용 식물들이다. 이러한 허브들은 종종 그 맛만이 아니라 약효 때문에도 레시피에 포함된다. 카레 가루는 몸을 따뜻하게 하고, 과도하게 분비되는 체액을 말리며 항균 기능의 허브들을 포함하고 있는데 이들은 소화 촉진, 세균성 감염 퇴치, 혈당치 안정화를 돕는 한편 미생물 활동을 촉진한다. 카레는 몸을 따뜻하게 하고 과도한 분비물을 말리기 때문에 감기와 가슴 통증 치료에도 유용하다. 아래의 레시피는 그림 허브 백과사전(The Illustrated Herb Encyclopedia)의 저자인 캐티 케빌(Kathi Keville)의 것과 같다.

- 고수 씨 28g
- 흑겨자 씨 14g
- 생강 뿌리 14g
- 쿠민 씨 28g
- 고추 14g
- 강황 뿌리 28g
- 회향 씨 14g

❖ **참고**
이 향신료들은 통째 건조된 허브를 새로 갈아 사용하는 것이 가장 좋다. 편의상 가루 허브를 사용할 수는 있지만, 정말 좋은 품질의 카레 가루를 얻으려면 필요할 때마다 허브를 갈아 사용해야 한다.

만드는 방법
허브 중에 갈아야 할 것들은 모두 갈아 가루로 만든다. 이 향신료와 소량의 기름(허브 두세 작은 술에 기름 1/4컵씩)을 섞어 냄비에 넣고 허브에서 향이 날 때까지 아주 약한 불로 데운다. 이 향신료 브랜드를 그대로 사용해도 되고 코코넛 밀크나 물을 첨가해 페이스트(반죽)로 만들어도 된다. 몇 주간 저장 가능한 냉장고에 보관한다.

사용 방법
감기나 호흡기 질환 치료에는,
미소국(일본 된장국) 한 컵에 1 작은 술을 넣어 마신다.
소화 부진 및 장 기능 부진 치료에는
필요할 때마다 음식에 1 큰 술씩 섞는다.
카레는 밥이나 야채와 아주 잘 어울리고,
기름과 식초를 첨가해 드레싱으로 만들어도
훌륭하다. 물론 전통 카레 요리 어느 것에나
이 혼합 가루를 사용할 수 있다.

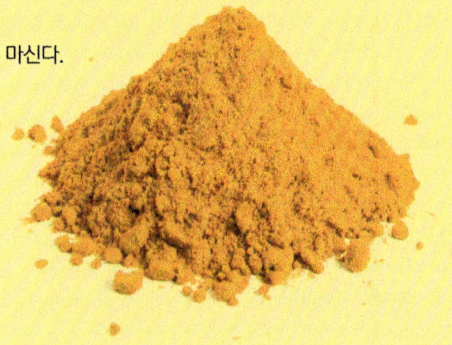

이 밖의 유용한 요리 허브 및 향신료

여기에 소개하는 요리용 허브와 향신료들이 앞에서 좀 더 자세히 살펴본 허브들에 비해 반드시 덜 중요한 것은 아니다. 그보다는 아마 그만큼 다양하게, 혹은 자주 사용되지 않는다고 해야 할 것이다.

○ 아루굴라(Arugula)

성적 흥분제와 정력 강장제(reproductive tonic)로 간주되는 아루굴라는 철분, 칼슘, 마그네슘 및 미량 무기물을 다량 함유하고 있으며 영양소가 풍부하다. 거의 쓴, 독특한 매운 맛의 아루굴라에 익숙해지려면 어느 정도 시간이 걸리지만 알아두면 좋은 식물이다.

○ 후추(Black pepper)

전통 중국 의학에서 훌륭한 강장제로 간주되는 후추는 몸을 따뜻하게 하며 활력과 원기를 북돋아 준다. 독감, 기침, 감기, 혈액 순환 부진, 소화 부진 등 "감기 종류" 질환에 좋은 허브이다.

○ 카르다몸(Cardamom)

황홀하고 감각적인 맛의 카르다몸은 생강, 강황과 같은 과에 속하는데 정신을 각성시키고 감각을 자극한다. 아유르베다 의학에서 카르다몸은 가장 안전하면서도 효과적인 소화제의 하나로 간주된다.

○ 정향(Clove)

정향은 치통 및 경구 감염으로 인한 통증 완화제로 오랫동안 사용되어 왔다. 정향의 에센셜 오일은 강력한 살균 및 진경 기능의 어시틸루지널(acetyleugenol)을 다량 함유하고 있다. 또한 항균 기능도 있어서 항균 치료에도 자주 사용된다.

○ 딜(Dill)

소화 불량, 가스, 딸꾹질에 효과적인 치료제로 유명한 딜은 강력한 진경 기능을 갖고 있다. 한 때 딜은 아기들의 배앓이를 달래는데 가장 잘 알려진 허브이기도 했다.

○ 서양고추냉이(Horseradish)

코 막힘 및 코감기 치료제로 내가 가장 좋아하는 허브이다.

정말 이보다 더 효과 있는 것은 없다! 뿌리에는 비타민 C를 비롯하여 비타민이 풍부할 뿐더러 이산화규소를 포함하여 미네랄도 풍부하다. 몸을 따뜻하게 하고 살균 기능이 있어서 천식, 카타르[34](catarrh), 폐감염, 및 그 밖의 울혈성 질환 치료에 적합하다.

---

[34] 감기 등으로 코와 목의 점막에 생기는 염증

○ 마조람(Marjoram) /오레가노(Oregano)

마조람과 오레가노는 모두 신경과민, 과민함, 긴장과 불안으로 인한 불면증 완화에 사용된다. 둘 다 강력한 살균 소독 기능을 지닌 허브로써 세균성 및 바이러스성 감염 치료에 효과적이다.

○ 민트(Mint)

대부분의 민트에는 에센셜 오일, 비타민 C, 베타 카로틴, 엽록소가 풍부하다. 일반적으로 뛰어난 진경 기능이 있어서 경련 및 근 경련(근육의 경련) 방지에 도움이 된다.

○ 파슬리(Parsley)

철분, 베타카로틴, 엽록소와 다양한 비타민 및 미네랄이 풍부한 파슬리는 철분 부족, 빈혈증, 피로 치료에 사용된다. 방광 및 신장 질환에 자주 사용되며, 안전하고 효과적인 이뇨제이다. 젖 뗄 때 모유를 말리는 데에도 도움이 되며, 붓고 커진 젖가슴 및 유선 염에 습포제로 사용하면 효과적이다. (물론 수유 중인 엄마들은 모유량을 줄이고 싶지 않는 한, 다량의 파슬리 섭취를 피해야 한다)

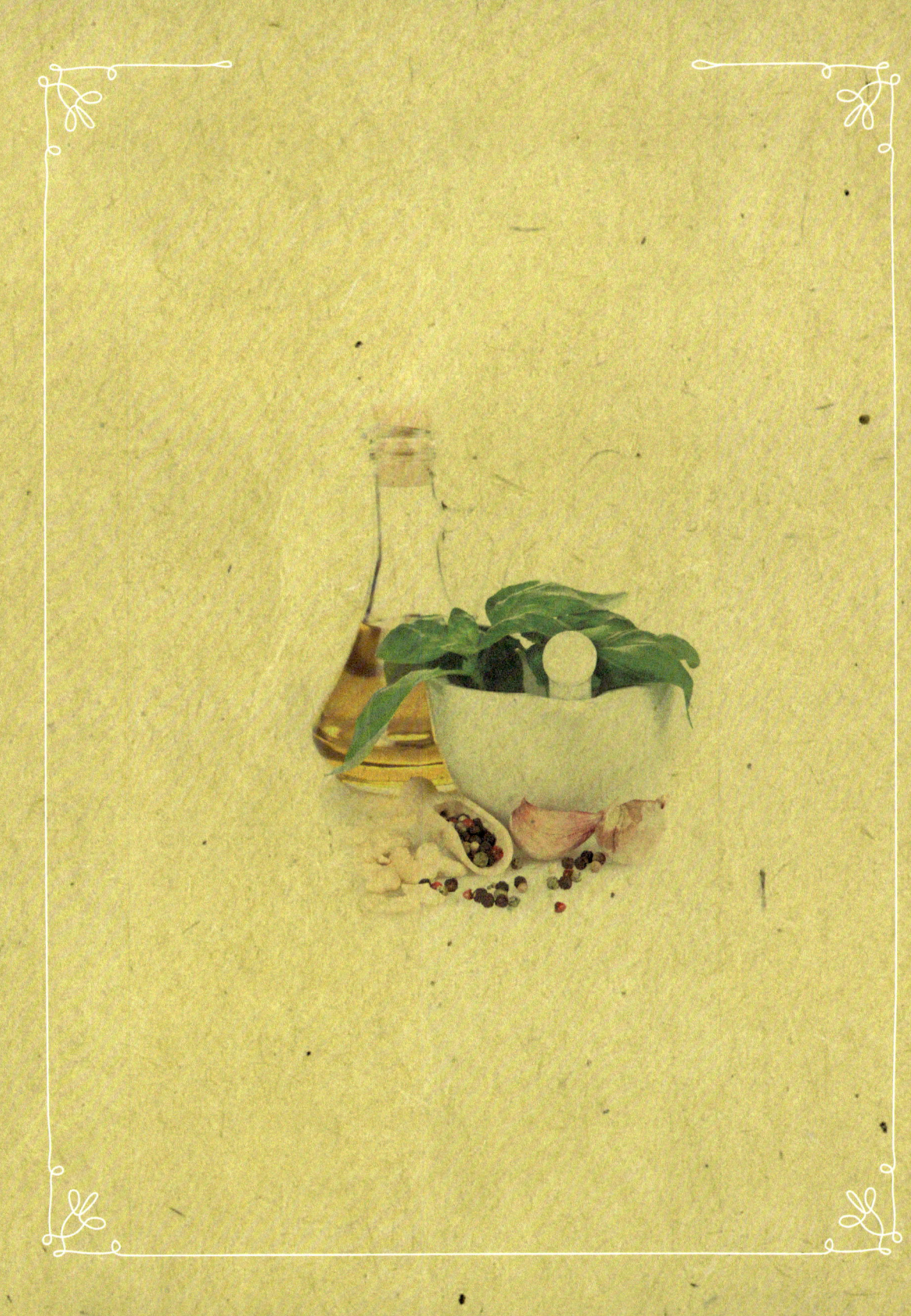

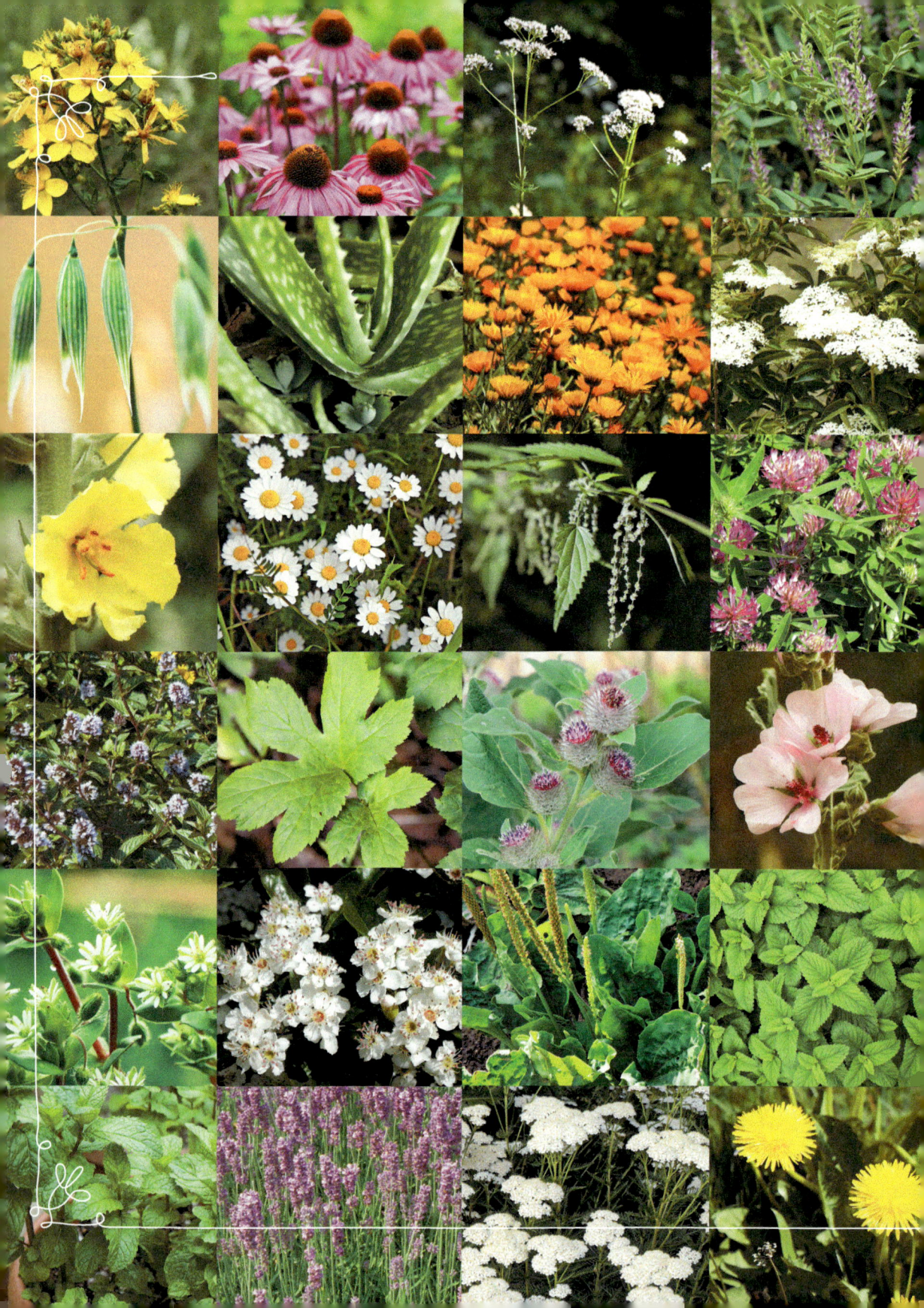

CHAPTER 4

배우고, 재배하고, 사용할 만한 안전하고 효능 좋은 허브 24가지

　허브 가게나 자연 식품 가게의 허브 섹션에 들어섰다가 형형색색의 수많은 허브 병들을 보고 놀란 적이 있는가? 도대체 이 허브들은 어디에 사용하는 것들이며, 또 어디에서 왔는지 궁금해 한 적이 있는가? 허브 약에는 어딘가 매혹적인, 심지어 신비롭고 마술적인 데가 있어서 우리로 하여금 자꾸 더 알고 싶어지게 만든다. 그렇지만 도대체 어디서부터 시작해야 하는 걸까?

　허브 요법에 대해 배우려면, 집안 한 구석에 - 식료품 저장실의 선반, 수납장, 남는 방, 지하실 한 구석 어디든지 - 나만의 작은 약국을 만들고, 계절에 따른 변화를 관찰하면서 기른 허브들을 사용해 직접 만든 허브 치료제들로 이 약국을 채우는 것보다 더 좋은 방법이 없다. 이렇게 했다면 가정 허브 치료를 시작할 준비를 마친 것이다. 만약 이것이 너무 어렵게 들린다면 가정 허브 치료는 연습(practice)이라는 점을 기억하자. 건강과 웰빙의 증진을 위해 어떻게 허브를 사용하는지 연습하는 것이야말로, 바로 당신이 하게 될 일이기 때문이다.

　이 장에서 다루는 모든 약용 식물들은 효과적이면서도 거의 부작용 없이 안전하고 무독하므로 안심하고 사용할 수 있으며, 사용하다 보면 이 허브들에 대해 점점 더 알게 될 것이다. 또 당신이 대도시에 살면서 식물을 화분에 기르든지, 혹은 사막 지대에 살든지, 이 허브들 대부분이 어디에서나 잘 자란다는 사실을 발견하게 될 것이다. 이들은 끈질긴 생명력의 소유자이며 조금만 보살펴 주면 왕성하게 자랄 것이다.

　자, 그러니 이제 시작해 보자.

알로에베라

원산지가 동아프리카인 이 멋쟁이 허브는 전 세계에 퍼져 있는데, 이제 주방 창턱의 화분에서만이 아니라 정원에서도 흔히 볼 수 있다. 사실상, 즙이 풍부한 이 식물은 인기가 너무 좋아 요즘에는 슈퍼마켓이나 대형 마트에서도 찾아볼 수 있다. 그러나 과연 얼마나 많은 사람들이 이 식물의 놀라운 효능을 충분히 활용하고 있는지는 의문이다.

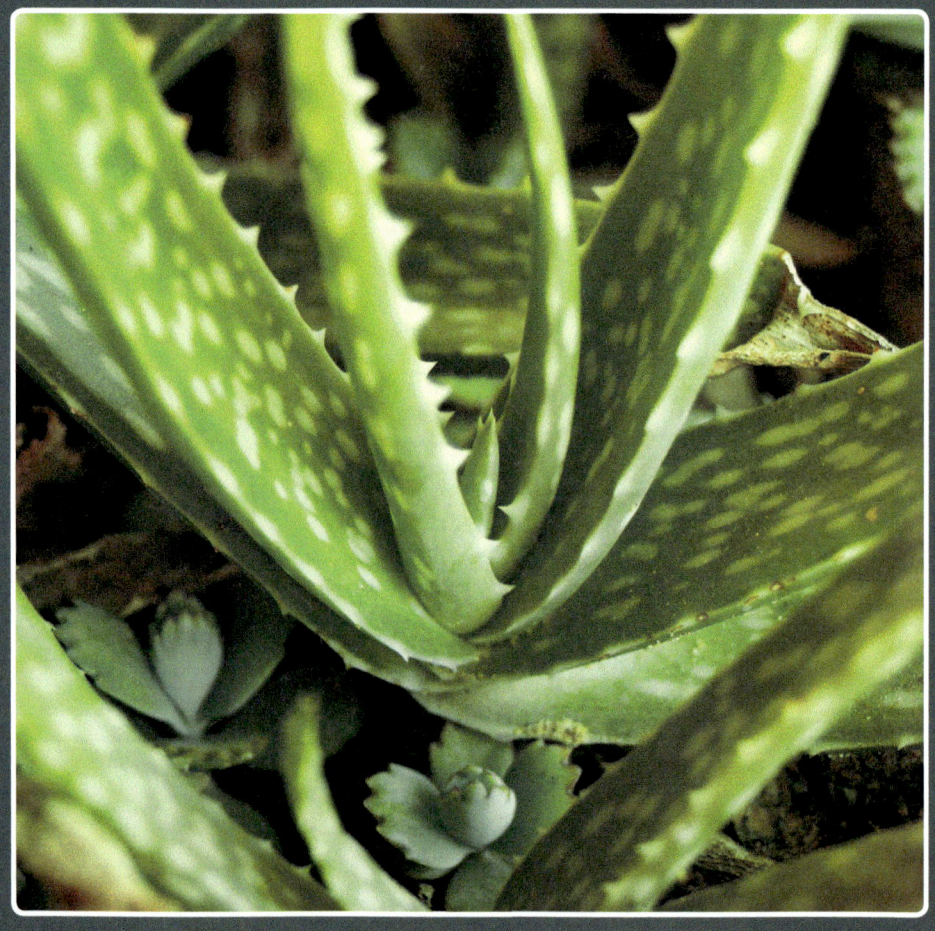

재배하기

알로에 한 그루씩은 모든 가정에 꼭 필요하다. 칼날처럼 생긴 커다랗고 즙이 가득찬 알로에 잎들은 보기 좋은 화분 식물이 되어 준다. 볕이 잘 드는 남향 창가에 놓아두면 특별히 돌보지 않아도 여러 계절 잘 자랄 것이다. 알로에는 햇볕을 좋아하며 따뜻하고 건조한 지역이 원산지인 식물이지만, 생명력이 강해 잘 보살펴주면 8지대(zone 8)의 야외에서도 기를 수 있다. 알로에는 충분한 햇볕, 물이 잘 빠지는 모래흙, 적당한 물주기를 선호하지만, 내성이 강해 이상적인 환경과는 거리가 먼 곳에서도 자란다. 나는 늦봄에 알로에 화분들을 집 안에서 정원의 그늘진 곳 (햇볕에 타는 것을 막기 위해)으로 옮기는데 그만 이 화분들을 깜박 잊어버리곤 했다. 몇 달 후, 완전히 그늘진 곳에서 여름내 내린 비에 젖은 채 버려졌던 이 화분들을 다시 발견할 때에도, 비록 약간의 세심한 보살핌이 필요한 상태가 되어있긴 하지만 이 식물들은 여전히 살아있다.

알로에는 그야말로 집에서 기를 수 있는 가장 쉬운 식물 가운데 하나이다. 내 친구이면서 동료 허벌리스트인 브리지트 마스(Brigitte Mars)는, "만약 당신이 알로에를 기를 수 없다면 플라스틱 식물을 기르는 수밖에 없다"고 쓴 적이 있다. 조금 가혹한 말이긴 하지만 나도 이 말에 동의하는 이유는 그만큼 기르기 쉽기 때문이다. 햇볕을 받게 하고 물이 잘 빠지는 흙에 과하지 않게 물을 주면서 기른다면, 알로에는 약효 좋은 잎들을 가득 안겨주며 잘 자랄 것이다.

효능

알로에는 경미하거나(1도) 심각한(2도, 3도) 화상 모두에 정말 놀라운 치료제이다. 잎을 잘랐을 때 흘러나오는 진한 젤을 화상 부위에 바르면, 상처를 진정시키고 통증을 덜어준다. 또 알로에에 다량 함유되어 있는 안트라퀴논(anthraquinones)은 신속한 치유 및 조직 회복을 촉진한다. 주방에서 입은 화상만이 아니라 햇볕에 심하게 탔을 때에도 알로에 베라 젤을 두껍게 바르면 시원하게 식히면서 화상을 진정시킬 뿐만 아니라 물집을 없애주고 흉터가 생기거나 조직이 손상되는 것을 방지해 준다. 뿐만 아니라 알로에 젤은 벌레에 물리거나 쏘인 데, 발진, 천식, 여드름, 피부 궤양, 옻나무나 덩굴 옻나무로 인한 염증에도 도움이 된다.

알로에는 클레오파트라가 가장 좋아한 허브라고 전해진다. 역사상 첫 "뷰티 퀸"이면서 화장품 사업가이기도 했던 클레오파트라는 목욕에는 우유와 귀리, 피부에는 알로에를 포함하여 많은 유명한 화장품들을 유행시켰다. 그녀는 알로에 젤이 자외선의 20~30%를 차단하는 자연 자외선 차단제라거나 우리 피부의 자연적 PH와 일치하기 때문에 거의 완벽한 화장수가 되어 준다는 것을 알고 있었던 걸까?

전설에 의하면 알로에는 클레오파트라가 사용하던 페이스 크림의 "비밀 성분"이었다고 한다. 여하튼, 로즈메리의 페이머스 페이스 크림(Rosemary's Famous Face Cream)의 성분이라는 점은 확실한 사실이다 (158페이지 참조).

알로에 베라는 널리 사용되는 안전한 완화제(laxative)[35] 가운데 하나이다. 이러한 완화제 기능은 알로인(aloin), 또는 앞로에 잎 표면의 쓴 성분에서 나온다. 상업용 완화제는 종종 건조해 가루로 만든 알로인을 포함하고 있다. 그러나 알로에를 완화제로 복용할 때는 조심해야 하는데, 상당히 강력하므로 과도하게 복용할 경우, 설사 및 장경련, 장 통증을 유발할 수 있기 때문이다.

알로에 잎에 있는 펄프의 즙이나 젤은 위궤양, 대장염과 같은 소화 과민증 및 염증 치료와 진정에 가장 좋은

---

[35] 배변을 쉽게 하는 약, 음식, 음료

치료제 중 하나이다. 또한 관절염 통증이나 활액낭염에도 널리 알려진 치료제로써 먹어도 되고 환부에 발라도 된다. 열을 식히고 염증을 완화해 주는데, 통증을 덜어 주기만 하는 것이 아니라 근본적 원인의 치료를 돕는다.

알로에를 내복용으로 쓸 때, 신선한 잎에서 직접 젤을 얻을 수 있지만 이때 완화제 성분이 들어가지 않도록 잎의 껍질과 가장 바깥쪽 막은 피해야 한다. 나는 알로에 화분도 많고 알로

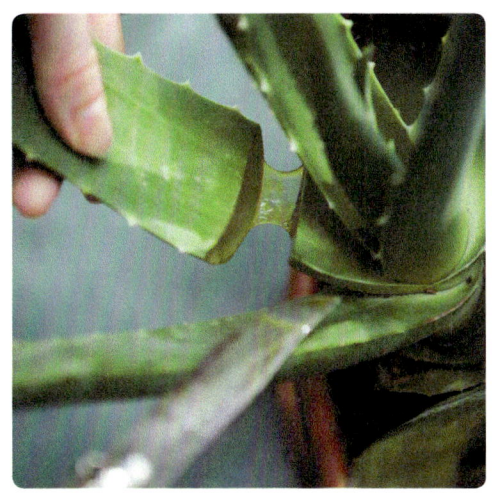

알로에 잎 속의 젤은 상처를 진정시키고 치료하는 데에 놀랍도록 효과적인 치료제이다.

에 잎을 피부 자극, 화상, 상처에 마음껏 사용하고 있지만, 내복용으로 사용하려고 시판 알로에 베라 젤 한 통을 냉장고에 넣어 둔다. 장 관련 문제, 관절염성 통증, 감염 치료에 완화제 성분에 대한 염려 없이도 편리하게 사용할 수 있기 때문이다. 알로에는 조금 쓴 편에 속하는 다소 맹맹한 맛이지만, 레몬주스를 약간 더해 맛을 내도 괜찮고 과일 주스나 야채 주스에 첨가하면 알로에 맛을 거의 느낄 수 없다.

그리고 신선한 알로에 젤은 상하기 쉬우므로 크림과 로션에는 시판 알로에 베라 젤이 가장 좋다. 시판용 알로에에는 보통 자연 방부제로써 아스코르브산이 첨가되는데, 이는 크림과 로션의 사용 기간을 늘려 준다.

❖ **사용부위**

잎과 잎에서 짜낸 즙(또는 젤)

❖ **주요성분**

섬유질, 비타민 B, 비타민 E, 셀레늄(selenium), 실리콘, 효소, 알로인, 트라퀴논(anthraquinones), 다당류, 타닌

❖ **안전성**

알로에를 건조해 말린 가루와 잎의 가장 바깥쪽은 아주 강력한 완화제 및 설사약이 될 수 있다. 완화제로 사용 시에는 항상 지시된 복용량을 따라야 한다. 강력한 완하 기능 때문에 임신 중이거나 수유 중인 여성들은 알로에를 복용하지 말아야 하며, 노인이나 어린이에게 사용할 때도 주의가 필요하다. 만약 경련이나 복통이 발생하면 사용을 중단한다.

알로에는 포도상 구균 감염이나 농가진[36]과 같은 포도상 구균 관련 감염에 국부 치료제로 사용하지 말아야 한다. 알로에가 포도상 구균을 밀봉하여 이 균들이 자라기에 완벽한 배양 접시를 만들어 주기 때문이다. 만약 포도상 구균이 의심된다면 알로에가 기본 재료인 크림이나 연고를 사용하지 말아야 한다.

---

[36] 피부가 짓무르는 전염병

알로에 베라 젤

화상, 상처, 피부 자극 진정에 신선한 알로에 베라 젤보다 더 좋은 것은 없다.

만드는 방법

알로에에서 크고 단단한 잎을 떼어 낸다. 알로에는 자르자마자 젤이 흘러나오므로 자를 때 접시에 놓고 자르는 것이 좋다. 수저를 사용하여 안쪽의 젤을 떠낸다. 만약 고루 잘 섞인 매끄러운 젤을 원한다면(선택 사항), 믹서에 넣고 섞는다. 젤을 작은 병에 담아 냉장고에 넣어 두면 최소 몇 주 동안은 저장할 수 있다. 캐티 케빌(Kathi Keville)의 그림 허브 백과사전(The Illustrated Herb Encyclopedia)에 따르면, 알로에 젤 한 컵당 비타민 C 500 IU[37]를 첨가하면 보관 기간을 늘릴 수 있다.

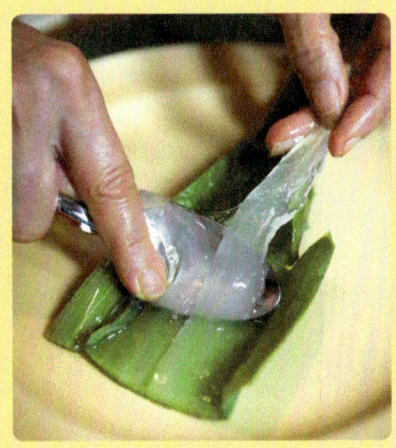

사용 방법

알로에 젤을 화상, 상처, 피부 자극에 직접 바른다. 환부를 식히고 통증을 완화시키며, 손상된 조직을 보완하고 치유한다. 젤이 건조되면서 피부를 잡아당기고 조이는데, 이것도 치료 과정의 일부이긴 하지만 불편하게 느껴진다면 조심해서 젤을 씻어 낸다. 하루에 몇 번 반복해 바른다.

응용

- 한 번 바르는데 필요한 만큼의 젤만 덜어내고 나머지 젤은 잎에 그냥 남겨두어도 된다. 신선한 상태를 유지하고 젤이 흐르는 것을 방지하기 위해 잎을 왁스 종이나 비닐 랩으로 싼다. 이렇게 하면 신선함과 효능을 간직한 알로에 잎을 며칠에서 몇 주까지 보관할 수 있다.
- 알로에 베라 젤 1컵(잎의 바깥쪽은 사용하지 말고 안쪽에 있는 젤만 사용)과 레몬 한 개 분량의 주스에 신선한 스피어민트 줄기 몇 잎을 더해 만드는 알로에-스피어민트 주스는 치료 및 진정 효과가 있다. 믹서에 재료를 모두 넣고 완전히 섞는다. 원한다면 꿀 한 스푼을 첨가해도 되지만 나는 시큼하면서도 상큼한 원래 맛을 더 좋아한다. 낮 동안 필요할 때마다 1/4~1/2컵씩 마신다.(향미와 소화 효소를 더 하려면 무설탕 파인애플 주스 1/2컵을 첨가한다)

---

[37] 국제 단위(international unit, IU): 약리학에서 생체에 효력이 일어날 수 있는 양의 단위

옻 오른 데 사용하는 힐링 알로에 로션

시판 알로에나 집에서 만든 젤 모두 사용할 수 있다 (레시피는 145페이지 참조). 집에서 준비한 젤인 경우에는, 젤 한 컵에 비타민 C 500 IU를 방부제로 첨가해야 한다. 옻이 올라 겪는 스트레스와 통증을 줄여주는 보조 치료제로써 쥐오줌풀 팅처를 사용해도 좋은데 낮 동안 필요할 때마다 1 작은 술씩 복용한다.

- 우엉 잎 1
- 사과 식초 (가급적, 살균처리 되지 않은 것)
- 질경이 1
- 알로에 베라 젤
- 서양톱풀 1
- 퍼민트 에센셜 오일

만드는 방법

같은 양의 우엉, 질경이, 서양톱풀을 유리병에 넣고 사과 식초를 부어 채운다. 이것을 따뜻하고 볕이 잘 드는 창가에 2~3 주간 놓아둔다.

허브는 걸러내고 액체만 남긴다. 허브 식초 한 컵당 알로에 베라 젤 1/2컵, 페퍼민트 에센셜 오일 4~5방울을 첨가한다.

사용 방법

사용하기 전에 잘 흔든다.
통증을 완화하고 환부를 시원하게 하며 발진 및 가려움증을 치료하기 위해 환부에 바른다.

알로에-컴프리(comfrey) 관절염 젤

- 컴프리 뿌리와 잎
- 스피어민트, 페퍼민트, 또는 윈터그린 오일 1~2 방울
- 알로에 베라 젤 1/4 컵

만드는 방법

41페이지의 설명을 따라 컴프리 차 1/4컵을 진하게 우린다. 여기에 알로에 베라 젤과 에센셜 오일을 첨가해 잘 섞는다.
유리병에 담아 냉장고에 넣어 두면 5~7일 보관할 수 있다.

사용 방법

사용하기 전에 잘 흔든다.
근육통, 관절염이 있는 부위에 바른 후 부드럽게 마사지해 스며들도록 한다.

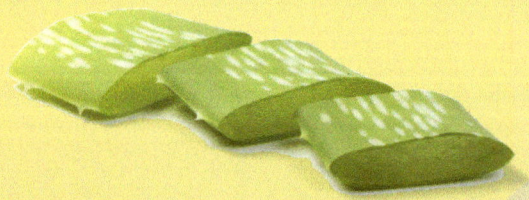

우엉

생명력이 아주 강한 이 야생 식물은 농부들에게는 골칫거리이지만, 허벌리스트들에게는 복덩이이다. 서양 전통 의학 및 중국 전통 의학에서 우엉은 가장 안전하고, 맛 좋으며, 효과적인 해독제이자 몸을 깨끗하게 청소해 주는 허브 가운데 하나이다. 무엇보다 우엉은 다양한 환경과 토양에서 잘 자라며, 무료로 뜯어 사용할 수 있다.

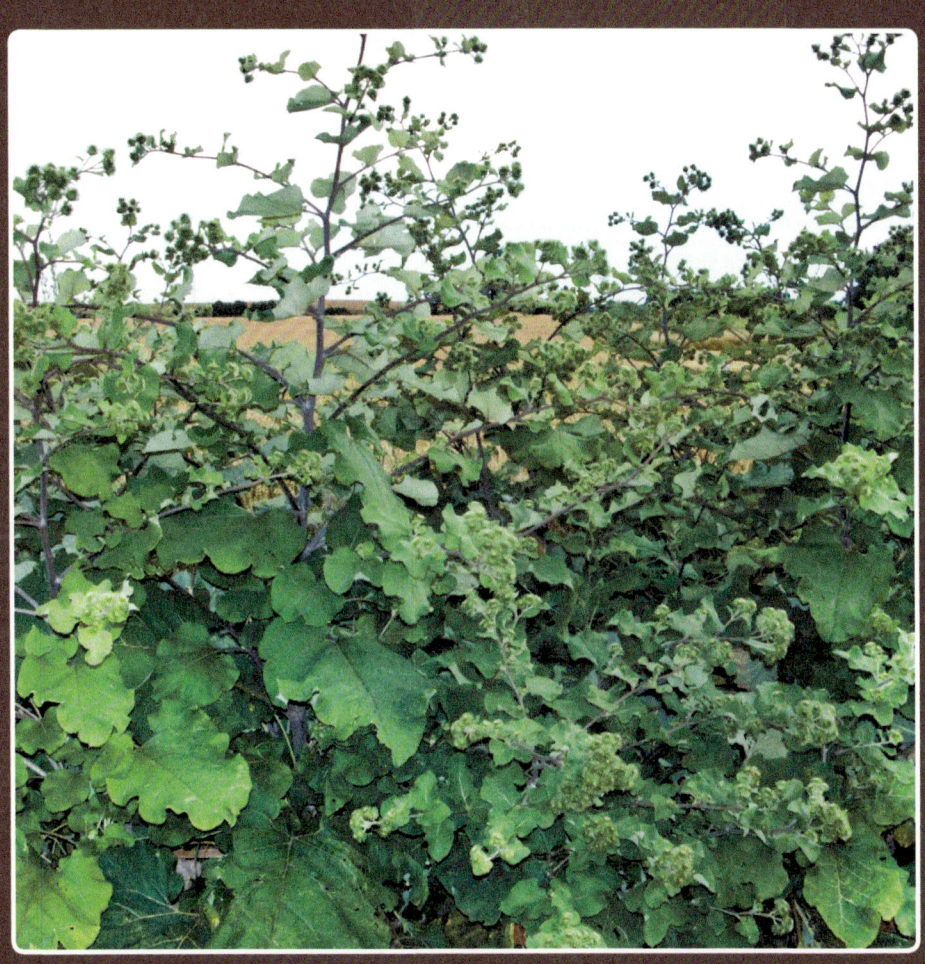

재배하기

대부분의 경우 문제는, 우엉을 어떻게 재배하느냐가 아니라 어떻게 하면 자라지 못하게 하느냐는 것이다. 우엉은 대륙 전체에 퍼져 번성하는 번식력과 내성이 강한 식물이다. 둥글고 꺼끌꺼끌한 꼬투리는 동물, 새, 사람 등 무엇이든지 가까이 있는 것에 달라붙을 수 있도록 교묘하게 디자인되어 있는데, 이에 착안해 벨크로(Velcro)가 만들어졌다. 우엉은 기르기 쉬우며 열악한 토양이나 비옥한 토양, 또는 돌이 많은 토양 등을 가리지 않고 잘 자란다. 영하의 온도에서도 잘 자라지만 따뜻한 곳에서도 역시 잘 자란다. 가뭄에도 잘 견디지만 때때로 비가 내리면 물론 더 좋을 것이다. 커다랗고 넓은 잎과 엉겅퀴 같은 꽃을 가진 크고 활력 넘치는 식물인 우엉은 정원에 심었을 때 상당히 보기 좋다.

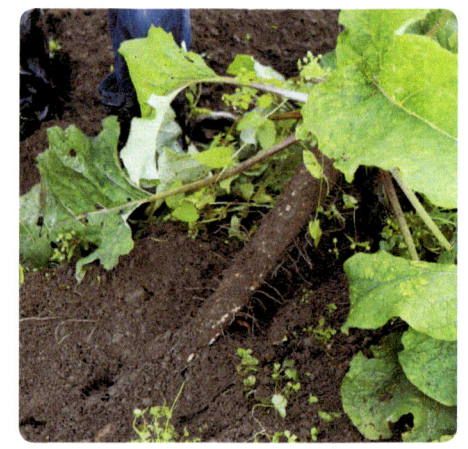

우엉뿌리는 치료효과가 뛰어날 뿐 아니라 활용범위다 넓다.

❖ **사용부위**

씨와 잎도 습포제와 연고로 만들어 외용으로 사용하지만, 주로 뿌리를 사용한다.

❖ **주요성분**

칼슘, 마그네슘, 인, 철분, 크롬(chromium), 이눌린(inulin), 세스퀴테르펜(sesquiterpenes), 고미 배당체, 플라보노이드, 휘발성 오일

❖ **안전성**

전혀 위험하지 않다. 우엉은 가장 안전하며 널리 사용되는 허브들 중 하나이다.

그러나 꼬투리마다 수백 개의 씨앗을 담고 있으므로 정원이 온통 우엉으로 뒤덮이는 것을 원치 않는다면, 씨앗이 여물기 전 가을에 이 꼬투리들을 잘라내야 할 것이다. 또 만약 애완동물, 특별히 털이 긴 애완동물이 있다면, 우엉 씨들을 미리 제거하지 않으면 결국 애완동물의 털을 모두 깎아버려야 하는 사태가 발생할 것이다. 나는 한 번은 젖은 양말들에 우엉 씨들이 박혀서 싹을 피운 걸 보기도 했다.

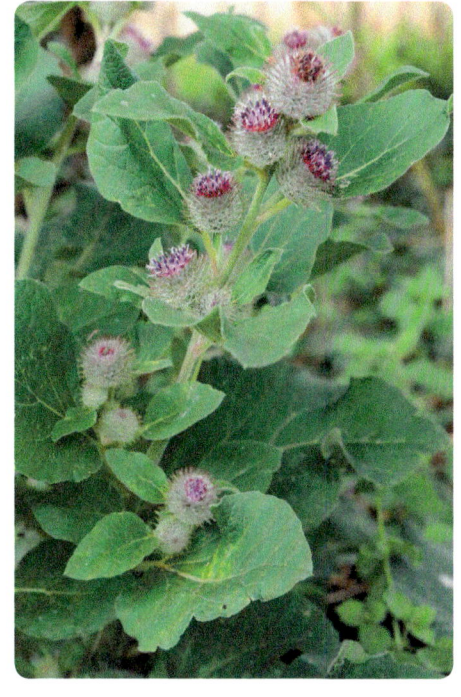

씨와 잎도 습포제와 연고로 만들어 외용으로 사용하지만, 주로 뿌리를 사용한다.

효능

우엉은 피부 질환에 가장 좋은 허브들 중 하나로 습진, 건선, 여타 피부 관련 질환에 바를 수 있고 먹을 수도 있다. 우엉은 사춘기 호르몬 변화나 너무 기름진 식사(지나치게 단 음식들과 인스턴트식품) 때문에 생기는 피부 문제, 여드름, 종기 등의 문제가 있는 십대들을 위해 내가 가장 즐겨 쓰는 허브이다. 우엉만으로 이러한 문제들을 완벽하게 해결할 수는 없겠지만 십대 아이들이 시도해 보도록 설득할 수만 있다면 분명 눈에 띄는 도움을 받을 수 있다. 이 때 우엉의 맛이 꽤 좋다는 점이 도움이 된다. 소다수와 섞어 루트 비어 차(151 페이지 참조)를 마시게 해 보라. 생강, 계피, 스테비아(stevia: 감미료)로 맛을 낸 이 음료는 옛날식 루트 비어와 그 맛이 비슷하다. 또는 우엉 팅쳐가 더 낫다면 이것을 복용하게 해보라. 세상에서 제일 좋은 약이라도 사용하지 않으면 아무 도움이 되지 않는다.

우엉은 또한, 건조하고, 가려우며, 자극이 생긴 피부에 세안제로써 효과적이다. 뿌리를 달여 이것을 천에 적셔 직접 피부에 바른다. 아니면 이 차를 목욕물로 사용한다.

우엉은 간에 특별히 좋은 치료제이기도 하며 몸을 "식히는" 기능이 있어서 열 받거나 흥분했을 때 도움이 된다. 혹시 화가 나면 자주 열을 받고 벌게지며, "간에 문제"가 있는 것 같고 소화 부진 및 가스 차는 증상과 더불어 약간 과체중인 남편이 있는가?

그렇다면 우엉이야말로 그에게 꼭 맞는 허브이다.

우엉 뿌리와 민들레 뿌리를 같은 비율로 혼합하여 만든 팅쳐를 하루에 두세 번 1작은 술씩 4~6주간 남편에게 복용시킨다. 물론 이에 더해 튀긴 음식, 붉은 고기, 치즈의 양까지 줄인다면 더 좋겠지만, 단지 우엉-민들레 팅쳐만으로도 간을 보양하고 튼튼하게 하며 "열" 증상 (벌겋게 상기된 얼굴, 급한 성미, 뜨겁게 달아오르는 피부 등으로 나타남)을 줄일 수 있다.

과학자들은 우엉 뿌리의 항암 항종양 가능성에 대해 연구 중이다. 우엉 뿌리는 미국 원주민들의 아주 유명한 항암 치료제인 에시액(Essiac)의 성분인데, 이 약은 오늘날에도 여전히 통용되며 사용되고 있다. 또한 우엉 뿌리는 면역 체계의 중요한 일부인 림프계에도 도움이 되는 것으로 알려져 있다. 몸 전체의 림프절이 붓는 증상으로 드러나는 림프 부진이나 충혈 및 울혈에 우엉이 효과적이다. 림프선이 부었는가? 그렇다면 몸을 깨끗하게 청소하기 위해 하루에 3~4컵의 우엉차를 마셔 보라. 많은 양이긴 하지만 이렇게 차를 많이 마시면 건강에 별로 좋지 않은 다른 음료수를 줄이는 데도 도움이 된다. 하루에 차 1리터를 만들어 가지고 다니면서 마셔라. 하루를 마칠 때는 남아 있지 않을 것이다. 그리고 이렇게 하루 이틀이 지나면 부었던 림프선 역시 없어질 것이다.

루트 비어 차(Root Beer Tea)

이 레시피에는 신선한 뿌리나 건조 뿌리 모두 사용할 수 있다. 스테비아(stevia)를 사용해 달게 만드는데, 이 관목의 잎은 설탕보다 50배나 더 달다. 스테비아는 열량이 없고 치아나 잇몸에 무해하며, 당뇨병 및 여타 혈당 관련 질병에도 해롭지 않다. 이것은 세계 각지에서 건강에 좋은 설탕 대체물로 사용되고 있다. 그렇다면 왜 미국에서는 더 흔히 볼 수 없는 걸까? 설탕 산업은 미국 정부에 거대한 압력 단체인 까닭이다.

(숫자는 허브간 비율)
- 우엉 뿌리 다진 것 1
- 계피 조각 1
- 사스라(sarsaparilla) 뿌리 1
- 민들레 뿌리 1/2 (많을수록 좋지만, 많이 사용하면 차가 좀 써진다)
- 생강 뿌리 다진 것이나 새로 간 것 1/4 (가루가 아님)
- 스테비아 약간(일반적으로 1리터에 1/2작은 술이면 충분하다)
- 소다수(선택 사항)

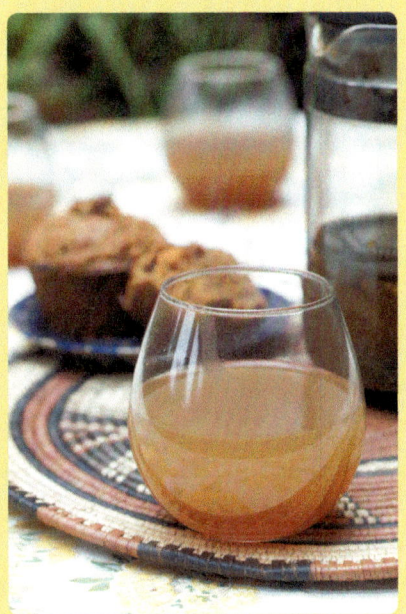

만드는 방법
42페이지의 설명대로 우엉, 계피, 사스라, 민들레, 생강을 입맛에 맞도록 조절해 가며 진하게 우린다.
사용한 허브는 걸러내고 따뜻하거나 차갑게 해 마신다.
차 3/4컵에 소다수 1/4 컵의 비율이 되도록 소다수를 섞으면 맛이 아주 좋다.

사용 방법
이 차는 음료로 즐기기에도 충분히 맛있지만, 여드름이나 습진 등에 약용으로 사용할 때는 2주간 매일 두세 컵씩 마신다.
2주 후에는 한 주 쉬었다가 필요에 따라 다시 마시기 시작한다.

우엉 찜

이 요리는 고급 일본 식당에 가면 맛볼 수 있는 인기 메뉴이다.

만드는 방법

신선한 우엉 뿌리를 씻고 겉껍질이 특별히 억센 경우에는 껍질을 벗긴다.

이 뿌리를 갈아 3~5분 정도만 살짝 찐 다음, 참기름을 뿌려 잘 섞는다. 취향에 따라 깨를 뿌려 장식한다.

사용 방법

그냥 먹는다! 이것은 최고의 "약"이다.

간의 열을 내리는 팅쳐

몸에 열이 너무 많은가? 열이 지나치게 많으면 빨갛거나 벌건 안색, 불안증, 급한 성미, 종종 소위 "열 잘 받는" 성격 등으로 나타난다. 열은 몸에 좋은 것이지만, 지나치게 많은 열은 고혈압, 심장 질환 및 간 문제를 유발할 수 있다.

(숫자는 허브간 비율)
- 우엉 뿌리 1
- 민들레 뿌리 1
- 계피 껍질 1/4
- 40도 알코올, 살균 처리되지 않은 사과식초 또는 글리세린

만드는 방법

56페이지의 설명을 따라 위의 허브를 사용해 팅쳐를 만든다.

사용 방법

4~6주 동안 하루에 3~4번, 1/2~1 작은 술씩 복용한다.

필요에 따라 이보다 더 오래 복용할 수 있다.

우엉, 민들레, 계피는 장기간 복용해도 부작용 없는 안전한 "약용 음식"으로 간주된다.

금잔화

이 작고 화사한 꽃은 정원을 환하게 밝힌다. 이 빛나는 노란 꽃들은 생명력이 강하고 아름다울 뿐만 아니라, 놀라운 치료 효과를 갖고 있고 식용으로 사용할 수 있다. 한 때 금잔화는 겨울철 스튜와 수프에 자주 사용되던 재료였는데, 꽃이 피어있는 시간이 길기 때문에(일부 따뜻한 지역에서는 일 년 내내 핀다) 추운 계절에 햇살의 기운을 전해 주고 건강에 도움이 된다고 여겨졌다. 만약 지금 정원에 금잔화가 피어 있다면, 황금빛 금잔화로 샐러드를 장식하는 것을 잊지 말라. 어떤 요리든지 더 화사해 보이도록 하며, 샐러드를 몹시 싫어하는 사람이라도 한 그릇 더 먹고 싶게 만들 것이다.

찐 쐐기풀, 페타 치즈, 금잔화 꽃잎을 넣어 오믈렛을 만들어 보자. 근사한 고급 요리가 될 것이다.

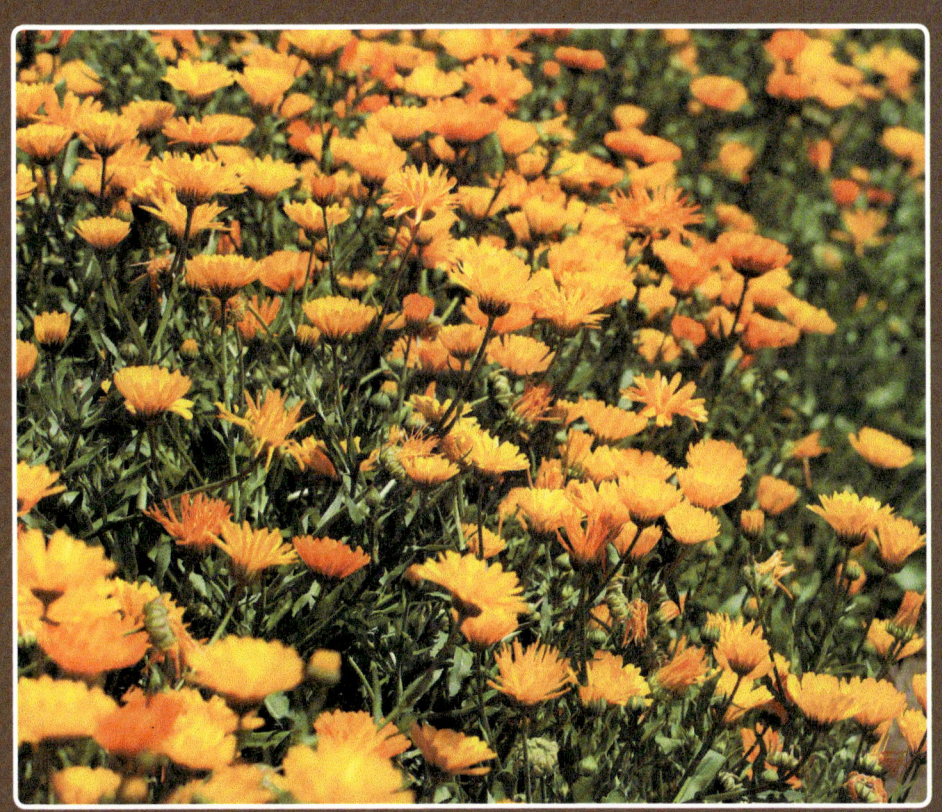

재배하기

금잔화는 아마도 키우는 보람이 가장 큰 식물일 것이다. 일찍 꽃이 피기 시작해 종종 이곳 북부 버몬트에 첫눈이 내릴 때까지도 피어 있다. 정원에 직접 씨를 심는다. 기후가 더 온화하면 다음 해 이른 봄에 꽃이 피도록 가을에 씨를 뿌릴 수도 있다. 그렇지만 이곳 버몬트에서는, 어떤 것들은 저절로 씨가 흩어져 봄에 꽃이 피기도 하지만, 보통 가을에 씨를 모

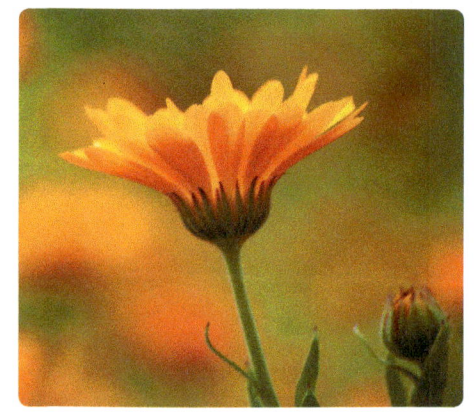

금잔화는 정원에서 자라는 꽃들 가운데 생명력이 가장 강한 것들 중 하나로, 종종 첫눈이 내린 후에도 피어 있다.

았다가 봄에 심는다. 황금색과 노란색으로 밝게 빛나는 꽃송이를 더 많이 따낼수록 꽃도 더 많이 핀다. 다른 많은 꽃들과는 달리 이 아름다운 아가씨는 까다롭지 않다. 환한 햇볕, 비옥하고 좋은 토양(질이 떨어지는 토양에서도 잘 자라긴 하지만)에서 가끔씩 물주는 것을 좋아한다. 정성껏 보살펴 주면 정말 잘 자라겠지만, 그렇게 하지 않아도 큰 차이없이 잘 자란다. 꽃을 딸 때가 되면 꽃이 진액으로 끈적해지는데, 이 진액에는 다양한 항균 기능이 있으니 끈적한 꽃도 좋은 셈이다.

효능

금잔화 꽃은 강력한 외상 치료제로서 세포의 회복과 성장을 촉진하여 상처를 치료한다. 또한 이 꽃은 유명한 살균제이자 소염제이다. 환부에 바르거나 복용하여 감염을 막을 수 있고 타박상, 욱신거리는 상처, 피부 궤양, 피부 감염 및 발진 치료용 크림과 각종 연고에 흔히 사용되는 재료이다. 금잔화 꽃은 진정 기능이 있고 순하면서 효과가 뛰어나 아기들에게도 아주 좋은 허브이다. 유아지방관[38], 기저귀 발진 및 여타 피부 자

극 치료에 가장 많이 쓰이는 허브 가운데 하나이다. 또 금잔화 차는 효모균 이상 성장의 일환으로써 유아에게 자주 발생하는 질병인 아구창 치료제로도 유명하다.

금잔화 차는 미열에 좋은데, 마시거나 세안제 또는 습포제로 사용하면 열이 더 오르는 것을 막을 수 있다. 이 꽃의 수렴 및 살균 기능은 궤양(양아욱 뿌리와 혼합)이나 경련(쥐오줌풀이나 백당나무와 혼합), 소화불량(페퍼민트와 혼합), 설사(금잔화만 사용해도 되고 블랙베리 뿌리와 혼합해도 된다) 등의 위장병 치료에 도움이 된다.

또 금잔화는 림프계를 정화하고 보강하는 데에 가장 좋은 허브 중 하나이다. 분비선이 부었을 때 내가 가장 먼저 사용하는 허브가 바로 금잔화다. 금잔화만 사용하거나 우엉, 붉은 토끼풀, 갈퀴덩굴, 별꽃 등의 여타 림프 세정 허브와 함께 사용하면 림프계의 배수 기능을 활성화해, 충혈 및 울혈이 몸 밖으로 빠져나가도록 한다. 림프계는 면역 체계의 중요한 일부분이지만 펌프 기제가 따로 없기 때문에 림프액이 자유롭고 빠르게 이동하게 하려면 몸을 움직여야 한다. 스트레칭, 춤, 뜀뛰기, 운동 등을 하는가? 그렇지 않으면 림프절이 쉽게 막히거나 기능이 부진해질 수 있다. 원활한 흐름의 건강한 림프를 위해 금잔화, 붉은 토끼풀, 우엉 차를 마시고 움직여라!

❖ **사용부위**

꽃

❖ **주요성분**

카로티노이드(carotenoids), 플라보노이드, 점액(mucilage), 사포닌(saponins), 고미제, 휘발성 오일, 수지(송진)

❖ **안전성**

금잔화는 독성이 전혀 없는 아주 안전한 식물이다. 즐겁게 마음껏 사용하라.

---

38 유아의 머리 정수리 부분이 건조하고 누렇게 되는 피부 질환

금잔화 오일

가능하다면 진액이 더 진한 화창하고 건조한 날에, 막 열리려는 금잔화 꽃봉오리를 딴다. 따다 보면 진액 때문에 손가락이 끈적거리겠지만 이것은 좋은 징조다.

만드는 방법

유리병의 3/4을 금잔화 꽃봉오리로 채운다.

약용으로는 올리브유, 미용용으로는 포도씨유, 아몬드유, 행인유 중 선택하여, 2~3cm의 여분만 남기고 오일로 병을 채운다.

이것을 따뜻하고 볕이 잘 드는 곳에 놓고 허브와 오일이 우러나도록 3~4주간 우린다.

사용한 허브를 거른 후, 오일을 다시 병에 담는다.(두 배 진한 오일을 만들려면, 이렇게 거른 오일에 신선한 금잔화 꽃봉오리를 다시 넣고 3~4주간 한 번 더 우린다)

직사광선이 닿지 않는 서늘한 곳이나 냉장고에 보관하면 1년 정도 저장할 수 있다.

사용 방법

피부 발진, 습진, 림프선이 부은 데에 금잔화 오일을 바른다.

이 오일은 마사지 오일로도 훌륭하며, 오일이 들어가는 모든 화장품에 첨가해도 정말 좋다.

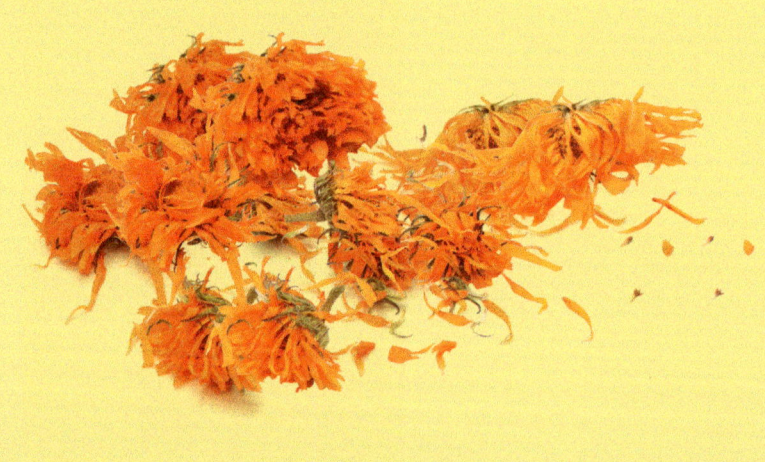

금잔화 연고

금잔화 연고는 많은 허벌리스트들이 가장 좋아하는 연고 중 하나로써, 일반 상처, 베인 상처, 발진 등 각종 피부질환에 사용된다. 금잔화 연고는 영유아들에게 발생하는 지방관(아기의 정수리 부분에 발생하는 피부 질환 :역주)과 기저귀 발진을 치료하는데도 매우 효과적이다. 이 연고에 사용되는 라벤더 오일은 향기를 좋게 해 줄 뿐 아니라 항균 효과까지 더해 준다.

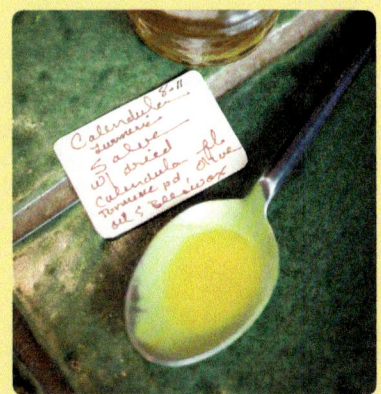

- 금잔화 오일 1컵(레시피는 156페이지 참조)
- 밀랍 간 것 1/4컵
- 라벤더 에센셜 오일 4~6방울
- 강황 가루 약간(색깔을 내기 위해 사용)

만드는 방법

금잔화 오일을 아주 낮은 온도에서 데운 다음, 준비한 밀랍을 한 큰술만 남기고 모두 오일에 넣고 저어 준다.
밀랍이 녹자마자 한 큰술을 떠서 접시에 담아 냉장고에 넣고 1~2분 정도 식혀 준다.
농도를 확인해 보고, 되직한 연고를 원하면 남겨둔 밀랍을 추가하고, 묽은 연고를 원한다면 오일을 추가한다.
원하는 농도에 도달하면, 라벤더 오일을 추가하는데, 그 양은 개인취향에 따라 조절하면 된다. 오렌지색이 예쁘게 나도록 강황 가루를 넣고 저어준다.
완성되면 작은 유리병이나 용기에 담는다. 충분히 식힌 다음, 뚜껑을 덮어 서늘하고 어두운 곳에 두면 1년 이상 보관이 가능하다.

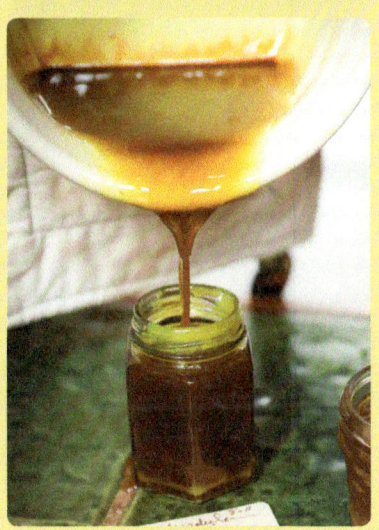

사용 방법

피부발진, 일반 상처, 베인 상처, 기저귀 발진이나 유아지방관이 발생한 부위에 국소적으로 금잔화 연고를 소량 바르고 부드럽게 문질러 준다.

인기 만점 로즈마리 크림

이 로즈마리 크림은 영양이 풍부하고 밀도가 높아서 보습효과가 탁월하다. 그래서 이 크림 제조법은 많은 사람들에게 인기가 있다. 로즈마리 크림은 얼굴에 사용하면 매우 효과적인데, 여러 가지 허브를 추가하면 피부질환을 치유하는데도 좋다. 예를 들어, 금잔화 오일과 라벤더 에센셜 오일을 사용해서 이 크림을 만들면 유아들의 피부질환에 좋고, 거친 피부나 피부 트러블을 진정시켜주며, 피부 노화방지에도 좋다.

- 금잔화 오일 1컵 (포도씨와 살구씨 오일을 같은 비율로 사용해 만든다) (레시피는 156 페이지 참조)
- 코코아 버터 1.8 컵
- 밀랍 1 큰 술 (수북이 담는다)
- 증류수 3/4 컵
- 코코아 오일 1.8 컵
- 시판용 알로에 베라 젤 1/4컵
- 라벤다 에센셜 오일 몇 방울

만드는 방법

금잔화 오일, 코코아 버터, 코코아 오일, 밀랍을 깊이가 있는 냄비에 모두 넣고 모든 재료가 녹을 때까지 아주 약한 불에서 가열한다. 이 혼합물(A)을 계량컵이나 적당한 그릇에 담은 다음 어느 정도 굳어서 크림상태가 될 때까지 몇 시간 또는 하룻밤 식힌다.

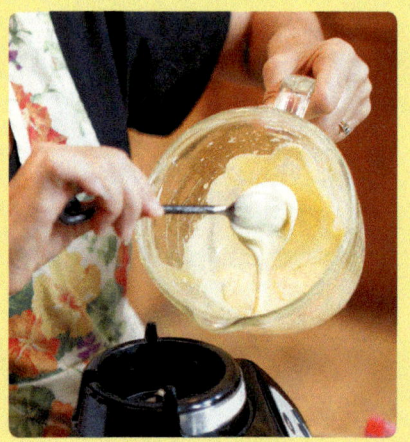

이 혼합물(A)을 믹서기에 붓는다. 별도의 그릇에 알로에 베라 젤, 증류수, 에센셜 오일을 섞는다.(혼합물 B) 믹서기를 고속으로 돌리는 상태에서, 혼합물 A에 혼합물 B를 천천히 조금씩 섞어 준다. 혼합물 B가 혼합물 A에 완전히 흡수될 때 까지 믹서기로 잘 섞어준다. 최종 혼합물이 되직해지고 흰색의 크림상태로 변하면서 믹서기의 회전이 뻑뻑해 지는 느낌이 나면 완성된 것이다. 완성된 크림을 작은 병에 옮겨 담는다. 뚜껑을 덮어서 서늘하고 어두운 곳에 두면 1년까지 보관이 가능하다.

사용 방법

원하는 대로 수시로 사용하면 된다.
저렴한 비용으로 만들어 쓸 수 있기 때문에 얼굴 뿐 아니라 전신에 사용해도 좋다.
건조하고 예민한 피부가 놀랍게 부드러워 질 것이다.

카모마일(Chamomile)

많은 사람들이 알고 있고, 귀한 식물로 여겨지는 카모마일은 놀라운 치유효과를 갖고 있다. 카모마일은, 성질이 부드럽다고 해서 치유효과가 약한 것이 아니라는 것을 확실히 보여주는 식물이다. 즉, 성질은 지극히 부드럽지만 그 효능은 매우 뛰어나다. 26개 국가의 약전(藥典: 공식 의약문서)에서 배알이, 소화불량, 근육경련, 긴장, 염증, 감염 등 다양한 문제를 치료하는데 카모마일이 효과가 있다고 인정하고 있다. 비록 키는 작지만 약용 허브 중에서 차지하는 비중은 크다.

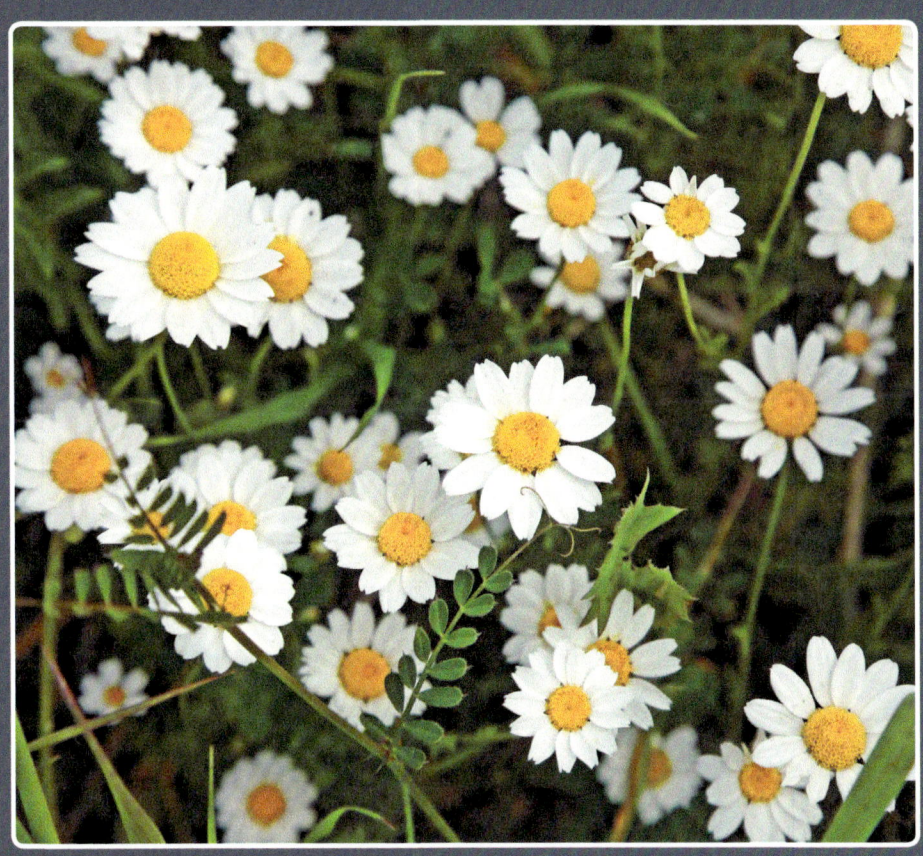

재배하기

발아가 비교적 잘 되는 카모마일은 이른 봄에 정원에 직접 파종하는 게 가장 좋다. 건조하고, 가볍고, 배수가 잘 되는 토양을 선호하지만, 그다지 까다롭지 않은 식물이다. 토양이 비옥하면, 잎은 크고 풍성하게 자라겠지만, 그렇다고 반드시 꽃이 많이 피는 것은 아니다. 오히려 조금 덜 비옥한 토양에서 재배하면 꽃이 더 많이 피고 약효도 강해진다.

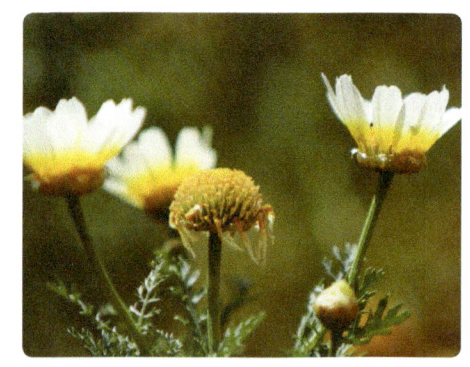

손가락을 갈퀴처럼 이용해서 부드럽게 꽃을 훑어내면 한 번에 많은 양의 꽃을 수확할 수 가 있다.

카모마일은 양지를 좋아하지만 선선한 날씨에서 더 잘 자란다. 날씨가 더우면 줄기만 길어져 웃자라기 쉽다. 날씨가 더운 지역에서 카모마일을 재배해야 한다면 아주 이른 봄에 씨앗을 심어서 한 여름 더위가 시작되기 전에 만개할 수 있도록 재배시기를 조절해 주어야 한다. 일부 지역에서는 이른 봄과 늦은 가을에 두 번 수확하는 이모작도 가능하다. 꽃이 만개하고 향기가 나면 갈퀴처럼 손가락으로 꽃을 잡아 뜯어 바구니에 담는다. 이 방법이 작은 꽃들을 하나씩 따는 것보다 훨씬 효율적이다. 시중에서 판매하는 수확장비는 블루베리나 크랜베리를 수확할 때 사용하는 갈퀴처럼 진짜 갈퀴를 사용하기 때문에 한꺼번에 대량으로 꽃을 수확할 수 있다.

카모마일은 길가에 심어 놓으면 아주 좋다. 길을 따라 걷다가 꽃을 살짝 건드려주면 달콤한 파인애플이나 사과 향을 내품기 때문이다. 옛날에는 카모마일을 "식물들의 의사"라고 불렸는데, 그 이유는 카모마일이 근처에 있는 모든 식물들의 병을 고쳐주기 때문이다.

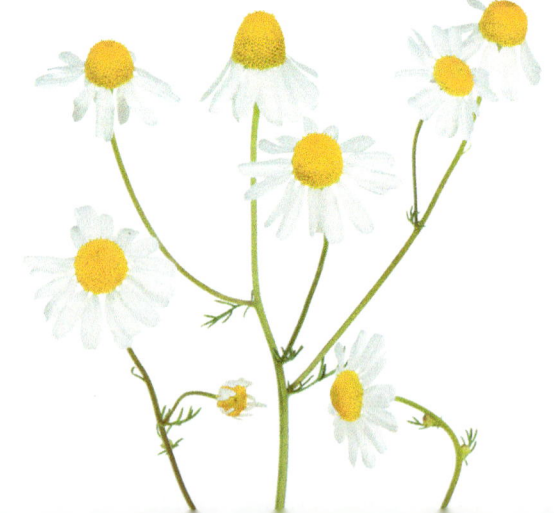

카모마일은 지금도 정원에서 인기 있는 동반식물이며, 다른 식물들과 가까이 심으면 다른 식물들이 건강하고 질병 없이 자랄 수 있도록 도와준다.

효능

카모마일 꽃에 풍부하게 들어 있는 휘발성 오일 아줄렌은 소염 및 해열 효과가 있어서 관절염이나 기타 염증성 질환에 좋다. 한 임상 실험에 의하면 일반적인 통증, 두통, 관절염에 의한 통증을 호소하는 환자들을 대상으로 취침 시 일반 진통제를 복용하는 대신 카모마일 차를 마시게 한 결과, 12명의 실험 참가자 중 10명은 잠자리에 든 지 10분 이내에 편안한 숙면을 취할 수 있었다.

다른 임상실험 결과를 통해서도 허벌리스트들이 이미 알고 있던 카모마일의 효능이 확인되었다. 즉, 길가에 흔히 볼 수 있는 이 식물이 신경계와 소화계에 탁월한 효과가 있다는 것이다. 진정효과가 뛰어난 카모마일 차는 스트레스와 긴장을 완화하고, 숙면을 유도하며, 소화를 도와준다. 영유아와 어린이들에게 흔히 발생하는 배앓이와 소화 장애를 다스리는 데에도 카모마일 차가 자주 이용된다. 목욕물에 카모마일 차를 넣으면 피로 회복에 그만이다. 카모마일 오일은 스트레스, 불안, 근육통을 해소하는데 도움이 된다.

❖ **사용부위**

꽃(잎도 사용가능)

❖ **주요성분**

아줄렌 및 기타 휘발성 오일, 플라보노이드, 탄닌, 고미 배당체(苦味配糖體, bitter glycoside), 살리신살염(salicylate), 쿠머린(coumarin), 칼슘, 마그네슘, 인

❖ **안전성**

알레르기 유발 가능성이 있다. 눈이나 귀가 가렵다거나 콧물이 나거나 목이 따끔거리거나 기타 알레르기 증상이 나타날 경우 사용을 중단한다.

진정효과가 탁월한 카모마일 차

생화나 말린 꽃을 이용하여 카모마일 차를 아주 쉽게 만들 수 있다. 스트레스 해소와 심신의 안정을 위해 라면 카모마일 차에 견줄만 한 것이 드물다.

만드는 방법
41페이지를 참고하여 찻물을 우려낸다.
물 1컵에 말린 꽃은 1 작은술, 생화는 2 작은술을 넣고, 물에 꽃이 잠기도록 해서 15분에서 20분 정도 뚜껑을 덮어 둔다.
카모마일은 쓴맛을 함유하고 있기 때문에 오래 우려낼수록 쓴 맛이 강해진다.
쓴맛을 줄이고 맛을 좋게 하려면 우리는 시간을 줄인다.

사용 방법
하루에 2~3컵, 또는 원하는 만큼 수시로 마신다. 몇 주에 걸쳐 꾸준히 마셔주면 효과가 더 좋다.
레몬밤이나 장미꽃처럼 신경계에 좋은 다른 허브와 섞어서 마시면 더욱 좋다.
카모마일 차는 어른 뿐 아니라 영유아와 어린이에게도 좋다.

카모마일 아이 팩

눈의 피로와 긴장을 풀어주고 다크써클이나 붓기를 없애는데도 도움이 된다.

만드는 방법
뜨거운 물에 카모마일 티백 2개를 넣고 2~3분 정도, 또는 티백이 충분히 물을 흡수할 때까지 둔다.
티백을 꺼내서 적당한 온도로 식힌다.

사용 방법
눈을 감고 눈 위에 티백을 직접 올리고 15분에서 20분 동안 편안하게 휴식을 취한다.

스트레스를 날려주는 허브목욕

허브목욕은 마치 거대한 허브 찻잔 속에 몸을 담그는 것과 같다.
허브목욕을 하게 되면 온몸의 땀구멍이 열리면서 몸이 허브의 치유성분을 듬뿍 흡수한다.
따뜻한 물은 몸을 깨끗이 씻어줄 뿐 아니라 긴장된 몸과 마음을 편안하게 이완시켜 준다.

목욕 준비하기
말린 카모마일, 레몬밤, 장미꽃을 각각 한 줌씩 준비해서 섞어준다.
섞은 허브를 면보로 만든 주머니나 대형 차 거름망 또는 안 쓰는 스타킹 안에 넣는다.
이 허브 주머니를 욕조의 수도꼭지에 직접 연결한다.
물을 최대한 뜨겁게 해서 허브 주머니를 통과해 몇 분 동안 흐르도록 하여 목욕물의 일부를 받는다.
그런 다음, 찬물을 섞어서 물의 온도를 적당히 맞추고 욕조에 물을 충분히 채운다.

사용 방법
욕실의 불을 어둡게 조절하고 촛불을 켠 다음, 허브의 약효가 듬뿍 녹아있는 목욕물에 몸을 담근다.
여기에 따뜻한 카모마일 차를 한 잔 곁들이면 진정효과를 한층 높여줄 수 있다.

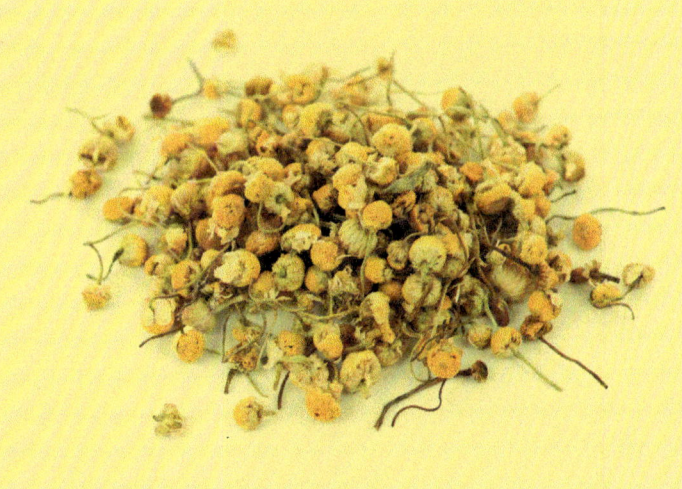

별꽃

　별꽃의 종명인 "스텔라리아"는 "별"이라는 뜻인데, 이 꽃의 생김새가 마치 하얀색의 작은 별과 같아서 붙여진 이름이다. 그 이름에 걸맞게 별꽃은 허브계의 스타다. 별꽃은 습하고 부드러운 흙이 있는 곳이라면 거의 세계 어느 곳에서나 볼 수 있는 식물이다. 즉, 정원과 마당에서 흔히 볼 수 있는 "잡초"라는 뜻이기도 하다. 하지만 이 식물을 뽑아내거나 성가셔하지 마시라. 이 작은 잡초가 정원에서 중요한 역할을 수행하기 때문이다. 뿌리를 얕게 내리는 별꽃은 다른 식물에게 천연 보호막을 형성해준다. 샐러드용 녹색채소와 약용 허브의 수확 시기에 맞춰 별꽃도 풍성한 수확의 기쁨을 안겨줄 것이다.

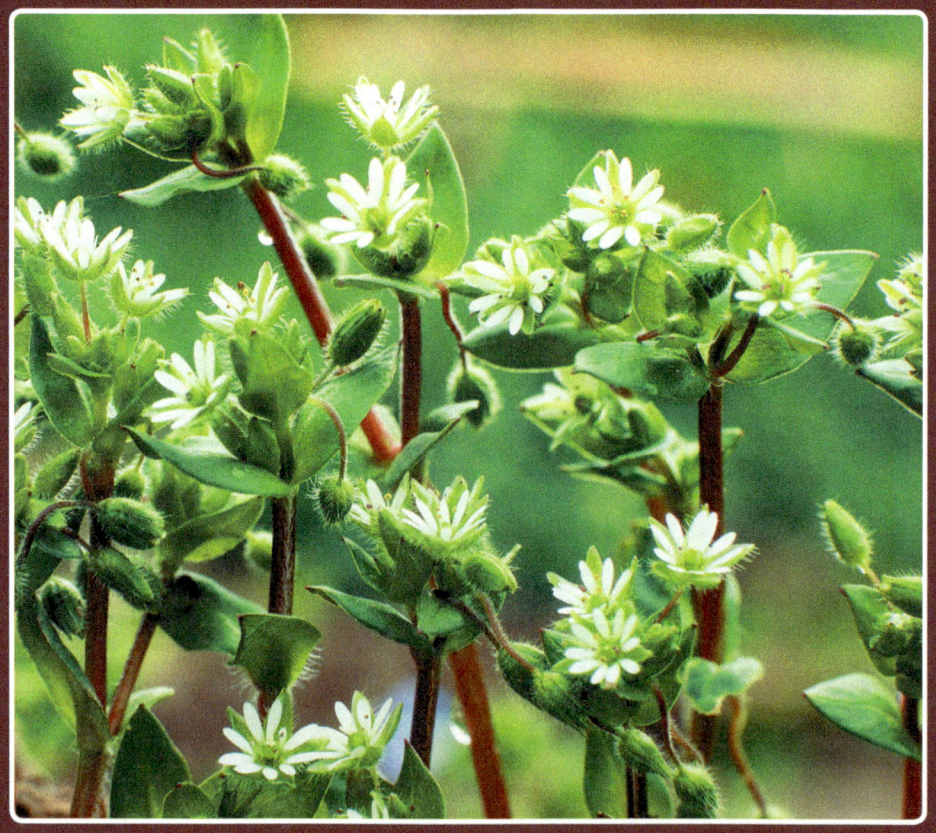

재배하기

대부분의 사람들이 별꽃을 일부러 심기보다는 어떻게 하면 없앨까를 더 고민한다. 별꽃은 정원 주인이 원하지 않아도 정원에 흔히 나타나는 식물들 중 하나기 때문이다. 작은 몸집에 연약해 보이는 생김새와는 달리 별꽃은 상당히 강한 식물이다. 토양이 비옥하면 당연히 번성할 것이고, 자생력이 뛰어나서 척박한 환경에서도 스스로 종자를 퍼뜨리며 잘 살아남는다. 볕이 충분히 들고 서늘한 환경을 선호하지만 반그늘에서도 잘 자란다. 정원 한 켠에 약이 되는 이 잡초를 심고 싶다면 햇볕이 충분히 드는 곳이나 반그늘에 씨앗을 심고 물을 충분히 주면 조만간 작은 씨앗들이 무더기로 싹을 틔우는 신비로운 광경을 감상할 수 있을 것이다. 자생력이 좋아서 급속히 퍼질 수 있으므로 주의하는 것이 좋다. 그대로 먹거나 즙을 내서 마실 수 있다. 허브 치료제를 만들 때 아낌없이 사용해도 좋다.

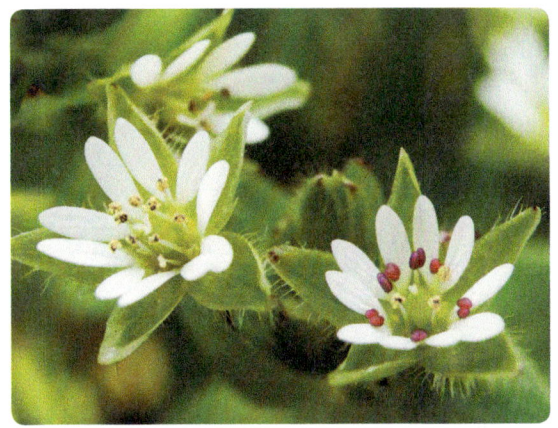

별꽃의 학명인 스텔라리아 메디아는 "작은 별"이라는 뜻으로 별꽃의 작고 하얀 꽃 때문에 붙여진 이름이다.

효능

연약해 보이는 생김새 때문에 쉽게 오해를 받기도 하지만, 부드럽고 달콤한 맛 속에 강한 치유력을 갖고 있는 별꽃은 진정한 외유내강형 허브 중 하나다. 진정작용과 진통 효과가 뛰어나고 피부 트러블, 눈의 염증, 신장 및 간질환을 다스리는데 주로 사용된다. 별꽃으로 만든 습포제는 발진 및 기타 피부질환을 치료하는데 효과적이다.

별꽃연고는 피부진정 및 치유효과가 있고 가려움증을 완화해 준다. 발진, 습진, 쐐기풀에 쏘였을 때 자주 사용되고 성질이 부드러워서 기저귀 발진이나 기타 영유아 및 어린이 피부질환에도 사용이 가능하다.

앞서 언급했듯이 별꽃은 성질이 부드럽고 진정효과가 있어서 눈에 발생한 자극이나 가려움증에 좋은 것으로 널리 알려져 있다. 눈은 특히 예민한 신체부위인데 별꽃 습포제나 팩을 사용하면 자극 없이 열을 식혀주고 진정시켜 준다.

신선하고 부드러운 별꽃 잎사귀는 영양의 보고다. 샐러드로 먹어도 맛이 좋고, 단독으로 주스를 만들어 마시거나 파인애플 주스와 섞어 마셔도 좋다. 영양성분이 풍부하고, 약한 이뇨작용이 있으며, 신진대사를 촉진해 주기 때문에 결과적으로 체중감량 효과를 가져오기도 한다. 별꽃은 건조와 보관이 쉽지 않다. 나중에 사용할 목적으로 신선한 잎을 보관하고 싶다면 팅크로 만들거나, 냉동시키거나, 연고로 만들어 사용하는 것이 좋다.

❖ **사용부위**
지상부(地上部)

❖ **주요성분**
비타민 C, 칼슘, 칼륨, 인, 철, 아연, 쿠머린(coumarin), 사포닌

❖ **안전성**
매우 안전하고 알려진 독성이 없다.

별꽃 습포제

별꽃 습포제는 피부자극 및 가려움증을 완화하는데 효과적이다.

만드는 방법

신선한 별꽃의 꽃 머리 부분을 한 줌 으깨거나 소량의 물(별꽃 1컵 당 1~2 큰 술)을 추가하여 믹서기에 넣고 되직하게 갈아준다.

사용 방법

으깬 별꽃을 헝겊에 싸서 피부에 직접 붙이고 30분간 그대로 둔다.
증상이 가라앉을 때까지 이 과정을 반복한다.

수퍼 진정제, 별꽃 연고

별꽃 연고는 피부 자극, 건조한 피부, 발진을 진정시켜준다. 가급적 신선한 별꽃을 사용하되, 수확 후 "숨죽이기"를 해서 수분을 제거해 준다.

- 별꽃 꽃머리
- 오일
- 밀랍

만드는 방법

별꽃을 오일에 담가서 우려낸다.
(자세한 내용은 49페이지 참고)
만들어진 허브 오일과 밀랍을 사용하여
연고를 준비한다.
(자세한 방법은 53페이지 참고).

사용 방법

필요에 따라 발라준다.

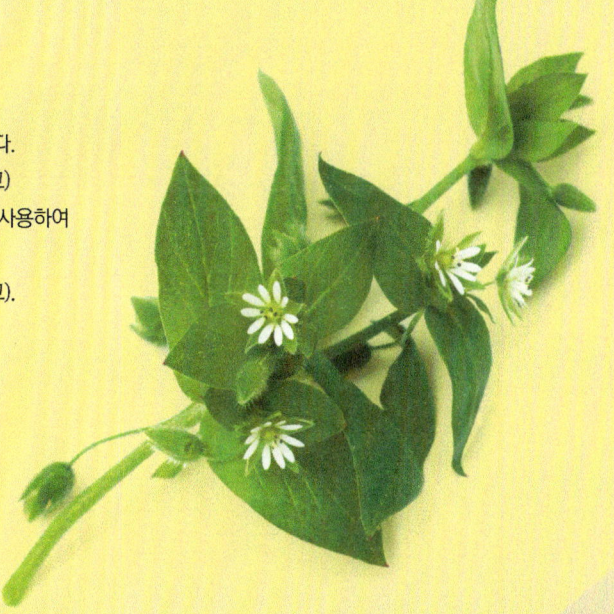

민들레

　전 세계 인구의 절반이 사랑하고, 약으로 사용하고, 음식으로도 자주 섭취하고 있는 민들레. 나머지 인구의 절반은 똑같은 민들레를 상대로 살충제, 살균제, 제초제를 무기삼아 전쟁을 벌이고 있다. 과연 이 전쟁에서 누가 승리할까? 당연히 민들레의 승리다.

　척박한 생육환경에서도 살아남고 번성하는 민들레의 강한 생명력이야 말로 이 식물의 미덕이며 그 약효와도 무관하지 않을 것이다.

　만만해 보이는 민들레를 농장과 정원에서 추방하려고 아무리 애를 써도 소용없다.

　민들레는 해마다 봄이 되면 꿋꿋하게 다시 피어나고 보란 듯이 샛노란 빛깔을 한껏 뽐낼 것이다.

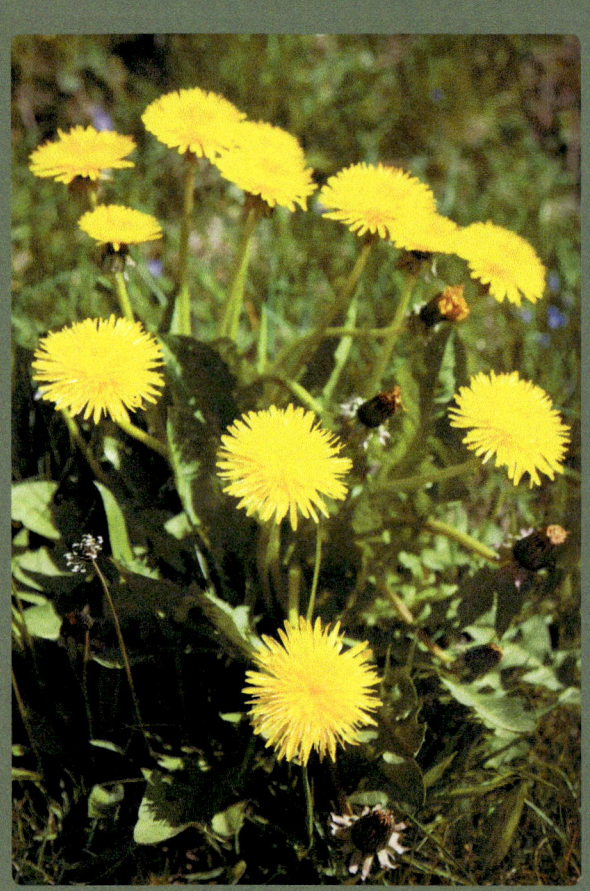

재배하기

민들레는 생명력이 강하고, 지리적으로 널리 분포되어 있을 뿐 아니라 그 수도 엄청나서 애써 재배할 필요가 없을 정도다. 봄철이면 시골길 어디에서나 쉽게 발에 체이는 것이 민들레이고 들판이 온통 노란 민들레 꽃으로 가득 찬 풍경도 어렵지 않게 볼 수 있다. 민들레(dandelion)라는 이름은 "사자의 이빨"이라는 뜻이다. 잔디를 깎지 않고 몇 주 내버려 두면 어느새 신선한 민들레 잎이 풍성히 올라와 있을 것이다. 신선한 민들레 잎과 뿌리를 꾸준히 공급받고 싶은데 차질이 생겼다면 전혀 걱정할 필요가 없다. 민들레처럼 재배하기 쉬운 식물도 없다. 전혀 까다롭지가 않다. 민들레는 비옥하고 비교적 습한 토양을 선호하고 양지를 좋아한다. 이른 봄에 녹색 잎을 수확하고 싶다면 봄에 씨를 땅에 직접 파종한다. 꽃의 만개 여부에 관계없이 녹색 잎은 수확 철 내내 따서 먹을 수 있다. 그러나 잎이 어릴수록 더 신선하고, 쓴 맛이 덜하며, 부드럽다. 뿌리는 늦은 가을에 수확한다. 뿌리가 너무 늙으면 쓴 맛이 강해지고 딱딱해지므로 늦지 않게 수확해야 한다. 딱히 민들레를 키워야 할 이유가 없다면 민들레를 좋아하는 벌과 다른 수분매개 곤충들을 위해 재배하는 것은 어떨까?

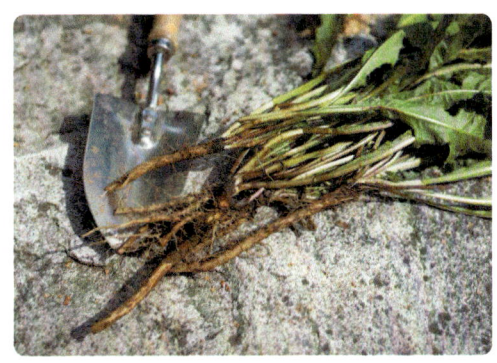

수확 적기의 민들레 뿌리의 모습

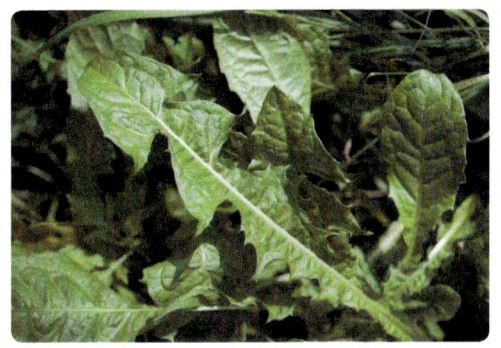

민들레 잎은 어릴 때 수확해야 최상의 맛이나지만 제철 중에는 언제든 먹을 수 있다.

효능

민들레는 식물 전체가 약과 음식으로 사용된다. 민들레 뿌리는 간의 기능을 활성화하고 간의 혈액순환을 원활히 해줌으로써 간을 보해주는 강장제, 즉 "혈액 정화제" 역할을 하는 것으로 잘 알려져 있다. 또한 혀에 있는 수용영역을 자극하여 소화관에 신호를 보내주는 쓴맛이 나는 합성물을 공급함으로써 소화를 촉진해 준다. 즉, "음식이 몸속으로 들어오니까 준비하라"는 신호를 보내는 것이다. 민들레 잎도 이와 비슷한 효과를 낸다. 뿌리는 담즙의 분비를 촉진하고 이렇게 분비된 담즙은 콜레스트롤과 지방의 분해를 돕는다.

민들레 뿌리는 약간 쓴맛이 난다. 부드러울 때는 뚝뚝 썰어서 볶음요리나 스프에 넣어 먹는다. 민들레 뿌리를 얇고 납작하게 썰어서 피클로 만들어도 맛이 좋다. 피클 담그듯이 같은 방법으로 만들면 예상외로 그 맛이 매력적이다. 체내 수분유지에 문제가 있거나, 방광이나 신장기능이 원활하지 못할 때, 예로부터 민들레 잎을 이뇨제로 사용했다.

❖ **사용부위**
뿌리, 잎, 꽃

❖ **주요성분**
비타민 A, B, C, D, 철, 칼륨, 칼슘, 이눌린(inulin), 세스퀴테르펜(sesquiterpene), 카로티노이드(carotenoid)

❖ **안전성**
민들레의 꽃과 줄기에서 나오는 우윳빛의 수액에 알레르기 반응을 일으키는 경우가 있다.
이 수액을 사용한 후 발진이 발생하는 경우 사용을 중단한다.

합성 이뇨제와는 달리 민들레 잎은 우수한 칼륨 공급원이며, 주요 영양분을 고갈시키는 것이 아니라 보충해 준다. 민들레 잎은 철, 칼슘, 비타민이 풍부하고 여러 가지 미량 무기질을 골고루 함유하고 있다. 민들레 잎은 전 세계적으로 사랑받는 식재료다. 유럽과 지중해 지역에서는 민들레 잎을 살짝 익혀서 다른 녹색채소와 섞어 올리브 기름과 레몬즙을 그 위에 뿌려서 먹는다. 여기에 피타 치즈를 섞어 먹으면 맛과 영양을 모두 갖춘 훌륭한 요리가 된다. 잎은 약간 쓴맛이 나기 때문에 샐러드나 차로 마실 경우 부드러운 맛의 허브와 혼합하여 사용하면 더 좋다. 잎을 삶아서 이탈리안 드레싱과 꿀에 하룻밤 재어 둔 후 먹으면 그 맛이 일품이다. 드레싱이 잎을 부드럽게 만들어 주고 쓴 맛을 상당히 없애 준다.

　꽃 역시 음식과 약으로 사용된다. 꽃으로 맛있는 와인을 담그거나 버터에 살짝 볶으면 고급스럽고 바삭한 맛이 마치 튀긴 버섯과 흡사한 풍미를 준다. 꽃과 줄기는 사마귀를 없애는데 도움이 되는 우윳빛의 수액을 함유하고 있다. 이 수액을 사용해서 사마귀를 없애려면 상당히 부지런해야 한다. 2~3주 동안 매일 사마귀에 신선한 수액을 직접 발라주면 사마귀가 없어진다.

간 건강에 좋은 민들레-우엉 팅쳐

민들레와 우엉뿌리는 궁합이 잘 맞는 약재인데, 함께 사용하면 간을 정화해주고 활성화해준다.
이 두 가지 재료를 섞어서 만든 팅쳐는 소화불량, 여드름이나 습진 등 피부질환, 간과 관련된 기타 건강문제를 해결하는데 유용하다.

- 우엉뿌리 1
- 민들레 뿌리 1
- 40도 알코올, 저온살균 처리가 되지 않은 애플사이다. 식초 또는 글리세린

만드는 방법
56페이지를 참고하여 팅쳐를 만든다.

사용 방법
하루 세 차례, 1회 1/2 작은술씩 복용한다.

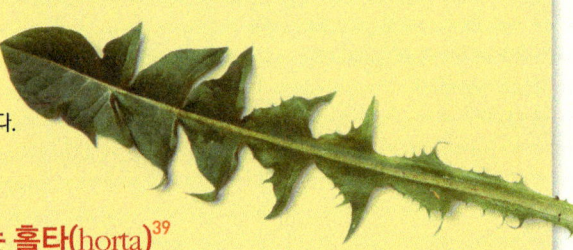

간과 신장 건강을 책임지는 홀타(horta)[39]

야생에서 얻은 채소로 만드는 대표적인 요리 중 하나인 홀타는 원래 그리스 요리지만 지중해 전 지역에서 인기를 얻고 있다. 일반적으로 민들레 잎, 쐐기풀, 쇠비름, 기타 흔히 볼 수 있는 산/들 나물로 만든다.
물론 다른 음식과 함께 맛있는 요리로 내놓아도 손색이 없지만, 홀타는 간질환, 소화불량, 울혈간에 좋은 약이 되기도 한다. 소화가 잘되고 영양도 우수해서 기력이 고갈되고 체력이 저하되었을 때 먹어주면 아주 좋다.

만드는 방법
신선한 민들레 잎, 쐐기풀, 쇠비름, 기타 녹색야채를 준비한다. 5분에서 8분 정도 숨이 죽을 때까지 끓는 물에 살짝 데친다. 데친 채소를 짜서 물기를 어느 정도 제거해준다. 짜낸 물은 육수로 사용할 수 있으므로 남겨둔다. 채소를 그릇에 담고 올리브 오일과 신선한 레몬즙을 뿌려준다.
기호에 따라 피타 치즈를 적당한 크기로 부셔서 위에 얹어 먹는다.

사용 방법
원할 때마다 수시로 홀타를 먹어도 좋고 약용으로 섭취하는 경우에는 1회 1/4컵에서 1/2컵 씩, 하루 2~3회 매일 먹는다.

---

[39] 산나물 등 채소를 삶아서 레몬즙과 올리브오일에 무쳐 먹는 그리스 나물요리

민들레 치커리 차

커피를 줄이고 싶은가? 매일 아침 마시는 카페인의 효과가 점점 약해지고 있는가? 민들레 치커리 차는 커피처럼 각성효과는 없지만 커피 섭취량을 점차 줄여 나가는데 도움이 될 수 있다. 씁쓸하면서 진하고 깊은 맛이 나서 맛과 향이 커피와 매우 흡사하다. 기호에 따라 크림이나 꿀을 가미해도 좋다.

만드는 방법
오븐을 180℃로 예열한다.
신선한 민들레 뿌리와 치커리 뿌리를 잘게 썰어서 동량으로 준비한다.
쿠키시트 위에 재료를 고르게 펴고 진한 갈색이 될 때까지 30~40분 굽는다.
구워진 재료를 식힌 다음, 전기 커피 그라인더나 믹서기를 사용해 갈아 준다.
신선한 민들레 뿌리나 치커리 뿌리를 1/4 또는 1/2 비율로 넣어주면 효과가 더욱 커진다.

사용 방법
42페이지에 설명된 방법에 따라 민들레와 치커리 뿌리를 달인다.
1/2컵씩 하루 2~3회, 또는 원하는 대로 수시로 마신다.

참고: 민들레 치커리 차와 커피를 동량으로 섞으면 뉴올리언즈 스타일의 커피를 즐길 수 있다.

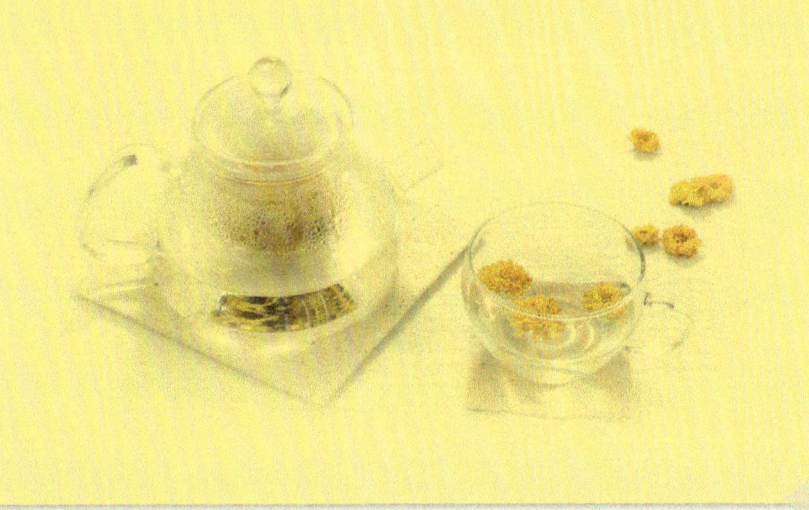

민들레-모카차

켈리포니아 북부에서 활동하고 있는 허벌리스트 카미 맥브라이드(Kami Mcbride)는 민들레 모카차를 이용해서 많은 사람들이 커피 섭취량을 줄이도록 도움을 주고 있다. 커피의 부작용 없이 커피의 맛과 향을 그대로 즐길 수 있다.

볶은 민들레 뿌리 3큰 술(173페이지 만드는 방법 참고)
생 코코아 또는 생 초콜릿[40] 큰 술(잘게 부순 조각 형태 기준)
우유 또는 아몬드 우유 1/2컵
메이플 시럽 또는 꿀 1 큰 술   계피 가루 1/2 작은 술
바닐라 엑기스 1/2 작은 술   넛맥 또는 정향 가루 약간

만드는 방법

볶은 민들레 뿌리와 생 코코아 조각을 3컵의 물에 넣고 30분간 약한 불에서 달인다.
달인 물을 걸러내고 나머지 재료를 넣고 잘 섞이도록 저어 준다.
필요에 따라 따뜻하게 다시 데워서 마신다.

사용 방법

원할 때마다 수시로 마신다. 커피 섭취를 줄이고자 한다면, 소량의 커피를 섞어서 커피 대신 이 차를 마시면 커피의 맛과 향을 그대로 즐기면서 커피를 줄여나갈 수 있다.

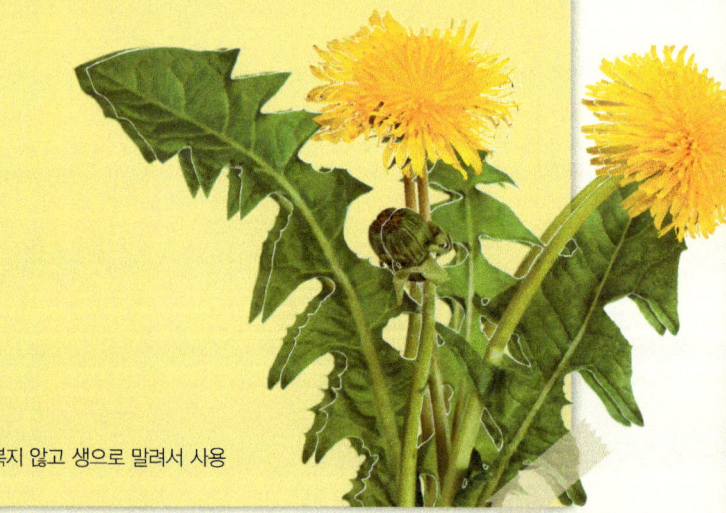

---

[40] 기존방식과는 달리 카카오 콩을 볶지 않고 생으로 말려서 사용

에키네이셔(Echinacea)

에키네이셔는 명실상부 최고의 허브 중 하나다. 에키네이셔는 면역체계를 강화해서 질병과 감염을 막아준다. 많은 허벌리스트와 자연의학을 추구하는 의료인들은 서양의학에서 가장 중요한 면역 강화 허브로 에키네이셔를 꼽는다. 꽃의 생김새가 사랑스럽고, 재배가 수월하며, 강한 생명력을 가진 이 허브는 약효가 뛰어나면서도 부작용이 없고, 잔여성분이 체내에 축적되지 않고 모두 배출되는 것으로 알려져 있다. 꺼려할 만한 구석이 하나도 없는 식물이다. 20세기에 잊혀졌던 허브의학의 부활에 일등공신인 에키네이셔는 "위대한 허브 외교관"이라는 별명을 갖고 있다.

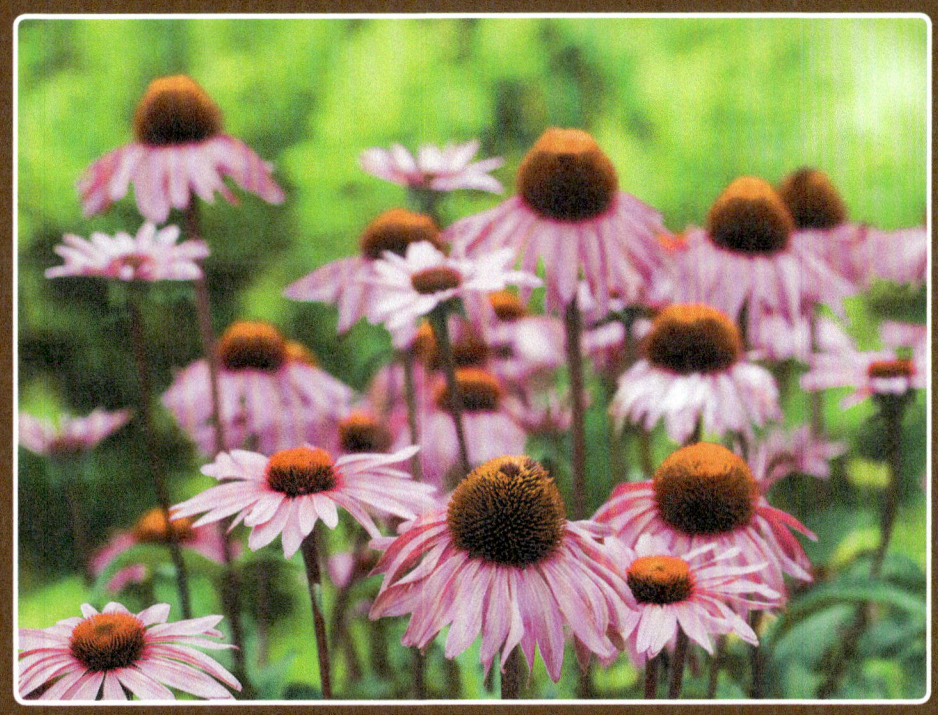

재배하기

에키네이셔는 어떤 정원에서도 단연 돋보인다. 흔히 콘플라워(coneflower, 보라색의 에키네이셔는 "퍼플 콘플라워(purpose coneflower)"라고 부르기도 한다)라고 불리는 에키네이셔는 재배가 쉽고 성질이 까다롭지 않으면서 건강하고 강하다. 이러한 특성은 에키네이셔가 가진 면역력 강화성분과 무관하지 않은 것 같다. 에케네이셔는 양지와 따뜻한 기후를 무척 좋아하지만 날씨가 너무 더운 경우에는 부분적으로 그늘이 필요할 수 있다. 에키네이셔의 원산지인 미국의 애팔래치아, 초원지역, 중서부 지역을 생각하면 에키네이셔의 이상적인 생육환경을 알 수 있을 것이다. 이들 지역의 토양은 척박하지만 대부분의 식물처럼 에키네이셔도 기본적인 조건이 충족되면 주어진 환경에 적응하고 번성한다. 가뭄에도 잘 견디지만 비가 많이 오는 산악지역에서도 잘 자란다.

❖ **사용부위**

뿌리, 잎, 꽃, 씨

❖ **주요성분**

다당류(polysaccharide), 에키나코시드(echinacoside), 세스퀴테르펜 (sesquiterpene), 탄닌, 리놀렌산, 베타카로틴, 비타민 C

❖ **안전성**

개인에 따라 알레르기 가능성이 있다.
눈이나 귀가 가렵거나, 콧물이 나거나, 목이 따끔거린다거나, 기타 알레르기 증상이 나타나면 사용을 중단한다.

효능

주로 독일과 기타 유럽국가에서 실시된 방대한 연구결과에 따르면, 에키네이셔는 면역기능을 활성화함으로써 우리 몸의 저항력을 높여주는 것으로 확인되었다.

외부항원에 대항하여 싸우는 우리 몸의 1차 방어선인 대식세포와 T 세포를 증가시켜서 면역력을 강화하는 것이다. 또한 바이러스와 박테리아의 공격으로부터 우리 몸의 세포를 보호해주는 다당류가 풍부하게 함유되어 있다. 곰팡이균과 박테리아에 의한 감염을 막아주는 항균성분도 갖고 있다. 약효는 강하나 부작용은 거의 없어서 어린이와 노약자가 사용하기에도 안전하다.

에키네이셔는 질병의 초기단계에 섭취해야 효과적이다. 기관지염, 호흡기 감염, 목의 염증, 구강염, 기타 면역력 강화가 필요한 경우에 특히 효과적이다. 감기나 독감 초기 증상이 있을 때 차나 팅쳐 형태로 에키네이셔를 복용하면 면역기능을 보강할 수 있다. 적은 양을 자주 복용(67페이지 참고)하는 것이 질병예방에 효과적이다.

인후통에 좋은 에키네이셔 스프레이

인후통이나 기타 목에 염증이 있을 때 사용하면, 시원하고 상쾌하며 증상을 완화해준다.

에키네이셔 팅쳐 1/4컵
식물성 글리세린 또는 꿀 1/8컵
물 1/8 컵
페퍼민트 에센셜 오일 1~2 방울

만드는 방법
에키네이셔 팅쳐, 글리세린, 물을 섞는다.
자신의 기호에 맞춰 페퍼민트 에센셜 오일의 양을 조절하면서 추가해 준다.

사용 방법
30분마다 한 번씩, 또는 필요에 따라 수시로 목 안쪽에 뿌려준다.

❖ **에키네이셔 고르는 방법**

구매하려는 허브가 야생동물 보호에 대해 책임감과 윤리의식을 바탕으로 재배되었다는 확신이 없다면 자연산 에키네이셔 구매를 가급적 피하기 바란다. 전 세계적으로 면역문제에 대한 관심이 증가하면서 지난 40년 동안 에키네이셔의 수요가 급증했고 따라서 자연산 에키네이셔가 무자비하게 뽑혀나가고 있다. 일부 품종은 이미 멸종위기에 처해 있다. 다행히도 현재 판매되고 있는 에키네이셔의 대부분은 유기농 재배를 통해 생산되고 있다.
약용 품종 중에서도 에키네이셔 퍼르퍼리아(echinacea purpurea)를 추천하는데, 그 이유는 재배가 용이할 뿐 아니라 약효가 뛰어나고, 다른 품종에 비해 비교적 흔하기 때문이다.

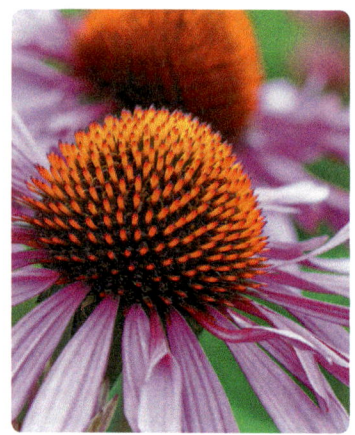

약효가 좋은 에키네이셔 꽃은 보는 이의 기분까지 좋게 해준다.

통 에키네이셔 팅쳐

겨울에 사용할 팅쳐를 딱 한 가지만 만든다면 에키네이셔를 선택하라.

만드는 방법

- 늦은 봄, 신선한 에키네이셔 잎을 따서 입구가 넓은 유리병에 담는다. 꼭꼭 눌러 담지 말고 가볍게 담아 준다. 꽃이 충분히 잠기고도 그 위로 5~7cm 정도 알코올이 올라오도록, 40도의 알코올(브랜디, 보드카, 진)을 유리병에 붓는다. 따뜻한 곳에 두고 매일 흔들어 준다.
- 에키네이셔 꽃봉오리가 성숙하기 시작하면 어린 꽃봉오리 몇 개를 따서 잎과 함께 이 병에 추가로 넣어 준다.
- 철이 끝나갈 무렵 꽃이 만개하면 (단, 절정기가 지나기 전) 꽃을 몇 송이 따서 병에 추가한다. 병 안의 모든 재료를 5~7cm 높이로 충분히 덮을 만큼 필요시 알코올을 추가로 부어준다. 내용물이 너무 많다면 입구가 넓은 다른 병에 나눠 담는다. 매일 흔들어 준다.
- 가을이 되면 에키네이셔는 죽고 그 에너지는 다시 뿌리로 돌아가 저장된다. 늦가을 오후에 에키네이셔를 뽑아서 그 뿌리를 수확한다. 2~3년 정도 성장한 것이라야 약효가 좋으면서도 뿌리가 딱딱하지 않다. 뿌리를 잘 세척한다. 필요시 뿌리를 문질러 씻거나 껍질을 벗기거나 쪼갠다. 그런 다음 작은 조각으로 잘라서 팅쳐용 병에 담고 뿌리가 잠길 정도로 알코올을 부어준다.
- 이런 상태로 뿌리를 3~4주 정도 담가둔 다음 걸러낸 팅쳐를 병에 담는다. 약 1리터 정도의 에키네이셔 팅쳐면 긴 겨울을 나는데 충분하다.

사용 방법

감염, 감기, 독감과 같은 급성질환에는 매 시간 마다 1/2 작은술 복용한다. 이 정도 용량으로 효과가 없고 면역체계가 약해져서 보강이 필요하다고 생각된다면 매 30분마다 1/2 작은술을 복용한다. 회복되기 시작하면 복용량을 줄인다.

만성감염에는 1/4~1/2 작은술을 하루 2~3회, 2주간 복용한다. 1~2주 복용을 중단한 다음 필요에 따라 같은 주기로 복용을 반복한다.

개인적으로 신선한 에키네이셔 전체를 사용하는 것을 선호하지만 말린 에키네이셔로 팅쳐를 만들 수도 있다.

주의 사항

기간에 관계없이 에키네이셔를 다량으로 섭취하는 것은 바람직하지 않다. 독성이 있어서가 아니라 일반적으로 다량섭취가 불필요하고 심지어 역효과를 나타낼 수 있기 때문이다. 급성감염의 초기에 면역체계를 총가동하여 병의 진전을 막아야 할 때에 한하여 복용량을 늘려 사용한다. 이 경우에도 24시간 이내에 복용량을 줄여야 한다.

클로스 박사의 리니먼트[41] (Dr. Kloss's Liniment)

개인적으로 가장 좋아하는 리니먼트로써 1939년 출간된 저명한 허브닥터 제트로 클로스(Jethro Kloss) 박사의 고전 "에덴으로의 귀환(Back to Eden)"에서 처음 소개된 이후 꾸준히 전해 내려온 비법이다. 클로스 박사의 리니먼트는 소독과 근육염증 치료에 이용된다. 이 리니먼트를 30년 이상 사용해 본 결과, 소독제로는 단연 최고라 할 수 있다. 가히 없어서는 안 될 필수 품목이다.

- 에키네이셔 뿌리 가루 28g
- 몰약 고무수지 가루 28g
- 소독용 알코올 약 0.5 리터
- 유기농 히드라스티스(goldenseal) 뿌리 가루 28g
- 붉은 고추가루 7g

만드는 방법
이 책에서 설명한 방법에 따라 팅쳐를 만든다. 소독용 알코올이 들어가므로 반드시 "절대 먹지 마시오"라는 문구를 눈에 잘 띄도록 보관용기에 표기해야 한다.

사용 방법
상처에 직접 바르거나 면봉에 적셔서 감염부위를 닦아 소독해 준다.
감염부위가 회복될 때까지 필요에 따라 수시로 반복한다.

에키네이셔 뿌리 팅쳐

정원이 없거나 에키네이셔 식물 전체를 이용해 팅쳐를 만들 시간이 없다면 간단히 에키네이셔 뿌리만 이용해 팅쳐를 만들어도 매우 효과적이다. 그러나 식물전체를 이용한 팅쳐가 더 효과적인데 그 이유는 식물의 각 부위마다 성분이 유사하더라도 그 효력이 조금씩 다르기 때문이다.

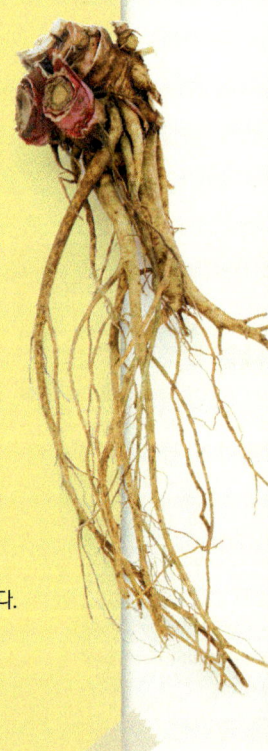

만드는 방법
신선한 뿌리 또는 말린 뿌리를 준비해 56페이지에 설명된 방법에 따라 팅쳐를 준비한다.

사용 방법
급성일 경우, 매 시간마다 1/4 ~ 1/2 작은술, 또는 필요에 따라 수시로 복용한다.
만성 염증과 감염의 경우, 매일 1/2 작은술을 세 번씩 2주간 복용하고 나서 2주간 복용을 중단한다. 그리고 필요에 따라 이 과정을 반복한다.

---

41 리니먼트: 통증 등을 완화할 목적으로 피부에 바르는 액체형태의 피부제

딱총나무(Elder)

딱총나무의 열매와 꽃은 유럽에서 가장 인기 있는 감기와 독감 치료제 중 하나다.

유럽 어느 나라를 가든 겨울철이면 딱총나무로 만든 다양한 제품이 약국에 진열되어 있다. 이 크고 아름다운 관목은 오랜 세월 동안 여러 지역에서 건강 지킴이 역할을 톡톡히 해 왔다. 유럽, 아프리카, 아시아와 같은 구세계에서는 전통적으로 딱총나무를 허브가든 가장자리에 심어서 정원의 "지킴이" 역할을 하도록 했다. "엘더(elder)[42]라는 이름에서 딱총나무가 정원에서 자치하는 위상을 가늠할 수 있다. 과거 뿐 아니라 오늘날에도 딱총나무 꽃과 열매는 최상급 치료제이자 식재료로 사랑받고 있으며, 정원에서도 흔히 재배되고, 기후가 온화한 북아메리카 대부분 지역에서 야생으로 서식한다. 우리 인간들만 이 딱총나무의 진가를 알아보는 것이 아니다. 부드러운 잎은 사슴, 무스, 초식동물들의 맛있는 먹이가 되고, 여름이면 서른다섯 종류의 다양한 새들이 잘 익은 딱총나무 열매로 행복한 만찬을 즐긴다.

정원의 가장자리에 딱총나무를 심어 놓으면 다양한 새들이 정원을 찾아들 것이다.

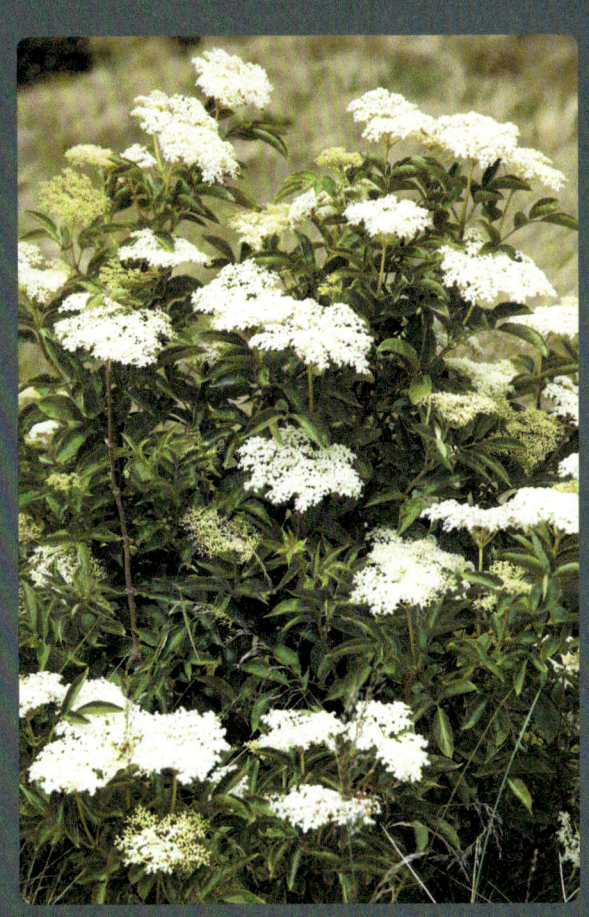

---

42 영어로 "elder"는 "손윗사람" 또는 "연장자"라는 뜻이다.

재배하기

딱총나무는 키가 9m까지 자라는 다년생 관목이며 생육조건이 적합하면 비교적 무난하게 자라고 재배가 용이하다. 촉촉하고 영양분이 많은 토양을 좋아하고 양지보다는 부분 그늘을 선호한다. 야생 딱총나무는 개울의 둑이나 농지의 가장자리에서 자란다. 이런 곳의 토양이 물기가 많고 영양분이 풍부하여 딱총나무의 생육조건에 적합하기 때문이다. 딱총나무는 5지대 식물로 알려져

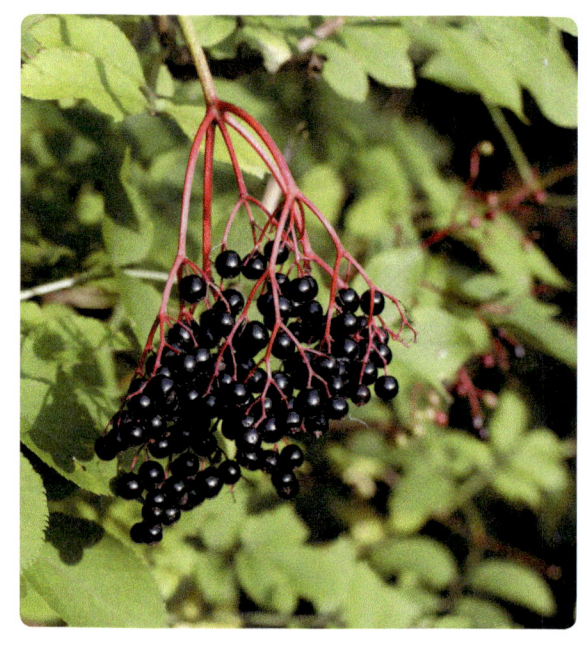

한여름과 늦여름 사이에 익는 딱총나무 열매가 영롱한 보석처럼 가지에 주렁주렁 매달려 있다.

있으나 개인적으로 3지대에서도 재배하고 있다. 그 이유는, 내가 사는 곳은 겨울철에 눈이 많이 오는데 쌓인 눈이 일종의 보호막 역할을 해주기 때문이다. 씨앗을 직접 파종해도 되지만 성공률이 그다지 높지 않고 꺾꽂이로 번식하는 것이 쉽다. 딱총나무 가지는 넓고 높게 뻗어나가기 때문에 공간을 충분히 확보해 주거나, 정원이나 마당의 가장 자리에 심어야 한다. 생육조건이 잘 맞으면 상당히 크게 자랄 수 있다.

효능

마치 하얀 레이스처럼 아름다운 딱총나무 꽃은 발한효과가 있다. 즉, 땀을 유발함으로써 열을 식혀주는 것이다. 열매는 면역강화성분을 함유하고 있어서 종종 에키네이셔와 혼합하여 감기에 좋은 면역 촉진제를 만드는데 쓰인다. 또한 열매가 갖고 있는 강력한 항바이러스 성분은 독감, 헤르피스, 대상포진 등 바이스러성 감염을 치료하는 데 도움이 된다.

딱총나무 열매는 시럽으로 만들거나(186페이지의 레시피 참고) 와인을 담가도 아주 좋다. 잼, 젤리, 파이의 재료로도 훌륭하다. 딱총나무 꽃도 먹을 수 있으며 맛도 좋다. 개인적으로 딱총나무 꽃을 튀겨먹는 것을 좋아한다. 꽃이 피기 시작할 때 따서 크고 납작한 꽃을 묽은 반죽에 담갔다가 튀겨서 딱총나무열매로 만든 잼과 함께 먹으면 그 맛이 일품이다.

❖ **사용부위**

꽃과 열매

❖ **주요성분**

비타민 C, 비타민 A, 바이오 플라보노이드(bio flavonoid), 플라보노이드, 페놀성 화합물(phenolic compounds), 베타 카로틴, 철, 칼륨, 식물 스테롤(phytosterol)

❖ **안전성**

익히지 않은 생 딱총나무 열매를 다량으로 먹지 말아야 한다. 개인에 따라 소화 장애나 설사를 유발할 수 있다.

자양강장에 좋은 차

항산화 성분이 풍부하고 심장에 좋을 뿐 아니라 맛도 좋아서 매일 마셔도 질리지 않는다.

- 말린 딱총나무 열매 2
- 말린 블루베리 1
- 꿀(선택사항)
- 말린 장미나무 열매 2
- 말린 산사나무 열매 1
- 레몬주스(선택사항)

만드는 방법
말린 열매들을 모두 섞는다. 물 한 컵 당 재료 1큰술의 비율로, 41페이지의 만드는 방법을 참고하여, 차를 우려낸다. 개인의 취향에 따라 꿀이나 레몬주스를 추가한다.

사용 방법
한번에 1/2 컵~1컵씩, 하루 1~2회 마셔주면 영양공급 및 심장건강에 좋다.

심장건강에 좋은 팅쳐

위에서 언급된 자양강장 베리굿 차에 사용된 모든 열매에다, 심장에 좋은 린덴 꽃, 산사나무의 열매, 잎, 꽃을 더하면 심장건강을 지켜주는 맛좋고 영양 많은 팅쳐를 만들 수 있다. 이 팅쳐는 영양성분을 통해 심혈관계를 강화해 주는 강장제이지 "약"이 아니기 때문에, 심장약과 함께 사용해도 안전하고 효과적이다.

- 말린 딱총나무 열매 2
- 말린 장미나무 열매 2
- 말린 산사나무 열매, 잎, 꽃 1
- 애플 사이다로 만든 식초
- 린덴 꽃 2
- 말린 블루베리 1
- 40도 알코올 또는 저온살균처리되지 않은 것

만드는 방법
56페이지 방법 참고

사용 방법
1회 1/4~1/2 작은술씩, 하루에 2~3회, 5일 동안 섭취한 후, 2일 동안 중단한다. 몇 주 또는 몇 달 동안 이 주기로 반복하여 섭취한다.

집시의 감기약

이 허브 감기약은 몸에서 땀을 배출하게 해서 열을 식혀준다. 또한 알레르기, 건초열, 축농증에도 좋다.

- 딱총나무 꽃 1
- 페퍼민트 잎 1
- 서양톱풀의 꽃과 잎 1

만드는 방법
41페이지의 방법대로 위의 재료를 45분 동안 뜨거운 물에 담가서 진한 찻물을 우려낸다.

사용 방법
수시로 마신다.

비뇨기에 좋은 자양강장 차

이 차는 방광염이나 기타 비뇨기 감염에 잘 걸리는 사람들에게 좋다.

- 딱총나무 꽃 2
- 별꽃 꽃머리 1
- 민들레 잎 1

만드는 방법
41페이지 방법대로 재료를 우려낸다.

사용 방법
1회 1/2컵~1컵 씩, 하루에 1~2회 마시면 비뇨기를 튼튼하게 해준다.

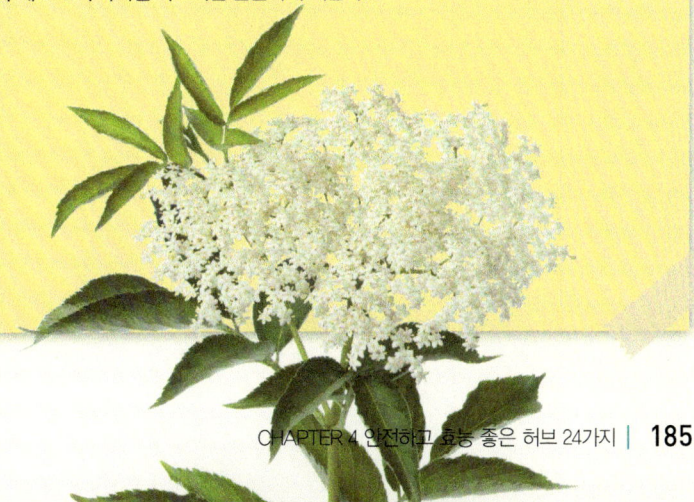

딱총나무 열매 시럽

이 시럽은 아마도 세상에서 가장 좋은 시럽 중 하나일 것이다. 이 레시피를 공유해준 허벌리스트의 길 (The Herbalist's Way)의 저자 낸시 필립스와 마이클 필립스 부부에게 고마움을 전하는 바이다. 시럽의 맛 자체도 좋지만 감기나 독감을 예방하고 빨리 회복하는데도 도움을 준다.

- 잘 익은 신선한 딱총나무 열매 2
- 정향 가루 1/2 작은 술
- 생강 같은 것 7g
- 꿀

만드는 방법

큰 냄비에 딱총나무 열매와 물 1/4컵을 함께 넣고 물러질 때까지 약한 불에서 삶는다. 껍질과 섬유질은 걸러내고 국물은 남겨둔다.
걸러낸 고형물 찌꺼기는 퇴비로 만들어 활용하고 국물은 다시 냄비에 담는다.
생강과 정향가루를 넣고 국물의 양이 반이 될 때까지 냄비 뚜껑을 연 채로 졸인다.
졸인 국물을 계량컵에 담아 양을 측정한 후 냄비에 다시 넣는다.
측정된 양과 같은 분량의 꿀을 추가한 다음, 모든 재료가 잘 섞이도록 충분히 저어 준다.
충분히 식힌 후 병에 담는다.
냉장보관하고 12주 이내에 소비한다.

사용 방법

1회 1~2 큰술씩, 하루에 여러 번 섭취하면 감기나 독감을 예방하거나 치료하는 데 도움이 된다.

응용

동일한 레시피를 사용해 말린 딱총나무 열매로 시럽을 만들어 보았다. 시럽은 만들어졌지만 같은 맛은 아니었다. 그러나 효과는 동일하다. 말린 딱총나무 열매와 물을 1대 2의 비율로 사용한다. 김이 빠져나갈 수 있도록 뚜껑을 살짝 연 상태로 낮은 불에서 물이 반으로 줄 때까지 졸인다.
건더기를 걸러내고 생강과 정향을 넣고 위의 레시피 대로 진행한다.
이 시럽에 딱총나무 꽃을 추가하면 발한성분이 더해져서 열을 내리는데 도움이 된다. 생강과 정향을 넣고 국물을 졸인 다음, 불을 끄고 말린 딱총나무 꽃을 1/2컵 넣어 뚜껑을 덮고 20분 동안 우린다.
충분히 우러났으면 꽃을 걸러내고 꿀을 추가한다.

히드라스티스(Goldenseal)

　히드라스티스는 북미대륙에서 가장 유용하고 귀한 식물 중 하나이고 세계 의학에 기여한 바 또한 크다. 히드라스티스는 미국의 동부해안 지역에 살았던 원주민, 즉 인디언 부족들 사이에서 흔히 이용되었던 약초였다. 따라서 그 효능에 대한 대부분의 지식은 인디언 치료사에게서 얻은 것이다. 감염을 막아주는 알칼로이드(식물염기)와 고미제(苦味劑, bitters)[43]를 함유하고 있어서 약효가 강력하다. 몸의 안과 밖에 염증이 있을 때, 가장 먼저 찾는 허브 중 하나다. 이 뿐만 아니라 피부감염부터 기관지염, 소화불량까지 다양한 건강문제를 해결하는데 사용된다.

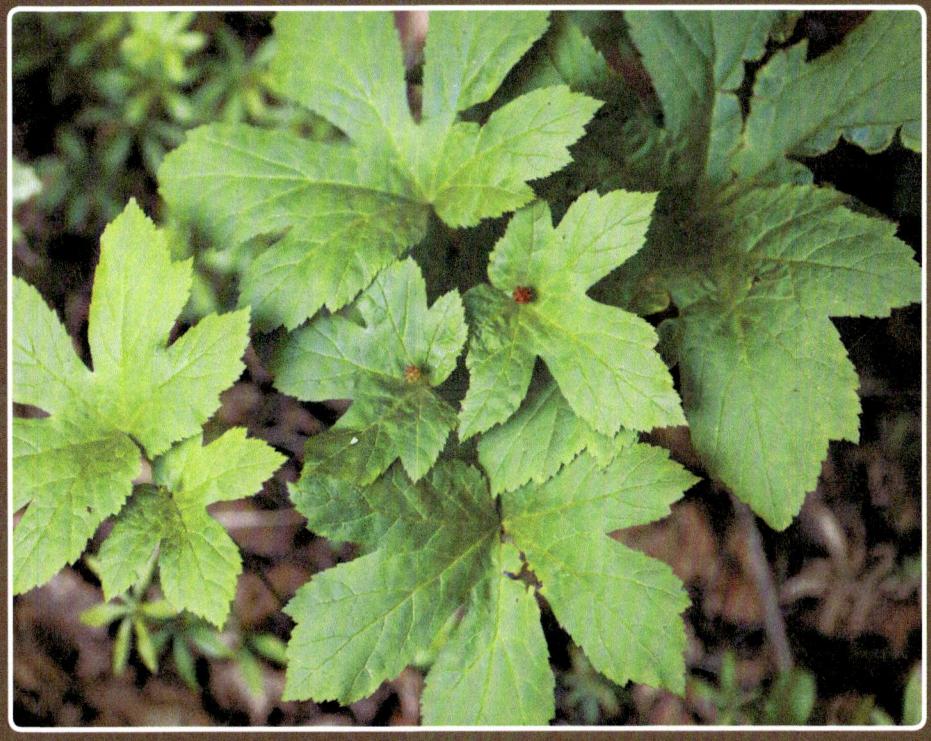

---

[43] 소화를 촉진하는 생약성분

히드라스티스는 효능이 뛰어나고 귀한 허브이기 때문에 수요가 높을 수밖에 없다. 그런데 최근까지만 해도 재배가 되지 않고 모든 공급물량을 자연산에 의존했기 때문에, 현재 히드라스티스는 위기에 처해 있다. 다행스럽게도, 식물보호연맹(United Plan Savers)과 기타 식물보호단체의 헌신적인 노력 덕분에 히드라스티스의 대량 재배가 가능해졌다. 히드라스티스를 살 때는 반드시 "유기농 재배"라고 표기되었는지를 확인하기 바란다. 아니면 직접 재배하는 것도 고려해 볼 수 있을 것이다. 자연산 히드라스티스는 부디 훼손하지 말기 바란다.

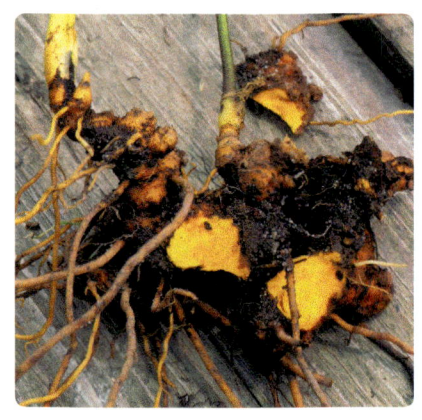

히드라스티스 뿌리줄기는 작지만 약효는 강력하다. 가장 약효가 뛰어난 북미산 허브 치료제 중 하나다.

재배하기

히드라스티스는 더디게 성장하는 다년생 식물로써 생육조건이 까다로운 편이다. 미국과 캐나다 동부의 그늘진 활엽수림에서만 자연적으로 서식한다. 이러한 환경과 최대한 비슷한 조건을 만들어주면 대체로 재배에 성공할 것이다. 그렇다면 구체적인 생육조건을 살펴보자. 히드라스티스는 pH 농도가 6에서 7사이의 부엽토가 풍부한 토양과 최소 70% 이상의 그늘진 환경을 선호한다. 오래된 단풍나무나 자작나무 또는 너도밤나무가 한 그루 있다면 그 밑에 히드라스티스를 재배할 수 있다. 상록수나 참나무는 pH 균형을 깨기 때문에 적합하지 않다. 히드라스티스는 씨를 직접 심어서 재배하기가 어렵다. 종자를 직접 파종할 수는 있지만 그럴 경우 최장 3개월의 습적(濕積, stratefication)[44]

---

[44] 씨앗을 습하고 그늘진 곳에 보관하여, 식물이 자연 상태에서 겨울철 땅속에서 발아를 준비하는 것처럼 유사한 환경을 만들어 주는 것을 말한다.

과정을 거쳐야 한다. 그러나 뿌리줄기를 이용해 싹을 틔우는 것은 아주 쉽다. 뿌리줄기 하나를 작은 조각으로 나눈다. 이때 주의할 점은 각각의 조각이 "씨눈", 즉 성장마디를 갖고 있도록 신경써서 나누는 것이다. 가을에 15~20cm 간격을 두고, 1.3cm 깊이로 심는다. 3년 동안 키우면 뿌리를 수확할 수 있다.

효능

히드라스티스는 천연 항생제로 여겨지며 종종 에키네이셔와 함께 감염, 감기, 독감을 치료하는데 사용된다. 점막, 호흡기, 소화기, 생식기, 피부에 발생하는 염증을 치료하는데도 부분적으로 효과가 있다. 결막염과 같은 눈 염증질환에 사용되는 소독액, 질염에 사용되는 질세척제 (정확하게 조제되지 않을 경우 건조함을 유발할 수 있으므로 주의해야 한다) 목과 잇몸의 염증 치료를 위한 구강 청결제, 습진과 건선의 국소 치료제를 만드는데도 히드라스티스가 흔히 사용된다. 뿌리는 가루로 만들어서 피부염, 종기, 상처 치료에 좋은 습포제를 만드는데 사용된다. 또한 쓴맛이 나는 고미(苦味)성분이 풍부하여 간, 쓸개, 소화기 장애를 치료하는데도 유용하다.

❖ **사용부위**
뿌리와 잎(뿌리의 약효가 훨씬 강함)

❖ **주요성분**
히드라스틴(hydrastine), 베르베린(berberine), 수지, 휘발성 오일, 플라보노이드, 클로로겐산(chlorogenic acid)

❖ **안전성**
3~4주 이상 장기간 내복 시 또는 과다 용량 섭취 시, 점막을 자극하여 염증을 유발할 수 있음. 장기 사용 시에는 3주 동안 복용하고 한 주 쉬는 주기를 반복한다. 히드라스티스를 사용했을 때 점막이 자극을 받고 염증이 생긴다면 사용을 중단한다.

주의할 것! 뿌리로 차를 만들면 상당히 쓰다. 그래서 대부분 팅쳐나 캡슐형태를 선호한다.

히드라스티스 연고

이 연고는 살균소독 효과가 뛰어나고 피부염증과 무좀 등 곰팡이 균에 의한 감염을 치료하는데 좋다.

- 샤파랄(chaparral) 잎 가루 1
- 히드라스티스 뿌리 가루(유기농) 1
- 몰약 고무수지 가루 1
- 올리브 오일
- 밀납 간 것

만드는 방법

49페이지 방법대로 오일에 허브재료를 우려낸다. 이 오일에 밀랍을 넣고 53페이지의 방법에 따라 연고를 만든다.

사용 방법

소량의 연고를 감염된 부위에 직접 바르고 잘 스며들도록 부드럽게 마사지해 준다.
하루 2~3회, 또는 수시로 반복한다.

눈 염증에 좋은 히드라스티스 세척액

이 세척액은 결막염과 같이 눈에 발생하는 감염을 치료하는데 좋다.

- 히드라스티스 뿌리 1 작은 술(유기농)
- 양아욱(marsh mallow) 뿌리 또는 미끄럼 느릅나무(slippery elm) 껍질[45] 1 작은 술

만드는 방법

재료에 끓는 물 1/2컵을 붓고 뚜껑을 덮은 다음 45분에서 1시간 동안 우려낸다.

---

45 Slippery elm은 미국산 느릅나무의 일종인데, 이 나무의 속껍질은 유근피라고 불리며 진통제로 쓰인다.

면 보자기를 안에 깐 고운 채나 커피필터를 이용해서 건더기를 잘 걸러낸다.
세척액에 재료의 입자가 남지 않도록 각별히 주의한다. 완성된 세척액을 병에 담는다. 냉장고에서 3일간 보관이 가능하다.

사용 방법

유리로 만든 안과용 소형 특수 컵을 사용해도 좋고 아니면 눈에 잘 고정될 수 있는 작은 찻숟가락을 이용해도 된다. 이 세척액을 차갑게 해서 눈에 사용하면 붓기를 가라앉히는데 도움이 되지만 일반적으로 따뜻한 상태로 사용하는 것이 사용감도 좋고 증상을 가라 앉히는데도 효과적이다. 그러므로 사용하기 전에 따뜻하게 데워서 사용하면 좋다.
유리컵이나 숟가락에 세척액을 1큰 술 가량 담아서 세척액이 새어 나오지 않도록 유리컵이나 숟가락을 한 쪽 눈 위에 단단히 고정시켜 준다. 그리고 세척액이 눈 안으로 충분히 들어가서 소기의 효과를 달성할 수 있도록 눈을 빠르게 깜빡거리거나 눈을 뜬 상태로 안구를 오른쪽과 왼쪽 가장자리로 번갈아 가며 최대한 움직여 주어야 효과가 좋다. 남은 세척액은 미련 없이 버리고, 사용한 유리컵이나 숟가락을 깨끗이 헹궈서 다른 쪽 눈도 똑같은 방법으로 세척한다.
하루 3~4회, 3~4일 동안 이런 과정을 반복한다. 그러나 세척액을 사용해도 증세가 악화될 경우에는 사용을 중단하고 전문의의 도움을 받아야 한다.

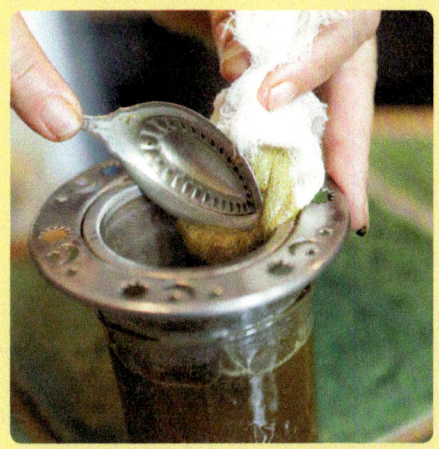

눈 세척액을 만들 때는 사용된 허브재료들의 작은 입자를 빠짐없이 철저하게 걸러내야 한다.

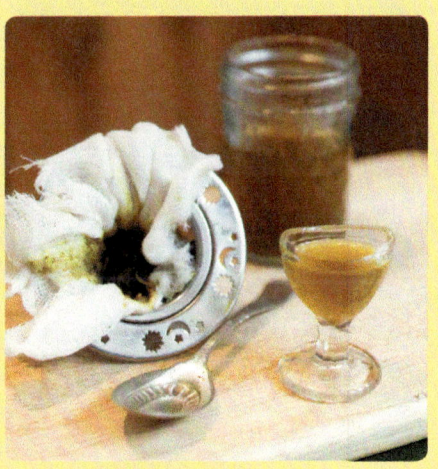

사용 시에는 따뜻한 세척액을 담은 작은 유리컵이나 숟가락을 눈 위에 잘 고정시켜야 한다.

히드라스티스 진흙 페이스트

이 페이스트는 옻나무나 덩굴 옻나무에 노출되었을 때, 또는 벌레 물렸을 때 아주 효과적이다. 특히 여름철에는 필요하면 언제라도 사용할 수 있도록 작은 병에 담아서 준비해 둔다. 히드라스티스, 진흙, 소금은 말려주는 성질과 유해물질을 흡착하여 밖으로 빼내는 성질이 있다. 페퍼민트 오일은 시원하게 해주는 성질이 있어서 화상이나 가려움증을 가라 앉혀준다.

히드라스티스(유기농) 가루 1 큰 술
녹색 또는 붉은색 진흙 1 큰 술
클로스 박사의 리니먼트(옵션, 180페이지 레시피 참고)
천일염 1/2 작은 술(또는 켈트(Celtic) 소금 또는 기타 미네랄이 풍부한 소금)
페퍼민트 에센셜 오일 5~10 방울

만드는 방법

히드라스티스, 진흙, 리니먼트(선택사항), 소금을 충분한 양의 물과 함께 섞어서 페이스트, 즉 반죽형태로 만든다. 페퍼민트 오일을 넣고 잘 섞어 준다. 밀폐용기에 보관하면 여러 달 보관이 가능하다.
보관 중에 수분이 증발해 마르면 부족한 만큼의 물을 섞어 원래 상태로 되돌려 준다.

사용 방법

문제가 발생한 부위에 직접 페이스트를 바른다.
페이스트를 얼마나 두껍게 바르느냐에 따라 약효가 달라진다.
보통 얇게 펴 바르면 충분하지만 발진이나 감염이
호전되지 않으면 페이스트를 좀 더 두껍게 발라준다.

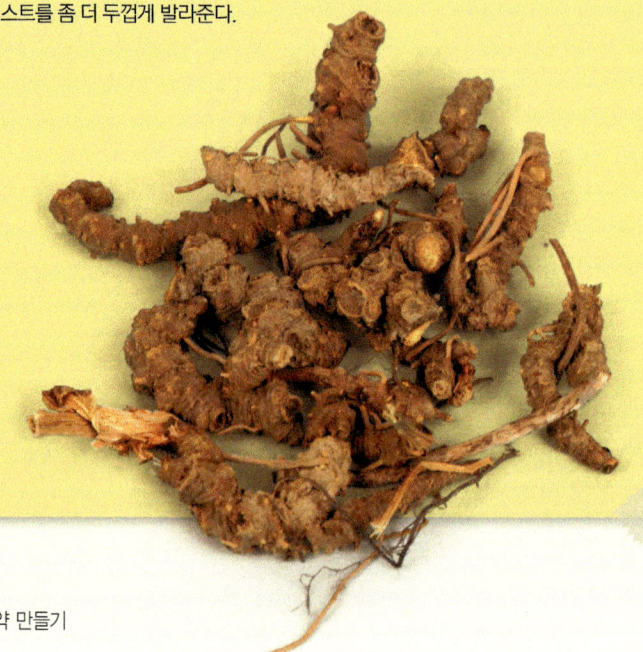

산사나무

　산사나무는 피는 곳마다 아름다운 풍경을 자아내며 전 세계적으로 서식한다. 아르메니아에서 미국으로 이민 오신 나의 할머니께서는 이사를 갈 때마다 그 집 마당에 산사나무를 꼭 심으셨다. 할머니께서 심으신 산사나무 중 한 그루의 후손이 나의 정원에 심겨져 있다. 북부 캘리포니아에서 어린 시절을 보냈는데, 그 때 살았던 우리 집 정원에서 어린 묘목을 한 그루 뽑아서 버몬트(Vermont)주로 이사하면서 함께 가지고 왔다. 처음엔 온화한 8지대에서 쌀쌀한 3지대로 옮겨진 것에 못마땅해 했지만, 산사나무는 잘 살아남았고 지금은 우리 집 마당을 아름답게 장식하고 있다.

　산사나무는 생명력이 강하고 200년까지 사는 장수 식물이다. 때로는 키가 작고 듬성듬성 자라기도 하지만, 아일랜드와 영국의 시골길을 따라 빽빽하게 늘어선 나무울타리처럼 풍성하게 덤불을 형성하기도 한다. 또는 이탈리아 시골에서나 볼 수 있을 법한 표본처럼 우아하고 고전적인 아름다움을 자아내기도 한다. 미국에서 볼 수 있는 대부분의 산사나무는 우리 조상들이 유럽에서 떠나올 때 견본 품종으로 가져온 나무의 후손들이다. 산사나무 열매는 맛이 좋고 시럽, 잼, 젤리 등으로 만들어 먹는다. 꽃이나 잎과 마찬가지로 열매도 약용으로 쓰이기도 한다.

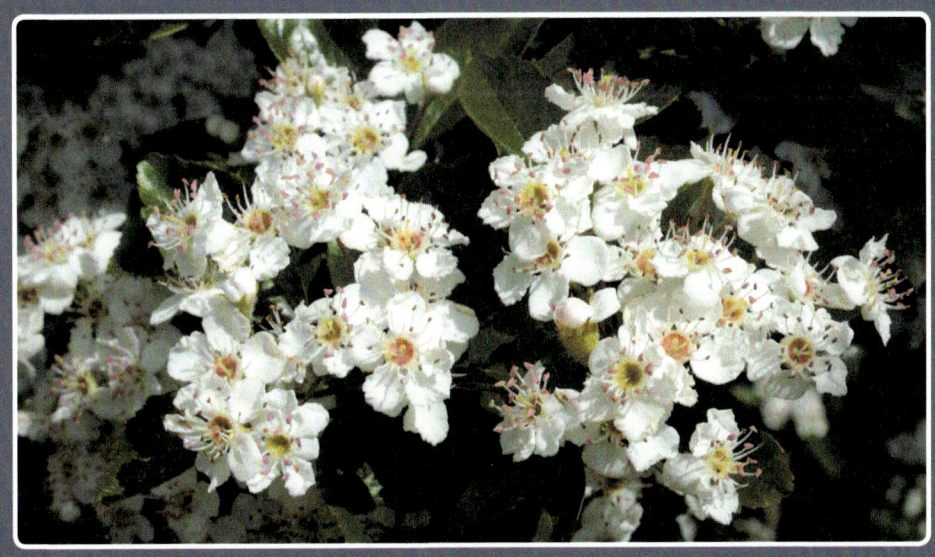

재배하기

산사나무는 다양한 생육환경에 적응할 수 있어서 기르기가 상당히 쉽지만 개별 환경에 맞는 품종을 잘 골라서 심어야 한다. 그리고 더디게 자라지만 100년 이상 장수하는 식물임을 기억하기 바란다. 품종에 따라 키가 작은 관목이 되기도 하고 키가 크고 우아한 한 그루의 나무로 자라기도 한다. 봄이면 하얀 꽃이 흐드러지게 피고 가을이면 새빨간 열매가 풍성하게 영글어서 새들에게 행복한 만찬을 제공해준다.

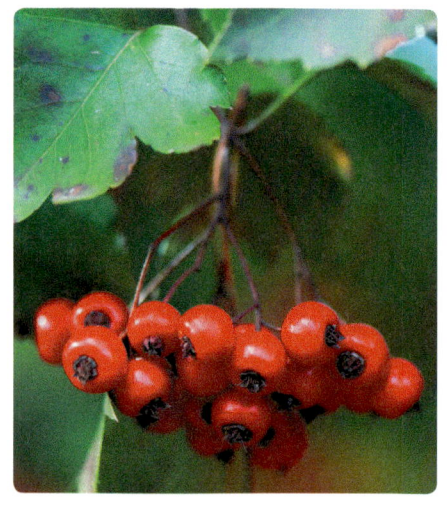
품종이 다양한 산사나무는 늦여름이면 선명한 붉은 색의 열매를 송이 송이 맺는다.

일반적으로 산사나무는 양지에서도 잘 자라고 숲이나 나무가 우거진 곳의 가장자리에 형성되는 반그늘에서도 잘 자란다. 토양의 산성도에 까다롭지는 않지만 영양이 풍부한 알카리성 토양을 선호한다. 묘목장에 가면 여러 품종이 있어서 맘에 드는 품종을 골라 심을 수 있긴 하지만 산사나무는 쉽게 씨를 퍼뜨려 자생하기 때문에 어미나무 아래에 어린 묘목이 많이 자라나기 때문에 이 어린 묘목들을 옮겨 심으면 된다.

효능

산사나무는 심장에 가장 좋은 허브로 알려져 있다. 열매, 잎, 꽃에는 바이오 플라보노이드, 항산화제, 프로시아니딘(procyanidin)이 풍부해서 심장에 영양을 공급하고 심장을 튼튼하게 만들어 준다. 또한 혈관을 확장시켜서 혈액순환을 원활하게 해주고 심혈관 수축 및 폐색을 완화해 준다. 심장근육을 강화해주고, 혈압을 정상화시켜주며 일정한 수준으로 유지해 준다. 또한 좋은 콜레스트롤의 수치를 적정수준으로 유지하는데 도움을 주기도 한다. 산사나무는 심장질환을 예방하고 저혈압, 고혈압, 심장병, 부종, 협심증, 부정맥을 치료하는데 탁월한 효과를 나타낸다.(산사나무의 성분은 체내에 저장되거나 축적되지 않기 때문에 심장 강장제로 사용할 경우 주기적으로 섭취하는 것이 중요하다)

산사나무는 콜라겐을 안정화시켜주고, 인대, 힘줄, 근육의 건강과 회복을 도와준다. 또한 모세혈관을 튼튼하게 해주어서 쉽게 멍이 드는 사람들에게 아주 좋다. 산사나무 팅쳐, 차 또는 캡슐을 3~4주 동안 섭취하면 멍이나 타박상이 줄어드는 것을 느낄 수 있을 것이다.

애통하거나 큰 슬픔에 잠겼을 때 내가 가장 먼저 찾는 것 중 하나가 바로 산사나무다. 레몬밤, 귀리, 고추나물과 함께 섞어서 차로 마시면 상실감으로 인한 깊은 슬픔을 달래는데 도움이 된다.

❖ **사용부위**

열매, 꽃, 잎, 어린 가지

❖ **주요성분**

플라보노이드, 비타민 B, 비타민 C, 콜린(choline), 아세틸콜린(acetylcholine), 케르세틴(quercetin), 트리테르페노이드(triterpenoid), 크라테테긴(crategin), 루틴(rutin), 프로시아니딘(procyanidin)

❖ **안전성**

대부분의 자연요법과 허벌리스트들에 의하면 산사나무를 일반 심장약과 함께 복용해도 안전한 것으로 알려져 있는데, 그 이유는 산사나무가 일반 의약품처럼 화학적 변화를 통해 작용하는 것이 아니라 영양을 보충하고 몸의 기능을 높여줌으로써 치료효과를 가져오기 때문이다. 그러나 심장약을 복용중이라면, 산사나무나 다른 치료제(일반의약이든 허브든 관계없이)를 사용하기 전에 의사에게 확인하는 것이 좋다.

마음을 달래주는 산사나무 차

이 차는 깊은 상실감이나 슬픔을 달래는데 좋다. 또한 일조량이 줄어드는 겨울철에 발생하기 쉬운 우울증이나 무기력증 등 계절성 정서질환(seasonal affective disorder, SAD)에도 효과적이다.

- 산사나무 잎, 꽃, 열매 2
- 푸른 귀리의 머리 부분 1 (막 익기 시작해서 하얀 즙이 차 있을 때 수확)
- 레몬밤 잎 1
- 고추나물 꽃과 잎 1
- 꿀 또는 스테비아(옵션)

만드는 방법
41페이지를 참고하여 팅쳐를 준비한다. 기호에 따라 꿀이나 스테비아[46]를 넣어서 마신다.

사용 방법
기쁨과 희망이 마음속에 다시 차오를 때까지 매일 3~4잔씩 마셔준다.

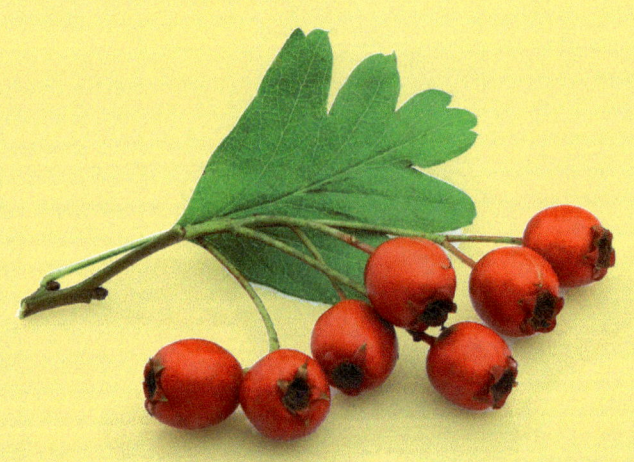

---
[46] 스테비아라는 식물에서 얻어내는 설탕 대체재

심장 건강에 좋은 허브 스프링클[47]

맛도 좋은 이 스프링클을 온·냉 시리얼과 시나몬 토스트, 과일 샐러드와 스무디에 이르기까지 모든 음식 위에 뿌려 먹으면 맛도 좋고 심장건강에도 좋다. 뿌려먹기 쉽도록 뚜껑에 구멍이 뚫린 작은 병에 담아서 식탁위에 항상 두고 먹는다.

- 산사나무 열매 가루 2
- 생강가루 1/2
- 계피가루 1
- 카르다멈(cardamom) 가루 1/8

만드는 방법
모든 가루를 섞은 다음 병에 담아 식탁위에 둔다.

사용 방법
엑센트가 필요한 모든 음식위에 뿌려 먹는다.

산사나무 하트볼

맛있는 심장 강장제 이다.

- 산사나무 열매 가루 2
- 린덴 가루 1
- 카르다멈 가루 1/8
- 캐럽[48] 또는 코코아 가루 (농도 조절용)
- 계피가루 1
- 생강가루 1/4
- 꿀 또는 메이플 시럽(단맛을 낼 때)

만드는 방법
60페이지 허브 알약 만드는 방법 참고 하여 만든다.

사용 방법
하루 1~2 알씩 섭취한다.

---

47 음식 위에 뿌려서 미각과 시각 효과를 더해주는 양념이나 고명
48 초콜릿 맛이 나는 암갈색 열매가 달리는 유럽산 나무

산사나무 팅쳐

차 한 잔을 마실 여유도 없이 바쁘게 사는 사람들에게, 산사나무 팅쳐는 손쉽게 매일 심장에 영양을 공급해줄 수 있는 훌륭한 대안이다.

만드는 방법

- 봄에 어린 산사나무 잎을 따서 입구가 넓은 유리병에 성기게 넣어준 다음, 내용물이 5~7cm 높이로 충분히 잠길 만큼 40도 알코올 (브랜디, 보드카, 진)을 부어준다. 따뜻한 곳에 두고 매일 흔들어 준다.
- 늦은 봄이 되면 꽃이 피기 시작하자마자 한 줌 따서 병에 추가로 넣어준다. 꽃을 추가하고 나서 역시 모든 재료위로 알코올이 5~7cm 이상 올라오도록 알코올을 추가로 부어준다.
- 가을이 되면 붉은 산사나무 열매를 한 줌 따서 역시 병에 추가한다. 역시 같은 방법으로 필요한 만큼 알코올을 추가해준다. 4~6주 동안 재료를 알코올에 담가두고 매일 흔들어 준다. 건더기 재료를 걸러 내고 팅쳐만 병에 옮겨 담는다.

사용 방법

심장 강장제로 섭취할 경우, 하루 1~2회, 3~4주 동안 마신다. 한 주 쉬었다가 같은 주기로 반복하여 섭취한다.

응용 방법

팅쳐를 만들 때 가급적 신선한 산사나무 재료를 사용하는 게 좋지만, 말린 산사나무 잎, 꽃, 열매를 이용해 팅쳐를 만들 수도 있다.

재료를 구입할 때는 신뢰할 만한 생산자나 판매자인지를 확인한다.

입구가 넓은 병에 재료를 넣고 재료가 충분히 잠길 만큼 40도의 알코올을 부어준다. 따뜻하고 햇볕이 드는 곳에 4~6주 동안 놓아두고 매일 한번 씩 흔들어 주면 약효가 더 커진다.

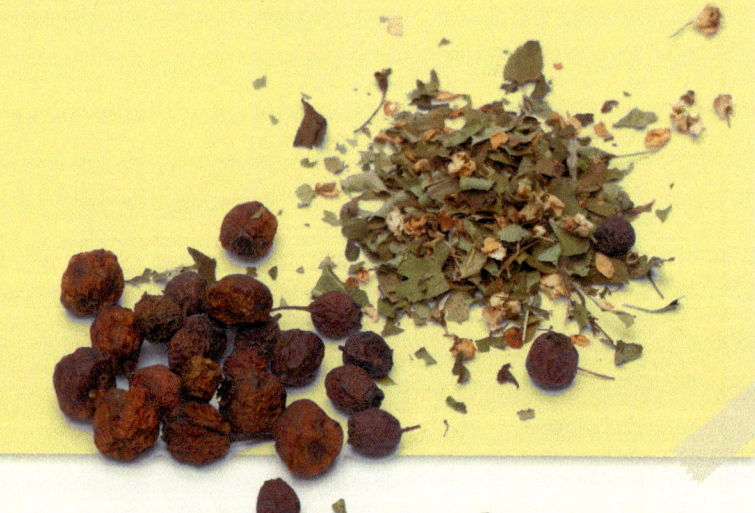

라벤더

라벤더가 없는 세상을 상상할 수 가 있을까? 아름답고 향기롭고 생명력이 강한 라벤더는 아름다운 꽃과 익숙한 향기로 정원을 빛나게 한다. 인간뿐만 아니라 벌과 나비들도 라벤더가 있는 곳이면 어디든지 찾아든다. 아름다운 꽃만으로도 충분히 사람과 자연을 기쁘게 하는 이 사랑스러운 허브는 약재로도 그 쓰임새가 다양해서 누구나 하나쯤 갖고 있는 필수 허브로 단연 손꼽힌다.

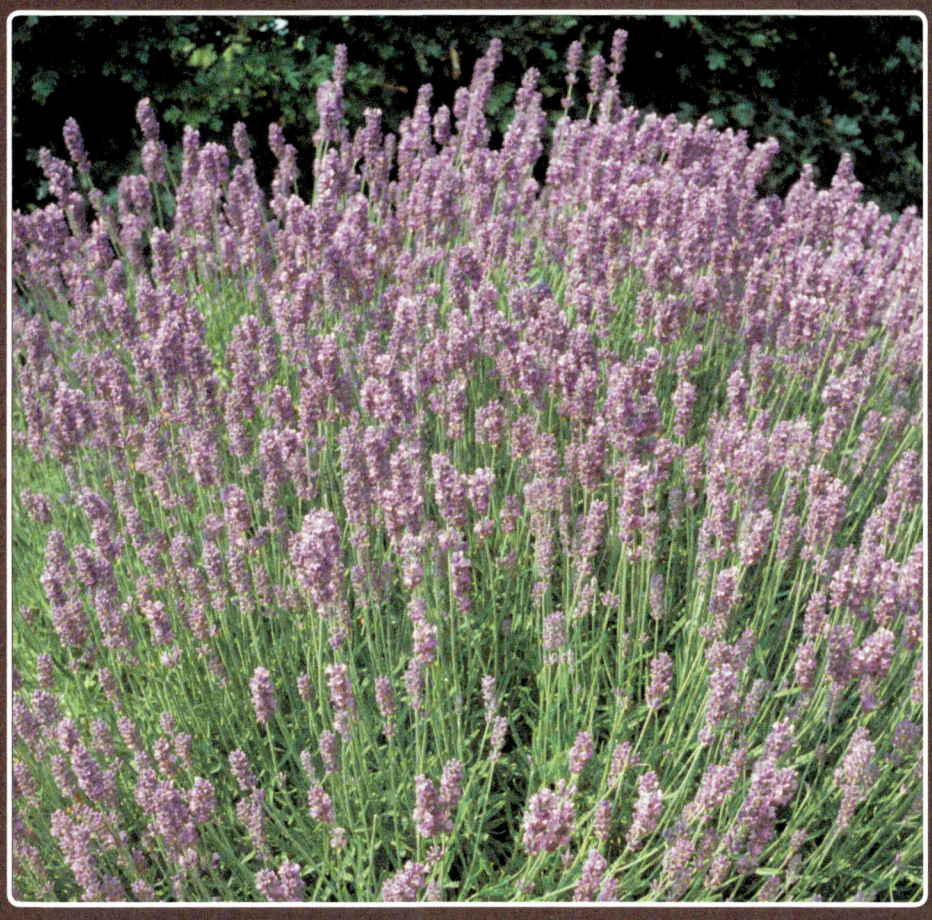

재배하기

라벤더는 5지대부터 8지대까지 무난하게 자라지만 햇볕이 많고 따뜻한 기후, 그리고 배수가 잘되는 토양을 좋아한다. 라벤더가 자연적으로 서식하는 프랑스 남부지역과 지중해의 환경을 생각해 보면 라벤더가 어떤 환경이 필요한지 쉽게 알 수 있다. 부분 그늘에서도 자라긴 하지만 밝은 양지를 훨씬 선호한다. 추위도 견딜 수 있지만 추운지역의 경우 겨울철에 특별한 보호가 필요하다.

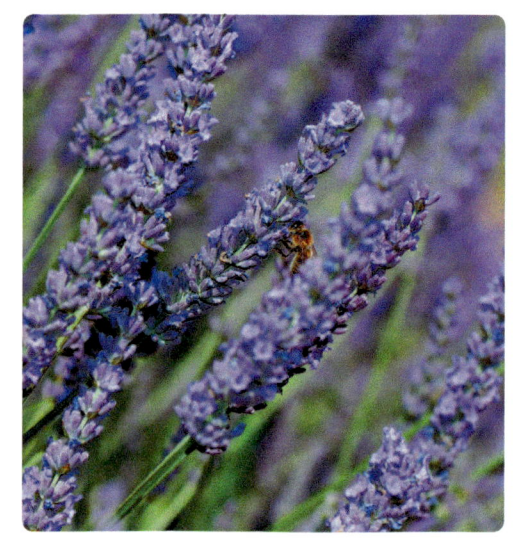

라벤더는 품종이 다양하고 각 품종마다 고유한 매력과 아름다움을 갖고 있다.

어떤 종류의 라벤더가 의학적으로 약효가 가장 뛰어난지, 그리고 구체적으로 어떤 효능이 있는지에 대해 아직도 논의가 진행 중이다. 일반적으로 순종 라벤더(L. officinalis)와 잉글리쉬 라벤더(L. angustifolia)의 치료효과가 좋은 것으로 알려져 있다. 내가 사는 곳은 3지대이기 때문에 재배할 수 있는 허브에 제약이 있다. 그러나 추운 지역에서도 잘 자라도록 개발된 라벤더 품종이 몇 가지 있다. 예를 들어 히드코트(Hidcote), 먼스테드(Munstead), 그로소(Grosso)는 4지대에서도 잘 자라는 것으로 알려졌다. 추운 날씨를 좋아하지는 않지만 눈이 충분히 와서 뿌리를 보호해주면 매년 다시 꽃을 피운다. 이 품종들은 치료효과는 높지 않지만 다년간의 경험을 통해, 내 정원에서 필요한 것을 얻는 법을 터득했다.

원예에 소질이 있다면 종자를 땅에 직접 심어서 싹을 틔워볼 수도 있겠지만 결과가 그리 신통치 않을 것이다. 라벤더는 발아하기까지 몇 주가 소요되고, 운이 좋아서 발아에 성공한다 해도 대개 발아율이 50%에도 미치지 못한다. 초보자라면 가까운 묘목장에서 서너 개의 건강한 라벤더 묘목을 사는 것이 낫다. 라벤더가 잘 자라서 확실히 자리를 잡으면 뿌리 나누기와 꺾꽂이를 통해 라벤더 개체수를 늘릴 수 있다.

라벤더는 품종에 따라 상당히 크게 자라기도 한다. 따라서 최소 30~60cm의 간격을 두고 심거나 품종별 권고사항에 따라 심어야 한다. 라벤더는 반드시 배수가 잘 되고 모래가 약간 섞인 토양에 심어야 한다. pH 6.4 ~ 8이 적당하다. 가끔씩 뿌리가 흠뻑 적도록 충분히 물을 주기도 해야 하지만 물을 너무 자주 주지 말아야 한다. 앞서 언급했듯이 지중해의 날씨를 생각하면 이해가 쉽다. 즉, 라벤더는 덥고, 햇볕이 뜨거운 날이 많고, 비는 가끔씩 내리는 생육환경에서 자연적으로 자라던 식물이었다. 기온이 영하 6℃ 이하로 내려가는 지역에서 라벤더를 재배하려고 한다면 겨울을 나기 위해 멀치(mulch)[49]가 필요할 수 있다.

최상의 품질을 확보하려면 꽃봉오리가 막 피기 시작할 때 라벤더 꽃을 수확해야 한다. 사람들은 대개 너무 오래 기다리곤 한다. 꽃봉오리가 완전히 피었을 때 수확하면 약효가 떨어진다.

효능

라벤더는 긴장완화, 진정작용, 활력증강에 아주 효과적인 허브이다. 항우울 효과가 있어서 우울하거나 기분이 가라앉을 때에 사용하면 도움이 된다. 데이지의 일종인 피버퓨(feverfew)와 함께 사용하면 편두통과 각종 두통을 완화해준다. 목욕할 때 사용하면, 긴장, 스트레스, 불면증을 가라앉히는데 효과가 좋은 허브이다. 힘든 하루를 보

---

[49] 토양 표면의 수준이 증발하는 것을 막기 위해 작물의 뿌리 주변이나 토양의 표면에 덮어주는 건초 등을 멀치라고 하며 그러한 과정을 멀치라고 일컫기도 한다.

❖ **사용부위**
주로 꽃을 사용하나 잎도 사용가능

❖ **주요성분**
플라보노이드, 리날롤(linalool), 유칼립톨(eucalyptol), 리모넨(limonene), 쿠마린, 탄닌

❖ **안전성**
일반적으로 안전한 것으로 알려져 있지만, 임산부의 경우 대량으로 섭취하는 것은 바람직하지 않다.

낸 후 지쳐 있다면, 라벤더 에센셜 오일을 몇 방울 목욕물에 떨어뜨리거나, 라벤더 꽃 한 줌을 조직이 성긴 면주머니에 싸서 목욕물에 넣고 그 물에 몸을 담그면 금세 피로와 스트레스가 풀릴 것이다. 목욕을 즐길 시간적 여유가 없다면 손바닥에 라벤더 에센셜 오일을 2~3방울 바르고 뒷목, 머리, 발 등을 마사지하면 한결 기분이 좋아질 것이다. 약 110g의 식물성 오일 또는 견과류 오일(포도씨, 아몬드, 살구씨 오일 등이 잘 어울린다)에 라벤더 오일을 8~10방울 정도 섞으면 훌륭한 마사지 오일로 사용할 수 있다.

라벤더는 예전부터 용기와 강인함을 고취시키기 위해 사용되었던 허브였고 오늘날에도 스트레스 상황에서 마음과 정신을 가다듬기 위해 우선적으로 사용되는 허브이다. 또한 출산 시에도 종종 사용된다. 산고에 시달리는 산모의 발과 허리에 라벤더 에센셜 오일 한두 방울을 문질러 발라주거나 라벤더 꽃으로 만든 따뜻한 습포제를 등허리 아래쪽에 대주면 부드럽게 통증을 경감시켜 준다. 신생아를 목욕시킬 때에도, 이 세상에 나온 것을 환영하는 의미에서 전통적으로 라벤더를 사용했다. 아이들이 자연과 유리되어 자라는 현대 사회에서 이 라벤더 목욕은 자연과 아기를 연결해주는 특별한 의식이 될 것이다.

라벤더의 항진균 및 방부 효과는 수 없이 많은 임상실험을 통해 확인되었다. 라벤더는 목젖염증, 연쇄상 구균에 의한 인후염, 감기, 독감 등 다양한 감염을 치료하는데 효과적이다. 백선이나 무좀과 같은 곰팡이균에 의한 감염이 있을 경우, 단독으로 또는

티트리 오일과 함께 환부에 직접 발라주면 좋다. 질염이 있을 때 라벤더를 이용해 질 세정제를 만들어 사용하면 도움이 된다. 라벤더의 방부효과는 옛날부터 잘 알려져 있으며 찰과상, 상처, 화상을 소독하고 치료하는데 사용하기도 한다.

라벤더는 경련을 예방하는데도 효과적이고 소화불량 치료제를 만드는데도 사용된다. 또한 과민성 대장증후군과 크론병(Crohn's disease)으로 인해 발생하는 위경련을 진정시키는데 특히 도움이 된다.

라벤더 꽃은 온갖 약재로 다양하게 사용되지만, 특히 라벤더 에센셜 오일은 "작은 병에 담긴 비상약"이라는 별명이 붙을 정도로 유용하다. 라벤더 오일은 향기도 너무 좋지만 그 효능은 더 좋다. 여행을 갈 때마다 내가 꼭 빠지지 않고 챙겨가는 에센셜 오일 중 하나이고 여러 상황에서 요긴하게 쓰인다. 여행 중에 지칠 때면 따듯한 목욕물에 라벤더 오일을 몇 방울 떨어뜨린 다음 여유롭게 목욕을 즐겨보시라. 여독이 한결 풀릴 것이다. 비행 중에 심한 기류 때문에 비행기가 흔들릴 때면 재빨리 라벤더 에센셜 오일이 담긴 작은 병을 열고 깊이 숨을 들이 마시면 금세 마음이 편안해 진다. 독감이 만연한 곳에 가는 경우에는 라벤더 오일로 문고리와 유리컵을 소독하기도 한다. 특히, 통증을 동반하는 화상에 아주 탁월한 효과를 발휘한다. 통증을 경감시켜줄 뿐 아니라, 상처부위를 소독하고 치유하는데 큰 도움이 된다. 또 벌에 쏘였거나 벌레에 물렸을 때, 통증을 가라앉히는데도 놀라운 효과가 있다.

다른 여러 허브의 치유능력도 경이롭지만, 수 세기 동안 입증된 라벤더의 효과를 볼 때 나 역시 많은 사람들처럼 라벤더가 선사해주는 작은 기적에 경의를 표하지 않을 수 없다.

라벤더 눈 베개

이 눈 베게는 여행할 때, 수면장애에 시달릴 때, 그리고 눈의 피로를 덜어줄 때, 사용하면 좋다. 눈이 충혈된 상태로 장거리 비행을 해야 할 때 사용하면 아주 효과적이다. 이 라벤더 눈 베게만 있으면 나는 시끄러운 비행기 안에서도 밤새 잘 자고 착륙할 때 쯤 상쾌한 기분으로 잠에서 깰 수 가 있다.

만드는 방법

부드러운 천 조각을 13~25cm 넓이의 직사각형 모양으로 자른다. 실크나 부드러운 면이 적당하다.
짧은 쪽 한 면만 남기고 나머지 세 면을 꿰맨다. 바느질 땀이 안쪽으로, 천의 안쪽이 바깥으로 나오도록 주머니를 뒤집어 준다.
말린 라벤더 꽃을 주머니 안에 채운다. 이 때 꽃을 너무 많이 넣지 않는다.
적당히 넣어야 눈의 모양에 맞게 베게 모양을 조절할 수 가 있기 때문이다.
강한 향을 원하면 베게 안에 라벤더 에센셜 오일을 몇 방울 떨어뜨려도 좋지만 대개 라벤더 꽃만으로도 향이 충분하다. 마지막으로 베게의 나머지 면을 꿰매어 봉한다.

사용 방법

베게를 눈 위에 올려놓고 편안하게 누워서 휴식을 취한다. 효과를 극대화하려면 따듯한 오븐이나 전자레인지에 베게를 데워서 눈이나 목, 등허리에 올려 놓는다. 이때 베게가 타지 않도록 온도조절에 신경을 써야 한다.

소독과 심신 안정에 좋은 라벤더 스프레이

매력적인 향에 살균 효과를 겸비한 안전한 스프레이다.

- 물 7 큰 술
- 보드카나 하마메리스(witch hazel) 추출물
- 라벤더 에센셜 오일 5~10 방울
- 120ml 스프레이 용기 1개

만드는 방법
물, 보드카, 에센셜 오일을 준비한 병에 모두 담는다.

사용 방법
에센셜 오일이 위로 뜨기 때문에 사용하기 전에 잘 흔들어 준다.
긴장을 풀고 심신을 진정시킬 필요가 있을 때 라벤더 스프레이를 뿌려준다.
차안, 침실, 욕실, 어디에나 사용해도 좋다.
라벤더는 강력한 살균효과가 있어서 욕실, 호텔방, 손 등 소독이 필요한 곳이면 어디나 수시로 사용할 수 있다.

라벤더-레몬밤 진정제
긴장을 풀어야 할 때 이 차를 마시면 도움이 된다. 얼음을 타서 시원하게 마시거나 실온으로 마시면 특히 좋다.

만드는 방법
41페이지의 방법에 따라 라벤더 1리터, 레몬밤 1리터씩 진한 팅쳐를 만든다. 신선한 레몬에이드(레몬즙, 꿀, 물을 취향대로 혼합한다)를 2리터 만든 다음 우려낸 허브 팅쳐와 잘 섞어준다.

사용 방법
필요시 마다 수시로 마신다.

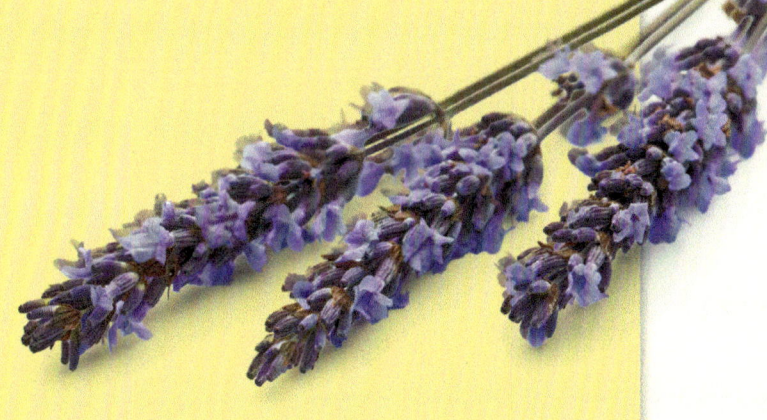

편두통에 좋은 라벤더-피버퓨 팅쳐

양귀비는 옵션이지만 함께 넣어주면 좋다. 캘리포니아산 양귀비 씨, 잎, 꽃을 사용하면 가장 좋겠지만, 구하기 어려우면 어떤 양귀비도 괜찮다.

- 캘리포니아 양귀비 1(씨, 잎, 꽃) 또는 양귀비 씨(옵션)
- 피버퓨 잎 1
- 라벤더 꽃봉오리 1
- 40도의 알코올(저온살균처리가 되지 않은 애플 사이다 식초 또는 글리세린)

만드는 방법
56페이지의 방법을 참고하여 만든다.

사용 방법
잦은 편두통 때문에 장기적으로 사용할 경우에는, 1회 1/2 작은술씩, 하루 2회, 최대 3개월까지 섭취한다. 그리고 나서 3~4주 중단했다가 필요하면 같은 주기를 반복한다. 급성 편두통의 경우(편두통이나 일반 두통의 발생 초기) 20~30분마다 1/4 작은술을 섭취하고, 총 2시간을 넘지 않도록 한다.

> ❖ 참고
>
> 이 팅쳐는 출혈을 촉진할 수 있기 때문에 여성의 경우 월경 중에는 사용하지 말아야 한다. 실제로 피버퓨는 늦어진 월경주기를 앞당기는데 사용되기도 한다.

두통으로 고생한다면 …
라벤더를 이용한 전통적인 두통 치료법을 시도해 보기 바란다. 앞서 소개한 편두통 팅쳐 몇 방울을 뜨거운 물에 섞어서 뜨끈한 라벤더 족욕을 즐겨 보시라. 라벤더 에센셜 오일 한두 방울로 뒷목을 부드럽게 마사지해주고 나서 라벤더 눈 베게(204페이지 참고)를 눈에 올려 놓고 10분~15분 동안 누워서 휴식을 취한다. 가능하다면 친구에게 라벤더 오일로 발마사지를 해달라고 부탁하고, 맛사지를 받는 동안 라벤더 눈 베게를 올려놓고 소파에 편안하게 기대어 쉴 수 있다면 훨씬 효과가 좋을 것이다.

심신을 안정시켜주는 라벤더 마사지 오일

라벤더 마사지 오일은 아주 간단하고 쉽게 만들 수 있다. "불휘발성 오일"(식물성오일, 견과류나 씨앗종류로 만든 오일을 의미한다. 증기로 증류시켜 얻어내는 "에센셜" 오일이나 "휘발성" 오일과 구별하여 사용하는 전문용어)에다 라벤더 에센셜 오일만 섞어주면 끝이다. 치료효과를 높이고 싶다면 라벤더 꽃도 함께 사용한다.

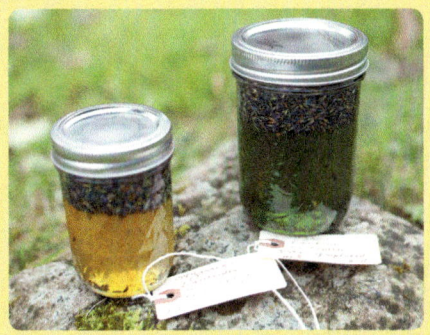

- 말린 라벤더 꽃봉오리 42g
- 불휘발성 오일(식물성 오일, 살구씨, 아몬드, 포도씨 등 견과류 또는 씨앗으로 만든 오일) 113g
- 라벤더 에센셜 오일 5~10 방울

말린 라벤더 꽃을 2~3주 정도 오일에 담가둔다.

만드는 방법

입구가 넓은 유리병에 라벤더 꽃봉오리를 넣는다. 그 위에 오일을 붓고 뚜껑을 덮어 햇볕이 드는 따뜻한 곳에 2~3주 동안 둔다.(제조시간을 단축하고 싶다면 오일과 꽃봉오리가 담긴 유리병을 이중냄비 안에 넣고 45분에서 1시간가량 아주 미지근하게 데워준다) 꽃봉오리를 걸러낸 오일에다 자신이 원하는 향의 강도에 도달할 때까지 에센셜 오일을 한 방울씩 천천히 추가한다. 완성된 오일을 병에 담아 직사광선이 들지 않는 서늘한 곳에 두면 최소 6개월은 보관이 가능하다.

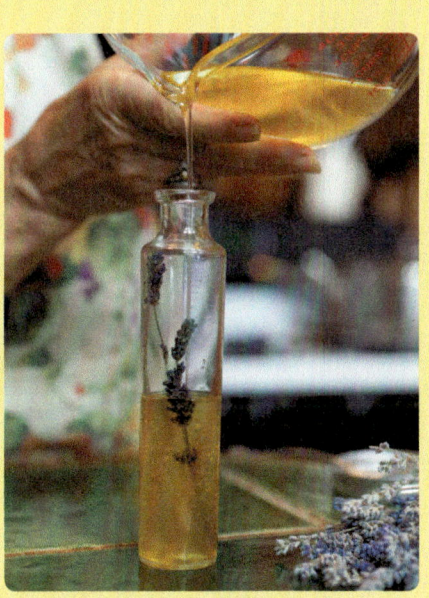

사용 방법

잠들기 전 마사지용으로 침대 머리맡에 작은 병 하나를 두고 피로회복을 위한 마사지나 목욕 후 바디오일용으로 욕실에 한 병을 두고 사용한다.

완성된 마사지 오일에 말린 라벤더 꽃가지 한 두 개를 넣어주면 보기에도 멋스럽고 라벤더 향도 더할 수 있다.

레몬밤(Lemon Balm)

레몬밤 만큼 맛도 좋고 치료 효과도 뛰어난 식물도 드물 것이다. 레몬밤의 종명 "오피시날리스(officinalis)"를 보면 레몬밤이 옛날부터 약제사들 사이에서 "공식(official)" 허브로 인정받았음을 알 수 있다. 레몬밤의 속명 "멜리사(Melissa)"는 "멜리소 필론(melisso-phyllon)"이라는 그리스어에서 유래한 말로, "벌들의 잎"이라는 뜻이다. 레몬밤을 키워본 사람이라면 벌들이 이 식물을 얼마나 좋아하는지 알 것이다. 레몬밤 주위에는 항상 벌들이 윙윙거리는 소리를 쉽게 들을 수 있다. 달콤한 향과는 대조적으로 레몬밤의 잎에는 강력한 약성분이 숨어 있다. 레몬밤은 가장 중요한 민트과 식물중 하나다. 레몬밤은 심장병(심적 고통 포함), 우울증, 불안장애, 신경질환, 각종 바이러스성 감염 및 박테리아 감염에도 주요하게 사용된다.

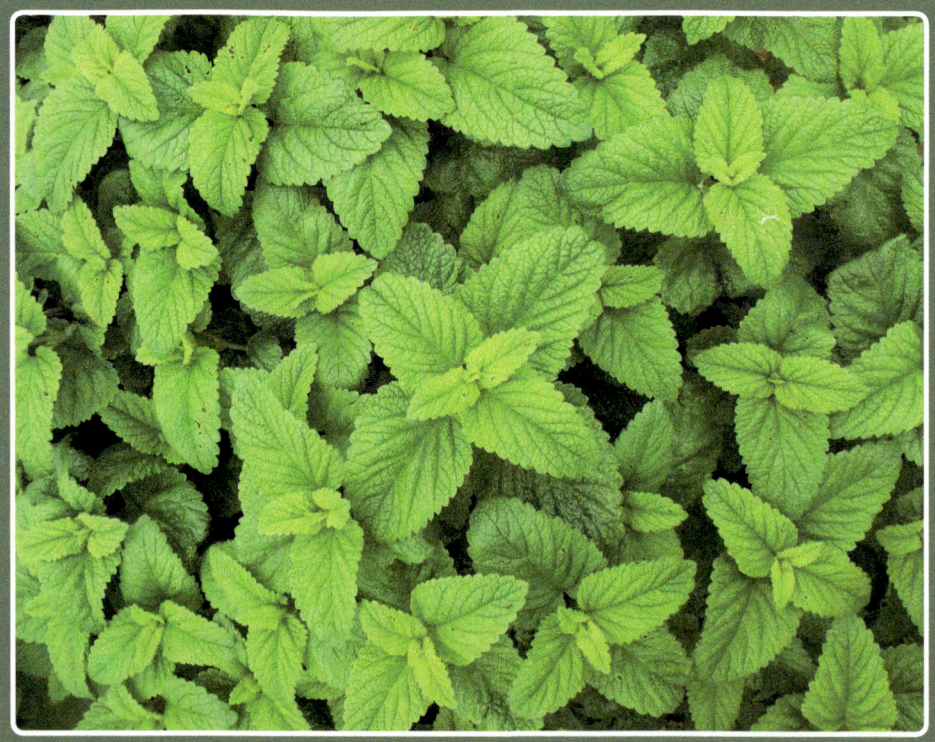

재배하기

레몬밤은 4지대부터 9지대까지 생육이 가능하고 성장속도가 빠른 다년생 식물이다. 날씨가 더 추운 지역에서는 해마다 심고 거두는 일년생으로 재배할 수 있다. 레몬밤은 스스로 씨를 퍼뜨리는 자생력이 강해서 몇 그루만 잘 가꿔 놓으면 금세 수가 늘어난다. 습기를 좋아하지만, 배수가 잘 되는 토양과 약간의 그늘을 선호한다. 그렇지만 양지에서도 비교적 잘 자란다. 가을에 씨를 직접 흙에 파종하거나 봄에 실내에서 씨를 심어 싹을 틔우기도 한다.

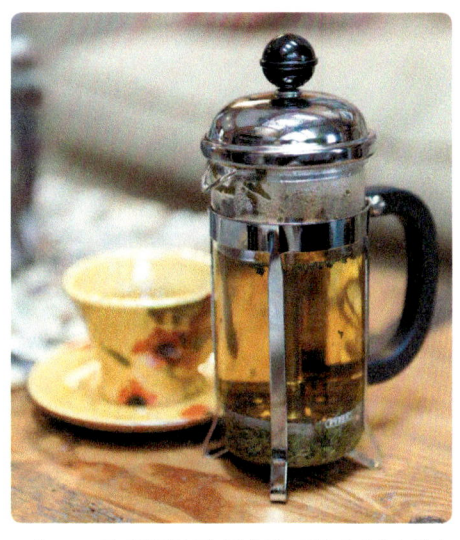

프레스 포트를 사용하면 편리하게 허브차를 우려낼 수 있다.

레몬밤은 정원을 찾는 사람들에게 강한 인상을 주는데 출중한 외모나 화려한 꽃 때문이 아니라 (이 두 가지 측면에서는 오히려 평범하다 할 수 있다) 거부할 수 없는 향기와 맛 때문이다. 정원을 찾는 사람이 이 맛있는 잎을 따서 음미할 수 있도록, 쉽게 부딪히고 닿을 수 있는 위치에 심는다. 재배기간 동안에는 언제든지 잎을 수확할 수 있으나 꽃이 피기 전에 수확해야 맛과 향이 가장 좋다. 꽃이 피기 시작할 때 한 번 더 잎을 수확할 수 있다. 잎을 말려도 향이 비교적 잘 유지된다(27~28페이지 건조방법 참고).

효능

"기억력 향상과 정서 안정에 좋은 레몬밤은 뇌에 가장 좋은 허브다", 라고 15세기 허벌리스트 존 에벌린(John Evelyn)은 기록하고 있다. 파라셀서스(Paracelsus)는 레몬밤에 "불로장생의 영약"이라는 다소 과장된 별명을 붙여 주었고 디오스코리데스

❖ **사용부위**

식물의 지상부. 잎부분에 에센셜 오일이 풍부하게 함유되어 있다.

❖ **주요성분**

시트랄, 시트로넬랄, 탄닌, 고미약, 폴리페놀, 비타민 C, 칼슘, 마그네슘, 카테킨, 수지, 플라보노이드

❖ **안전성**

레몬밤은 갑상선 억제제 역할을 하는 것으로 알려져 있다. 갑상선 항진증이나 저하증을 앓고 있는 사람의 경우 레몬밤 사용 시, 의사의 지시에 따라야 한다.

(Dioscorides)[50]는 "영혼을 밝게" 하기 위해 레몬밤을 사용했다. 허브에 관한 방대하고 역동적인 역사가 현대과학으로 입증되는 것을 보면 참 흥미롭다. 연구결과에 따르면 레몬밤에 풍부하게 농축되어 있는 시트랄(citral)과 시트로넬랄(citronellal)과 같은 휘발성 오일이 경련을 막아주는 성분이 함께 작용하여 신경계와 소화계를 진정시켜 준다고 한다. 레몬밤과 카모마일로 만든 차는 위장장애와 신경쇠약을 가라앉히는데 좋다.

레몬밤은 약한 진정작용이 있는데 특히 상실감과 슬픔으로 인한 불면증에 도움이 된다. 레몬밤을 시계꽃과 약간의 라벤더 꽃봉오리와 섞어 차로 만들어 취침 2시간 전에 한두 잔 마신다.

레몬밤은 상실감과 우울증을 치료하는 데 우선적으로 쓰이는 허브 중 하나다. 나는 레몬밤을 이용해 심장에 좋은 차(196페이지 참조)를 만들기도 한다. 레몬밤, 성요한초, 귀리, 산사나무(열매, 꽃, 잎)를 섞어서 맛있는 차로 만들어 마시면 슬픔으로 가득 찬 가슴에 한 줄기 빛과 달콤한 희망이 다시 찾아온다. 이 차는 계절성 정서질환(SAD)에도 효과적이다.

레몬밤은 아이들에게 사랑받는 허브이기도 하다. 산만한 아이의 정서를 안정시켜

---

[50] 1세기에 살았던 그리스 의사이며 본초학자

주고 주의력 결핍장애(ADD)와 주의력결핍 과잉행동장애(ADHD)에 효과가 있는 것으로 알려져 있다. 악몽을 자주 꾸는 어린이에게 취침 전 소량을 먹이면 마음을 안정시키는 데 도움이 된다. 취침 직전에 따뜻한 카모마일 허브목욕을 마치고 나서 라벤더 오일과 레몬밤 글리세린제(글리세린으로 만든 팅쳐) 한 큰술로 부드럽게 맛사지를 해주면 효과가 더욱 좋다.

레몬밤은 진정 및 안정 효과 뿐 아니라, 항바이러스 작용이 강한 폴리페놀도 풍부하게 함유되어 있다. 그래서 헤르피스와 대상포진과 같은 바이러스성 질환에도 효과적이다. 허벌리스트들은 레몬밤과 감초를 섞어서 악성 헤르피스 바이러스 치료제를 만들기도 한다.

레몬밤은 맛이 좋아서 차로도 자주 애용되지만 조리용 허브로도 좋다. 샐러드, 스프, 곡류요리, 스무디에 향긋한 레몬밤 잎을 몇 개 넣으면 상큼한 레몬향이 음식의 맛을 한층 살려준다. 또한 레몬밤으로 맛있는 팅쳐를 만들 수 있다. 글리세린을 사용해서 만든 레몬밤 팅쳐는 달콤하고 향긋해서 마시면 기분이 상쾌해진다.

❖ **장수식품 레몬밤**

나의 절친한 친구이자 허브 선생인 아델 도슨(Adele Dawson)은 레몬밤을 너무 좋아해서 야생 정원에 엄청난 양의 레몬밤을 재배했다. 내가 학생들을 데리고 그 친구 집을 방문할 때면 싱그러운 녹색으로 아름답게 반짝이는 유리컵을 쟁반 가득 준비해 두고 우리를 맞이하곤 했는데, 그 유리컵 안에는 그녀가 매일 애용하는 특별 음료가 들어 있었다. 이 특별음료를 만들기 위해서는 레몬밤 잎 한 줌, 서양지치(borage)[51] 잎 몇 개, 얇게 썬 레몬과 오렌지, 꼬냑 한 잔, 꿀 반 컵, 클라레(claret)[52] 한 병, 탄산수 50ml를 잘 섞는다. 얼음을 충분히 넣어서 한 동안 둔 다음, 건더기를 걸러내고 파란색 별 모양의 서양지치 꽃으로 장식하여 내놓는다.
아델은 90세가 넘도록 장수했다. 13세기에 살았던 글라모건(Glamorgan)[53]의 왕자 레월린(Lewelyn) 역시 매일 레몬밤 차를 마셨는데 108세까지 살았다고 알려져 있다.

---

51 지중해 연안에서 주로 나는 샐러드용 식물
52 프랑스 보르도산 적 포도주
53 웨일즈의 동남부의 옛 주(州)

카르멜 워터 (Carmelite Water)

17세기에 카르멜회 수녀들이 처음 만들기 시작한 이 음료는 레몬밤을 주원료로 사용하는데, 초기에는 그 레시피를 비밀에 부쳤었다. 요즘은 다양한 종류의 카르멜 수가 판매되고 있는데 그 중 일부는 레몬밤을 전혀 사용하지 않는다. 카르멜 수는 가벼운 소화제와 강장제로 사용된다.

- 레몬밤 잎 3
- 레몬껍질 1/2
- 꿀(옵션)
- 참당귀(angelica) 뿌리 1
- 육두구(넛맥) 1/4
- 고수 씨 1/2
- 40도 브랜디

만드는 방법
56페이지를 참고하여 브랜디에 허브를 넣어 팅쳐를 만든다. 취향에 따라 병에 담기 전에 팅쳐 500ml 당 따뜻하게 데운 꿀 1/4컵을 넣고 잘 저어 섞어준다.

사용 방법
저녁 식사 전, 반주삼아 작은 양주잔으로 한 잔 마시면 긴장을 완화해주고 소화를 도와준다.

배앓이 치료제

이 차는 신경성 스트레스로 인한 소화 장애에 시달리는 모든 사람에게 좋지만, 특히 유아와 위장장애가 있는 노인들에게 더 좋다.

- 레몬밤 잎 3
- 카모마일 꽃 2
- 딜(dill) 씨와 잎 1

만드는 방법
41페이지에 설명된 방법에 따라 허브를 우려낸다.

사용 방법
배앓이를 하는 유아의 경우, 수유나 식사 전에 이 차를 1~2작은술 먹인다. 어른은 수시로 마신다.

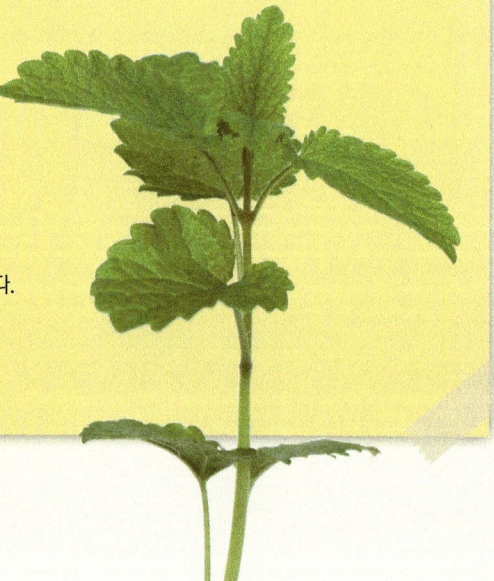

레몬밤 글리세린

이 팅쳐는 피로회복과 진정효과가 뛰어나다. 아마도 팅쳐 중에서 가장 맛있는 팅쳐가 아닐까 싶다. 맛은 코디얼(cordial)[54]과 비슷하고, 저녁 식사 후 가볍게 마시기에 적당하다. 알코올이 들어가지 않기 때문에 아이들과 알코올 음료를 좋아하지 않는 사람들이 마시기에도 좋다.

만드는 방법
입구가 넓은 유리병에 레몬밤 잎을 가득 채운다. 글리세린과 물을 3:1 비율로 섞어서 병에 붓는다.
뚜껑을 덮고 따뜻한 곳에 병을 3주~4주 놓아둔다. 건더기를 걸러내고 나머지를 병에 담는다.
실온에서 최소 몇 개월은 보관이 가능하다.

사용 방법
어른은 1회 1/2~ 1 작은술 수시로 마신다.
어린이는 체격과 몸무게에 따라 용량을 조절한다(69페이지 용량 차트를 참고).

레몬밤 목욕

레몬밤 목욕은 긴장을 풀어주고 활력을 높여준다. 레몬밤 허브목욕은 "부정적인 기운"을 없애주고 기분을 밝게 해준다.

- 신선한 레몬밤 잎 2 (말린 잎도 가능)
- 카모마일 꽃 1
- 라벤더 꽃봉오리 1
- 장미 꽃잎 1

만드는 방법
허브를 모두 섞는다. 넉넉한 크기의 천주머니, 체, 또는 안 쓰는 스타킹에 허브를 1/2 컵 이상 넣어서 욕조의 수도꼭지에 고정시킨다. 물을 최대한 뜨겁게 해서 몇 분 동안 허브 주머니를 통과시켜 욕조에 물을 받는다. 허브 주머니를 치우고 욕조에 나머지 필요한 물을 채운다. 물의 온도를 적절하게 조절한다.

사용 방법
최소한 30분 동안 욕조에 몸을 담근다.
허브가 담긴 천주머니를 이용해 온몸을 부드럽게 마사지해준다. 목욕을 마치고 욕조에서 나와 몸을 말린 다음, 라벤더 마사지 오일(207페이지 참고)을 이용해 부드럽게 마사지를 해줌으로써 힐링 허브목욕을 마무리한다.

---

[54] 설탕을 이용해 과일이나 허브를 발효시켜서 만드는 음료의 일종

감초

감초뿌리의 달콤한 성분은 캔디로 만들어져 꾸준히 사랑받아왔다. 감초의 당도가 일반 설탕보다 50배나 더 높다고 하니 감초캔디가 인기 있는 것은 놀랄 일도 아니다. 감초의 단맛을 내는 성분은 설탕이 아니라 글리시리직 산(glycyrrhizic acid)이다. 글리시리직산은 감초의 놀라운 약효와도 관련이 있다. 글리시리직산이 위에서 분해가 되면, 하이드로코티손(hydrocortisone)과 코디코스테로이드(corticosteroid)와 유사하게 작용하는 소염 및 항관절염 성분을 생성한다. 물론 화학적으로 제조된 약처럼 효과가 뛰어나서 감초만으로 염증이나 관절염을 치료할 수 있는 것은 아니다. 감초는 허브이지 약이 아니기 때문이다. 감초는 여러 성분들의 복잡한 조합을 통해 효과를 발휘한다. 예를 들어 감초에는, 염증 조직이나 자극받은 조직을 진정시켜 주는 점액질 성분, 내분비계의 "기초 성분"을 제공함으로써 호르몬 분비와 조절을 도와주는 식물 호르몬, 헤르피스와 대상포진과 같은 감염을 효과적으로 막아주는 항바이러스 성분 등이 들어 있고 이러한 성분들의 상호작용을 통해 치료효과를 발휘하는 것이다.

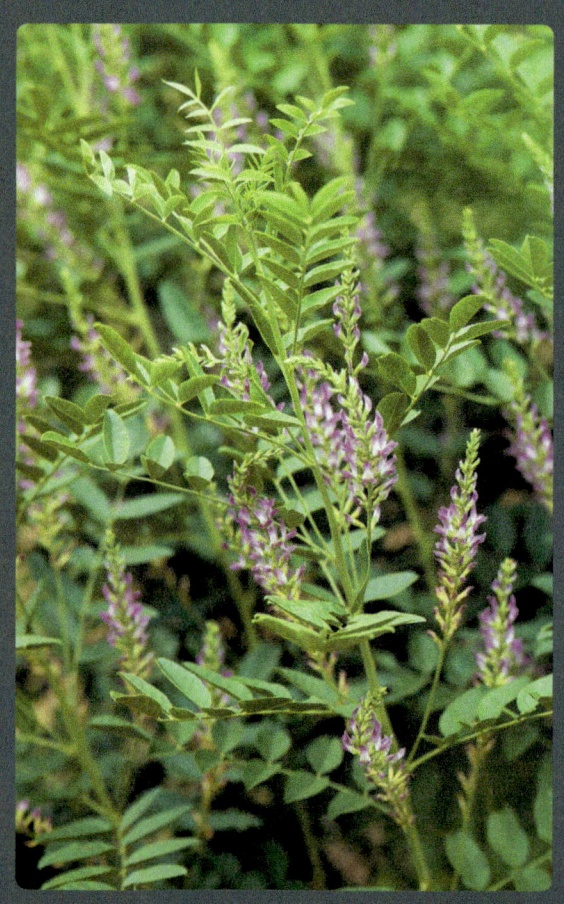

재배하기

감초는 추위에 약한 다년생 식물로써 7지대에서 10지대 사이에서 잘 자란다. 내가 사는 지역은 3지대인데 나의 정원에는 두어 그루의 상당히 건강한 감초가 자라고 있다. 추운 지역에서도 재배는 가능하지만 겨우 살아남는 것이지 번성하지는 못한다. 일반적으로 감초는 더운 기후와 양지 또는 부분 그늘을 선호하는 "지중해성 식물"이다. pH농도 6~8사이의 모래가 약간 섞인 토양을 좋아한다. 콩과의 모든 식물들이 그렇듯이 감초도 공기 중의 질소성분을 토양 내에 고정시킨다. 감초의 종자는 발아가 빠르게 잘 되고, 완전히 성장하면 상당히 크고 아름답다. 해가 잘 드는 곳에 45~60cm 간격을 두고 파종한다. 씨앗이 완전히 발아해서 어린 싹이 자리를 잡을 때까지 흙을 촉촉하게 유지해 주어야 한다. 감초는 몇 년은 자라야 약효가 충분히 생성된다. 3년 내지 4년 차 가을에 뿌리를 수확한다. 4년이 지나면 뿌리가 나무처럼 딱딱하고 질겨지기 때문이다.

신선한 뿌리를 얇게 잘라서 말린 후(28페이지 참고) 밀폐 유리병에 보관한다.

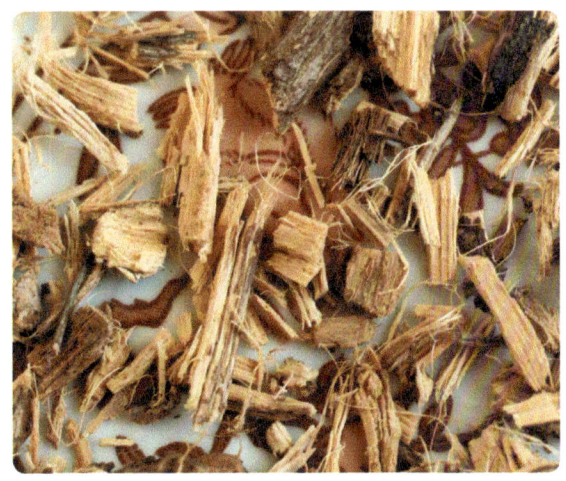

감초의 천연 단맛은 밋밋한 허브티에 풍미를 더해준다.

효능

역사상 가장 명성이 높은 약용허브 중 하나인 감초는 자극과 통증을 완화하고 바이러스와 염증을 막아주는 효과가 있어서 전 세계적으로 애용되고 있다. 인후통, 기관지염, 위와 장이 불편할 때 주로 사용되는 허브이다. 일반 위궤양과 헬리코박터 파이로리에 의한 위궤양에도 상당히 도움이 된다.

할머니는 위궤양이 있을 때마다 신선한 양배추 잎을 갈아 마시거나 감초차를 즐겨 마시곤 하셨는데 이런 방법으로 80대에 위궤양을 스스로 치료하셨다.

감초 차와 팅쳐는 내분비계를 강화해 주고 부신 탈진에 특히 효과가 좋다. 폐경기 여성과 일부 남성들의 경우 감초를 이용해 부신에 영양을 공급해 줄 수 있다. 감초는 부신의 호르몬 생성 능력을 높여주고 불필요한 호르몬이나 "소진된" 호르몬이 간과 신장에서 분해되고 소멸되는 과정을 돕는다.

❖ **사용부위**
뿌리

❖ **주용성분**
글리시리직산(글리시릭산으로도 알려져 있음), 식물성 에스트로겐, 쿠머린, 플라보노이드, 에센셜 오일, 다당류

❖ **안전성**
글리시리직산은 나트륨의 체내 축적과 칼륨 손실을 유발하여 심장과 신장에 부담을 줄 수 있다. 고혈압, 수분대사 장애, 심계항진(심장 두근거림), 기타 심장 및 신장의 이상증세를 경험한 사람들은 반드시 전문의의 지도하에 감초를 사용해야 한다.

감초는 종종 에스트로겐과 관계가 있거나 에스트로겐 분비를 자극하는 것으로 알려져 있다. 물론 식물은 인간의 호르몬을 갖고 있지는 않다. 그러나 식물이 갖고 있는 식물성 호르몬은 인체 내 호르몬 생성에 필요한 원료를 공급해준다. 다시 말해, 감초는 간과 내분비계가 호르몬을 생성하는데 필요할 경우 그리고 일반적으로 우리 몸이 에스트로겐을 필요로 할 때 핵심적인 영양소를 공급해 줌으로써 우리 몸이 에스트로겐을 더 생성하도록 도와준다.

감초는 목의 염증을 완화하고 성대를 강화하는 데 오랫동안 사용되어 왔다. 맛이 강하고 달콤해서 차에 소량으로 사용하면 아주 좋다. 감초뿌리는 너무 달아서 어떤 사람들은 감초만 단독으로 차를 우려내면 그 맛이 너무 강해서 부담스럽다고 느끼기도 한다. 그래서 먹기 좋게 하려면 다른 허브와 섞어서 시럽이나 차, 팅쳐를 만드는 게 좋다. 말린 감초뿌리나 신선한 감초뿌리를 통째로 그냥 먹을 수도 있다. 특히 어린이들이 감초를 씹어 먹는 것을 좋아한다.

순한 감초 완하제

감초는 약한 완하제 성분을 갖고 있고, 스트레스를 받은 장막을 치유해준다. 약한 변비나 간헐적 변비가 있다면 이 레시피를 시도해 보라.(필요하면, 옐로우독(yellow dock)의 비율을 늘려서 완하 효과를 높일 수 있다)

- 민들레 뿌리 썬 것 1
- 옐로우독 뿌리 썬 것 1/2
- 감초 뿌리 썬 것 1

만드는 방법

모든 뿌리를 잘 섞는다. 42페이지를 참고하여 달여준다. 물 한 컵 당 1~2작은술의 달임액을 희석하여 사용한다.

사용 방법

필요할 때마다 한 두 컵씩 마신다.
효과를 강화하려면 옐로우독 뿌리의 비율을 높이거나 카스카라 사그라다(cascara sagrada)를 1/2 비율로 추가해 준다.

부신을 보해주는 감초 팅쳐

감초는 부신탈진에 가장 좋은 강장제 중 하나다. 자주 피로나 탈진을 느끼거나 삶에 활력을 잃었다면 이 감초 팅쳐를 만들어 마시면 도움이 된다.

- 감초뿌리 썬 것 1
- 시베리아 인삼 1
- 40도 알코올
- 돌꽃(rhodiola) 뿌리 썬 것 1
- 계피나무 껍질 또는 생강 1/2
- 꿀(선택사항)

만드는 방법

56페이지를 참고하여 팅쳐를 만든다. 병에 담기 전, 팅쳐 1리터 당 1/4컵의 비율로 따뜻하게 데운 꿀을 넣고 잘 섞어준다.

사용 방법

3개월 동안 1/2~1 작은술씩, 매일 3회씩 섭취한다.
한 달간 쉬었다가 필요에 따라 같은 주기를 반복한다.

감초 – 생강 환

맛있고 진정효과가 좋은 이 알약은 목을 많이 사용하는 가수와 인후염 환자에게 좋다.

- 감초뿌리 가루 2 큰 술
- 꿀
- 생강가루 1 작은 술
- 계피가루 또는 코코아 가루(농도 조절용)

만드는 방법

60페이지를 참고하여 허브 환을 만든다.
꿀이나 물을 한 두 방울 섞어서 가루를 잘 개어서 반죽형태로 만들고 계피가루나 코코아 가루를 추가하여 되직하게 만들어 준다.

사용 방법

필요할 때마다 한두 알씩 먹는다.

기침에 좋은 감초 시럽

이 시럽은 달콤하고 맛이 좋으며 목이 부었거나, 기침이나 후두염으로 인해 자극받은 세포막을 진정시키는데 특히 효과적이다.

- 감초 썬 것 1
- 야생 체리나무 껍질 1
- 뮤레인(mullein) 잎 1
- 꿀 또는 기타 감미료

만드는 방법

46페이지를 참고하여 시럽을 만든다.

사용 방법

30분마다 한 번씩, 또는 필요시마다 1/2 ~ 1작은술씩 섭취한다.

목통증을 가라앉히는 감초 환

이 감초 환은 목통증, 후두염, 기타 목이나 입안의 염증에 아주 탁월한 효과를 발휘한다.

- 감초가루 2
- 에키네이셔 뿌리 가루 1
- 유기농 히드라스티스 뿌리 가루 1
- 양아욱 뿌리 가루 1
- 꿀
- 페퍼민트 에센셜 오일 몇 방울
- 캐럽(carob) 가루(농도 조절용)

만드는 방법
60페이지를 참고하여 허브 환을 만든다. 자신의 취향에 맞춰 맛을 조절해도 좋다.

사용 방법
매일 1~2 알을 복용하면 좋은 결과를 얻을 수 있다.

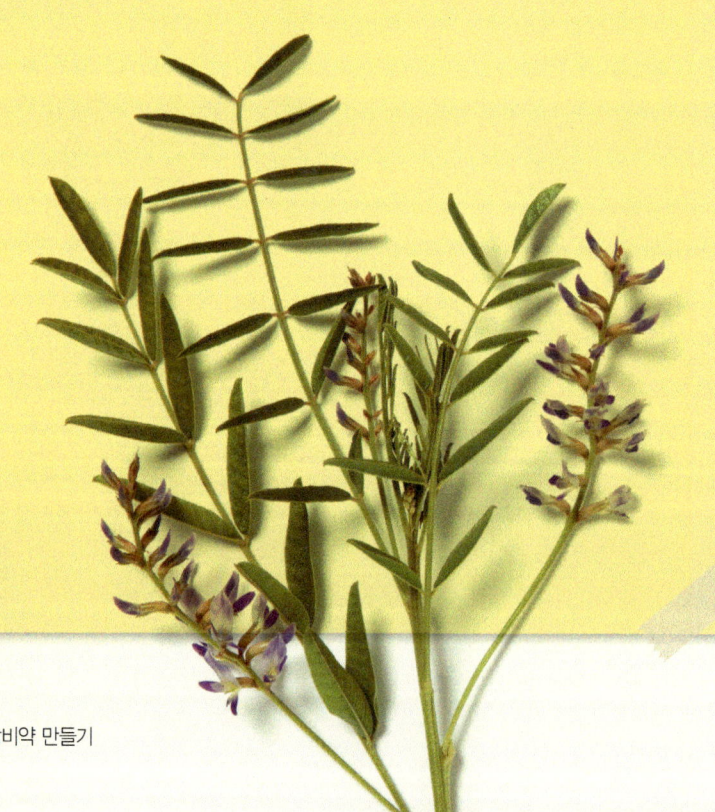

양아욱(Marsh Mallow)

양아욱은 아욱과에 속하는 식물이다. 아욱과는 범위가 넓고 매우 유익한 식물군이다. 접시꽃, 오크라(okra), 기타 다양하고 신기한 약용 식물들이 아욱과에 속해있다. 아욱과 식물들은 독성이 거의 없어서 어디에 심어도 좋다. 대부분의 아욱과 식물들은 달콤하고 맛이 좋으며, 완화 및 진정 효과(체 내외)가 있고, 음식과 약으로 모두 유용하다.

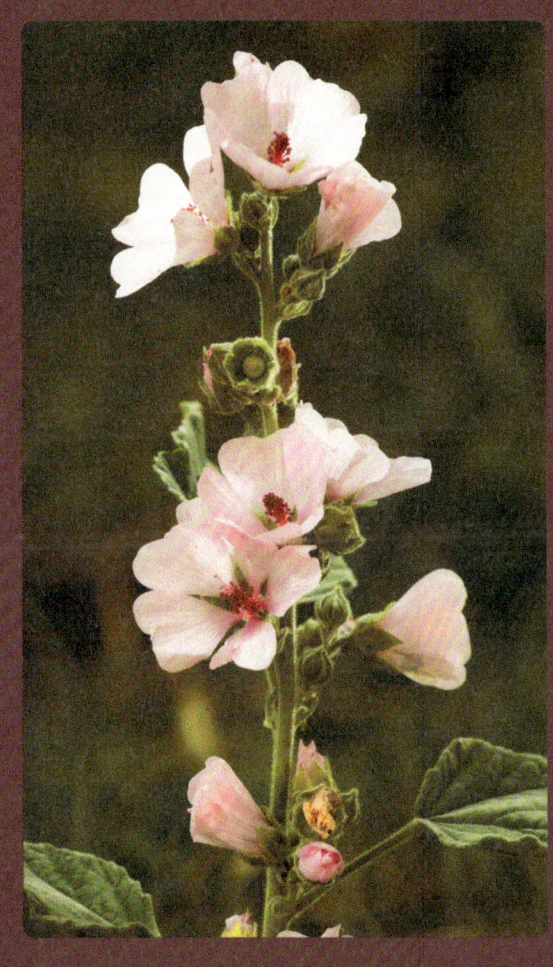

약용식물로 알려지고 인기를 얻기 전부터 양아욱은 맛있는 뿌리식물로 귀하게 여겨졌다. 로마와 그리스, 기타 고대국가에서도 양아욱을 즐겨 먹었던 것으로 기록되어 있다. 프랑스에서는 양아욱을 식물에서 과자로 재탄생시켰다. 양아욱 뿌리에서 나오는 끈적한 즙에 달걀과 설탕을 섞어 끓인 다음, 거품을 내면서 계속 저어주면 마치 엿과 같이 가볍고 폭신한 느낌의 과자가 된다. 달콤한 엿과 같은 이 과자는 기침을 진정시키고 아기들의 소화장애를 가라 앉히는데 흔히 사용되었다. 세월이 지나면서 양아욱 즙은 젤라틴으로, 설탕은 콘시럽으로 대체되었고, 오늘날 캠프파이어와 바비큐에서 절대 빠질 수 없는 대표간식인 마시멜로우로 재탄생하였다. 원조 마시멜로우와 현대의 마시멜로우는 그 이름을 빼고는 전혀 닮은 구석이 없다.

재배하기

양아욱은 부드러운 녹회색의 잎과 사랑스러운 핑크빛 꽃이 무척 아름다운 다년생 식물로써 성장속도가 빠르다. 재배가 까다롭지 않고 싹이 나서 안정이 되면 비교적 수월하게 자라는 식물이다. 상당히 크게 자라기 때문에(1.2m까지 키가 자란다), 공간을 충분히 확보해 주어야 한다. 양아욱의 이름은 서식지를 본떠 지어진 것으로써[55] 그 이름에서 알 수 있듯이 주로 습한 늪지대를 선호한다. 양지나 부분 그늘에서 잘 자라고, 비옥하고 습한 토양을 좋아하며, 물은 가볍게 주거나 적당히 주는 것이 좋다. 5~8지대 사이의 온화한 기후를 선호하지만 3지대에서도 재배가 가능한데, 그 이유는 쌓인 눈이 겨울 동안 뿌리를 보호해 주기 때문이다. 발아가 빠르고 발아율도 비교적 높은 편이지만 습적과정 (겨울과 동일한 추운 조건에서 씨앗을 보관) 이 필요하다. 초보자라면 근처 묘목장에서 어린 묘목을 한두 그루 사다가 심는 것이 안전하다. 반드시 알타이아 오피시날리스(althaea officinalis) 종을 구입해야 한다. 다양한 종류의 아욱이 있으나 양아욱이라 불리는 이 종이 가장 약효가 뛰어나다.

효능

양아욱의 뿌리는 11%의 점액질과 37%의 전분으로 구성되어 있어서 강장작용이 뛰어나고 영양이 풍부하다. 양아욱의 뿌리에 들어 있는 설탕분자는 크기가 크고 물과 접촉하며 부풀면서 그 유명한 달콤하고 끈끈한 젤, 즉 마시 멜로우를 만들어 낸다. 달콤한 맛과 풍부한 점액성 때문에 양아욱은 모든 유형의 염증성 조직을 치료하는데 흔히 사용된다. 특히 호흡기, 소화계, 피부에 생긴 염증성 조직이나 자극받은 조직을 치료하는데 효과적이고 장에 발생한 염증이나 자극을 완화하는데도 매우 유용하다.

---

[55] 양아욱의 영문 이름은 marsh mallow인데 여기서 marsh는 "늪"이라는 뜻이다.

양아욱은 특히 방광과 신장과 관련된 진정작용이 뛰어난 것으로 잘 알려져 있으며, 방광염이나 신장염 치료제를 만드는데 사용되는 중요한 성분 중 하나가 되기도 한다. 과도하게 분비된 위산을 중화시켜 주어서 위궤양이 있는 경우에도 좋다.

양아욱의 뿌리는 항바이러스, 항균 또는 기타 염증방지 성분을 특별히 많이 함유하고 있지는 않지만 진정 및 완화 작용이 있고 폐에 윤활유와 수분을 공급함으로써 마른기침에 탁월한 효능을 발휘한다. 양아욱은 공격적이고 자극적인 다른 허브들의 부작용을 완화해 주기 때문에 그런 허브들과 종종 함께 사용된다.

외용으로 사용할 경우 양아욱은 피부를 진정시켜주는 작용을 한다. 양아욱을 으깬 페이스트에 카모마일차나 물을 섞어주면 건조하고 갈라진 피부를 촉촉하게 해주는 훌륭한 습포제가 된다. 또한 목욕할 때 사용하면 습진을 포함하여 가렵고 건조한 피부에 효과적이다. 양아욱은 아기 엉덩이를 부드럽고 뽀송뽀송하게 유지하는데도 좋다.

❖ 사용부위
주로 뿌리를 사용하지만 잎과 꽃도 사용이 가능하다.

❖ 주요성분
다당류, 플로보노이드, 베타인, 쿠머린, 베타 카로틴, 비타민 B, 칼슘

❖ 안전성
양아욱은 그 효능과 장점을 아는 사람들 사이에 오랫동안 안전하게 사용된 기록을 가진 아주 안전한 허브이다.

방광염에 좋은 허브 캡슐

이 캡슐은 방광염 치료제로 내가 가장 좋아하는 처방이다. 크랜베리 주스나 베리류와 함께 섭취하면 효과가 매우 좋아서 심각한 신장염을 제외하고는 모든 것을 치료할 수 있다.

- 우바우르시(uva ursi) 잎 가루 2
- 유기농 히드라스티스 뿌리 가루 1
- 젤라틴 또는 베지터블 캡슐
- 에키네이셔 뿌리 가루 1
- 양아욱 뿌리 가루 1

만드는 방법
모든 가루를 잘 섞은 다음 캡슐안에 넣어서 밀폐 유리병에 보관한다.

사용 방법
방광염이 가라앉을 때까지 3~4시간마다 2캡슐씩 복용한다.
며칠 내로 증상이 호전되지 않으면 전문의의 진료를 받아야 한다.
물을 충분히 마시고 무가당 크랜베리 주스를 마시면 더 효과적이다.

응용
방광염에 자주 걸린다면 똑같은 레시피로 팅쳐를 만들어 복용하면 혈액내로 더 빨리 침투하여 효과를 높일 수 있다. 염증 초기 증상이 나타날 때, 팅쳐를 1/2~1 작은술 복용한다. 대개 이 정도면 염증을 막아내는데 충분하다.

❖ **양아욱 vs. 미끄럼 느릅나무**

한 때 미끄럼 느릅나무가 치료용 점액성분으로는 북미지역에서 그야말로 대세였다. 그러나 미끄럼 느릅나무를 비롯하여 많은 느릅나무가 네덜란드 느릅나무병으로 인해 대량으로 떼죽음을 당하면서, 윤리적, 환경적 이유로 대부분의 허벌리스트와 의식있는 소비자들은 양아욱으로 이를 대체하고 있다. 미끄럼 느릅나무는 성장이 더딘데다 멸종위기에 처해있는데 반해, 양아욱은 빨리 성장하는 다년생 식물이라는 점을 고려할 때, 가급적 미끄럼 느릅나무 대신 양아욱을 사용하는 것이 타당할 것이다.

양아욱 베이비 파우더

안전하고 효과 좋은 천연 베이비 파우더로써 기저귀 발진을 예방하고 치료하는데 좋다.

- 애로우루트(arrowroot) 가루 1
- 양아욱 뿌리 가루 1
- 옥수수 전분 1
- 라벤더 에센셜 오일 1~2 방울

만드는 방법

큰 그릇에 모든 가루를 잘 섞는다.(철제 거품기를 사용하면 효과적이다)
라벤더 에센셜 오일을 한두 방울 떨어뜨리고 거품기로 잘 섞어준다. 두꺼운 면 보자기로 그릇을 덮은 다음 건조한 곳에 하룻밤 두어 오일과 가루가 마르도록 한다. 다시 거품기로 잘 섞은 다음 사용하기 편리한 가루용 용기에 넣어 포장한다.

사용 방법

아기 엉덩이가 축축할 때마다 뿌려준다.

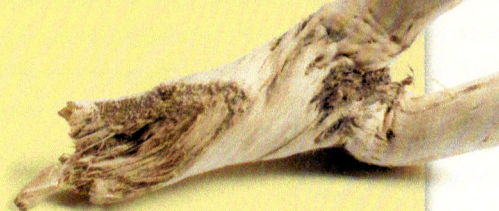

방광건강을 지켜주는 비뇨기 강장제

이 강장제는 스트레스 받은 방광을 진정시켜주고 치료해준다. 완전히 진행된 염증은 이 강장제로 치료가 어렵고 가벼운 만성 질환에 효과가 있다.

- 별꽃 머리 1
- 양아욱 뿌리 1
- 민들레 잎 1
- 쐐기풀 잎 1

만드는 방법

41페이지를 참고하여 허브들을 우려낸다.

사용 방법

하루에 2~3 잔씩 마신다.

뮤레인(Mullein)

꽃이 피는 줄기를 수 미터 높이로 시원하게 뻗어 올리는 뮤레인은 길가에 피는 잡초 중에 단연 눈에 띈다. 사실 뮤레인의 외관은 잡초라기보다는 이국적인 식물에 가깝다. 길가에서 자라는 많은 잡초들이 그렇듯이 뮤레인은 오랜 세월 동안 약용으로 사용되어 왔다. 개인적으로 내가 아끼는 식물이며 시골 산책길이나, 정원, 전 세계 여행길에서 뮤레인을 마주칠 때마다 기분이 좋아진다.

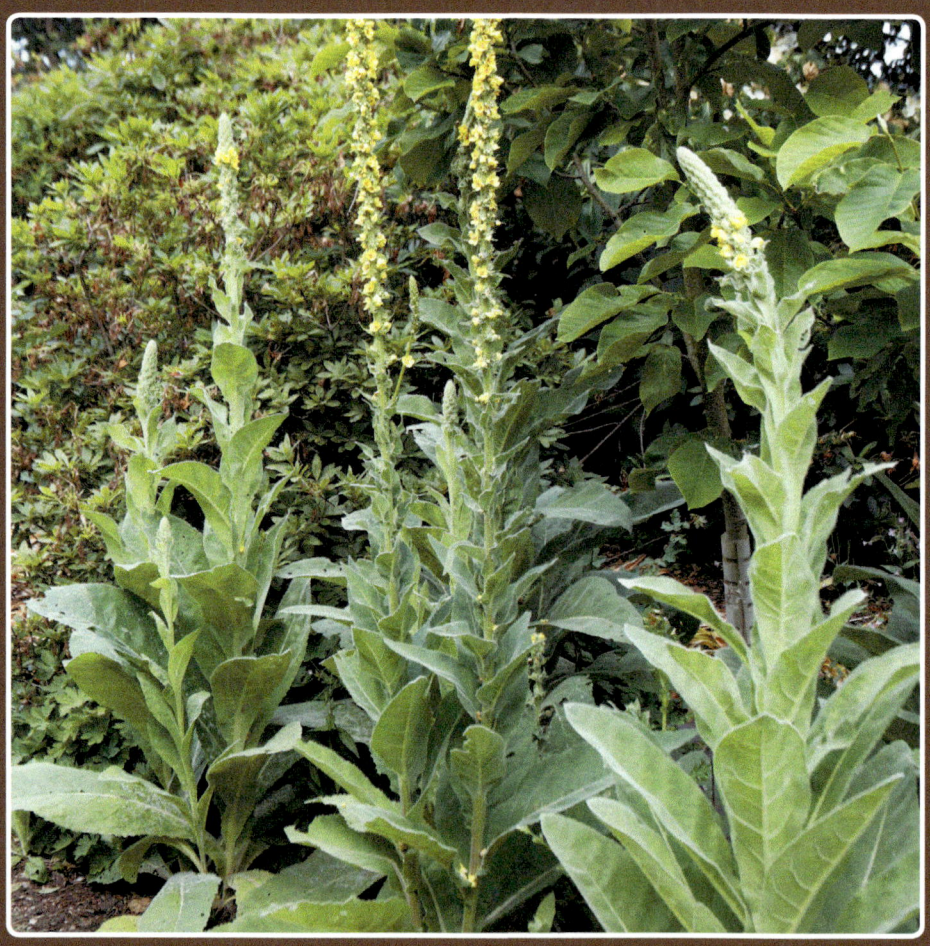

재배하기

뮤레인은 2년생 식물이다. 첫해에는 솜털이 난 장미모양으로 로제트(rosette)[56]를 형성하고 이듬해 최대 2m 높이까지 자라는 줄기에 꽃이 피며 씨를 맺고, 시들어 죽는다 (뮤레인 줄기 몇 개를 정원에 남겨두면 벌레들의 콘도 역할을 해서 기나긴 겨울동안 새들이 행복한 만찬을 즐길 수 있다). 뮤레인은 토양과 환경에 크게 구애받지 않고 잘 자란다. 산림지대, 철로, 번잡한 고속도로 중앙, 심지어 용암지대에서도 뮤레인이 자라는 것을 보았다. 그러니 잘 관리된 정원의 안락함 속에서는 잘 자랄 수밖에 없다.

양지바르고 배수가 잘되며 pH농도 5~7.5사이의 양분이 풍부한 토양에 심어 주면 아주 잘 자란다. 뮤레인은 씨앗을 파종해도 쉽게 자라고 정원에서 자리를 잡으면 쉽게

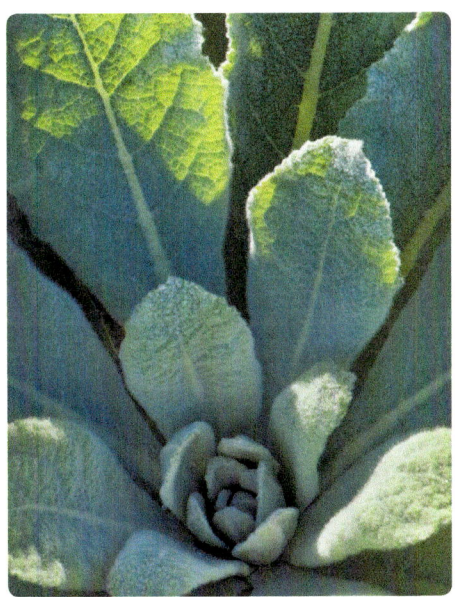

큼직하고, 부드럽고, 솜털로 뒤덮인 뮤레인의 잎은 중심부분의 로제트에서 시작하여 자라난다.

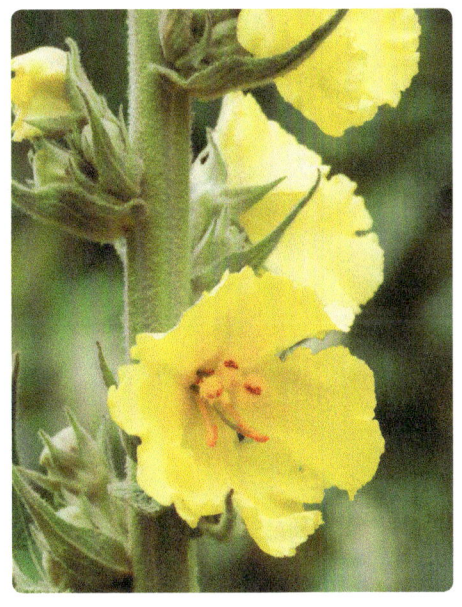

수확적기의 뮤레인 꽃

---

[56] 짧은 줄기에 잎이 빽빽이 사방으로 넓게 퍼져 있어 마치 장미모양으로 형성된 식물의 형태. 겨울에 추위를 피할 수 있고 햇빛도 충분히 받을 수 있는 장점이 있다.

스스로 종자를 퍼뜨린다. 키가 큰 식물이기 때문에 충분한 공간을 확보해 주어야 한다. 뮤레인은 외관이 크고 웅장해서 정원의 뒤쪽에 심거나 한가운데 중앙 장식으로 심어도 좋다.

효능

뮤레인 잎은 경련을 완화해주고 거담효과가 있어서 깊은 기침, 즉 경련성 기침, 기관지 충혈, 기침 감기, 알레르기, 기타 호흡장애를 동반하는 질환에 좋은 것으로 알려져 있다. 뮤레인 잎은 다른 약용 허브와 함께 섞어서 천식 치료제로 사용된다.

뮤레인 잎은 각종 분비선의 불균형을 치유하는데 흔히 사용되며 에키네이셔 뿌리와 갈퀴덩굴과 함께 분비선을 건강하게 해주는 강장제를 만드는데 쓰이기도 한다. 뮤레인 잎으로 만든 습포제는 종기, 분비선이 부었을 때, 타박상, 벌레에 물렸을 때 사용하면 좋다. 또한 목욕물에 넣어주면 관절염으로 인한 통증을 완화하는데 효과적이다.

줄기를 타고 올라가 태양을 향해 서서히 꽃봉오리를 여는 작고 노란 꽃은 방부제 및 소염 성분과 더불어 뛰어난 진통효과도 갖고 있다. 뮤레인 꽃에서 얻는 오일은 상부 호흡기 충혈로 인해 발생하는 귀의 염증을 치료하는데 오랫동안 사용되어왔다. 양쪽 귀 안으로 따뜻한 오일을 몇 방울 떨어 뜨려주면 몇 분 이내에 통증이 가라앉고 며칠 이내에 염증이 호전되기 시작할 것이다.

❖ **사용부위**
잎, 꽃, 뿌리

❖ **주요성분**
다당류, 플라보노이드, 스테롤, 점액질, 사포닌

❖ **안전성**
외용으로 사용 시, 잎의 아랫면에 나 있는 아주 작은 솜털이 예민한 피부에 자극이 될 수 있는데 이 경우 잎을 면 보자기에 싸서 발라주면 자극을 줄일 수 있다.

뮤레인-붉은 토끼풀 연고

분비선이 막혔거나 부었을 때 이 연고를 국소적으로 발라준다.

- 금잔화 꽃 1
- 뮤레인 꽃 1/2
- 뮤레인 잎 1
- 올리브 오일
- 붉은 토끼풀 꽃과 잎 1
- 밀랍 간 것

만드는 방법
49페이지를 참고하여 오일에 허브를 넣고 우려낸다. 53페이지를 참고하여 오일에 밀랍을 넣어 연고를 만든다.

사용 방법
부은 분비선에 연고를 소량 바르고 부드럽게 마사지 하여 흡수시킨다.

뮤레인 꽃으로 만든 이염 치료제

감기, 독감, 기타 상부 호흡기 충혈로 인해 발생한 "경증"의 이염에 뮤레인 꽃으로 만든 오일이 매우 효과적이다. 이 오일은 염증 치료 뿐 아니라 통증경감에도 탁월한 효과를 발휘한다. 뮤레인 꽃 오일을 사용해도 24시간 이내에 증세가 호전되지 않거나 오히려 악화된다면 반드시 전문의의 진찰을 받아야 한다.

만드는 방법
줄기에서 꽃이 막 피기 시작할 무렵, 1/4컵 정도의 뮤레인 꽃을 따서 준비한다. 뮤레인 꽃은 여러 날에 걸쳐 서서히 피어나기 때문에 오일을 만드는데 필요한 충분한 양을 수확하려면 며칠이 걸릴 수 도 있다. 수확한 꽃을 1리터 정도의 유리병에 담고 올리브 오일을 부어 충분히 잠기도록 한다.
유리병을 따뜻하고 볕이 잘 드는 곳에 두고 2주 동안 우려낸다. 잘 걸러낸 다음 병에 담는다.
더 강한 오일을 만들고 싶다면 걸러낸 오일에 신선한 뮤레인 꽃을 넣고 다시 2주 동안 우려낸다. 이렇게 하면 약효가 훨씬 강해진다.

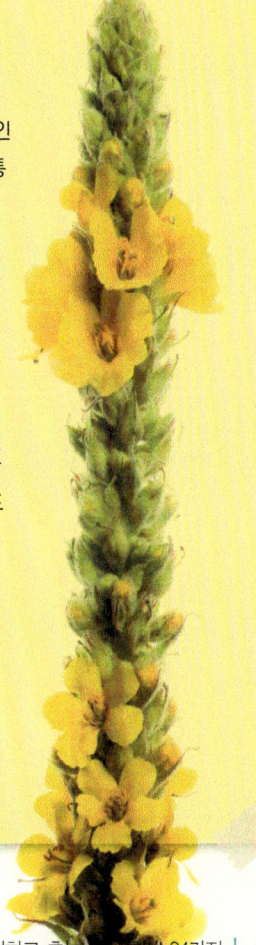

사용 방법

아주 약한 열에 뮤레인 꽃 오일을 데운다. 이때 온도는 엄마젖의 온기와 비슷하면 좋다. 오일이 "따뜻"해야지 뜨거워서는 안 된다. 온도가 적정한지 체크해 보려면 자신의 귀 안에 시험 삼아 한 방울 떨어뜨려 본다. 아이드롭 기준으로 따뜻한 오일 2~3방울을 귀 안쪽으로 넣어 준다. 외이는 서로 연결되어 있어서 염증이 한 쪽 귀에서 다른 쪽 귀로 옮겨갈 수 있기 때문에 반드시 양 쪽 귀를 모두 치료해 주어야 한다. 매일 한두 차례 또는 필요할 때마다 수시로 이 과정을 반복한다.

> ❖ **주의**
>
> 이 오일은 소위 "수영자의 귓병(swimmer's ear)"이나 귀가 물에 노출되어 발생하는 기타 감염에는 효과가 없다. 오히려 이러한 감염을 악화시킬 수 있다. 또한 고막천공의 가능성이 있는 심각한 감염에는 이 오일을 사용하지 않는 것이 바람직하다.

기침에 좋은 차

기침과 기타 호흡기 질환에 효과가 좋은 차 이다.

- 머위 잎 1
- 양아욱 잎과 꽃 1
- 뮤레인 잎 1

만드는 방법

41페이지를 참고하여 허브를 우려낸다.

사용 방법

기침이 가라앉을 때까지 수시로 1/2컵씩 마신다.

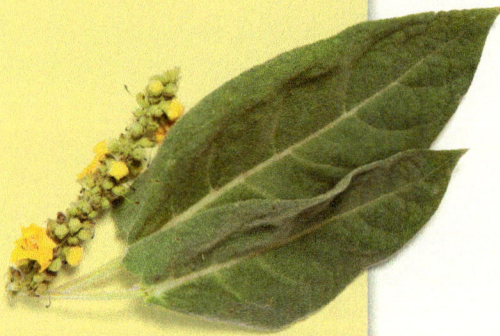

분비선 강장제

이 레시피에 쓰이는 허브들은 내분비계 전체를 이롭게 해준다.

- 뮤레인 꽃과 잎 2
- 페퍼민트 또는 스피어민트 잎 2
- 금잔화 꽃 1
- 갈퀴덩굴 머리 부분 1
- 붉은 토끼풀 꽃 1

만드는 방법

이 레시피를 이용해 차로 우려내거나(41페이지 참고) 팅쳐로 만든다(56페이지 참고).

사용 방법

차는 매일 1/2 컵씩 마시고, 팅쳐는 매일 2~3회 1/2 작은술 씩 복용한다.

쐐기풀(Nettle)

쐐기풀에 대해 저명한 허벌리스트 리코 체크(Richo Cech)는 그의 명서 식물로 약 만들기(Making Plant Medicine)에서 "실용성: 방대함"이라는 짧지만 명쾌한 문구로 쐐기풀의 광범위한 효능을 강조했다. 통풍, 류머티즘, 빈혈, 탈진, 월경불순, 피부질환, 건초열 등 다양한 의학적 효능 이외에도, 쐐기풀은 요리에도 사용되고, 맥주도 만들 수 있으며, 차나 팅쳐를 만들기도 하는 등 그 쓰임새가 무궁무진하다. 한 때 쐐기풀은 중요한 옷감 원료였으며, 면이나 리넨보다 더 고급 직물로 여겨지기도 했다.

고대 그리스와 로마에서는 재배면적 기준으로 쐐기풀이 최고의 작물이었으며, 직물로써 뿐 아니라 음식과 약으로 광범위하게 쐐기풀을 활용하였다. 고대 로마에서 쐐기풀을 이용해 행해졌던 독특한 관행 중 하나로써 "쐐기풀 매질"이라는 것이 있는데, 이것은 쐐기풀 줄기를 여러 개 잘라서 한 데 묶은 다음 관절염이 있는 부위나 부은 관절부위를 때려주는 행위를 말한다. 이렇게 쐐기풀 매질을 하고 나면 두드러기가 발생하는데 이 두드러기가 해당 부위의 혈액순환을 개선시켜서 통증을 경감시켜 주는 것으로 보고되었다. 이러한 치료행위가 미개하고 구식이라고 생각할지 모르지만 놀랍게도 이 쐐기풀 매질은 지금도 여전히 사용되고 있다. 물론 이 방법이 누구에게나 적합한 것은 아니지만 관절염으로 인한 통증에는 약을 이용한 치료만큼 효과적이며 부작용이 없다.

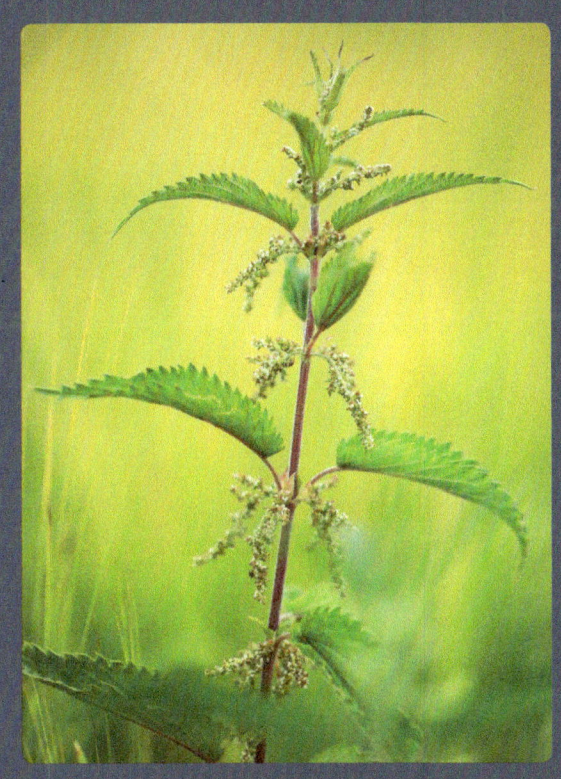

부작용 말이 나온 김에, 보스턴에서 개최되었던 제 6차 국제허브심포지엄에 참석했던 저명한 의학 허벌리스트 데이비드 호프만(David Hoffmann)의 강연을 잠깐 소개하고자 한다. 일반 약과 약용 식물을 함께 사용하지 말아야하는 이유와 그에 따른 부작용 가능성에 대해 2시간 동안 열강을 펼친 다음, 호프만은 이런 말로 강연을 마무리 지었다: "(약과 허브를 함께 사용하는 것이) 불안하다 싶으면 쐐기풀을 선택하십시오." 가시를 제외하고는 지극히 유익한 식물, 쐐기풀을 한 마디로 정의하자면 이렇게 표현할 수 있다.

재배하기

미국과 캐나다 전역에서 야생으로 서식하는 쐐기풀은 봄이나 가을에 기존 쐐기풀의 러너(runner)를 분리해서 심으면 쉽게 번식시킬 수 있다. 비옥하고 양분이 풍부한 토양과 반그늘지고 습한 개울둑 같은 환경을 선호한다. 정원에서 재배하고자 할 경우 이러한 생육조건을 그대로 만들어주면 쐐기풀이 번성할 것이다. 쐐기풀은 가시가 있기 때문에 쉽게 신체에 접촉하지 않는 곳에 심어야 하고 또 마음껏 뻗어나갈 수 있도록 충분한 공간을 확보해 주어야 한다. 쐐기풀은 쉽게 번식하고 퍼져나가기 때문에 통제가 필요하다.

> ❖ 경고
>
> 쐐기풀 가시에 찔리면 아주 고약하다. 줄기와 잎 아랫면에 바늘모양의 돌출부가 있는데, 이 돌출부에는 벌에 쏘이거나 개미에 물렸을 때 통증을 유발하는 화학성분인 포름산이 들어 있다. 포름산은 잎에 열을 가하거나, 건조시키거나, 으깨면 파괴된다. 그러므로 신선한 쐐기풀을 다룰 때는 각별히 주의해야 한다. 수확할 때는 장갑을 끼고 하기 바란다.(쐐기풀 매질의 효과를 노리고 맨손으로 쐐기풀을 수확하는 사람들이 있는데, 그럴 경우 가시에 찔릴 각오가 필요하다)

효능

쐐기풀은 각종 비타민과 미네랄을 풍부하게 함유하고 있어서 우수한 강장 허브로 꼽힌다. 특히, 뼈와 관절의 통증을 동반하는 어린이 "성장통"과 노인들의 삐걱거리는 관절에도 좋다. 항히스타민 성분이 있어서 알레르기와 건초열을 치료하는데도 효과적이다. 쐐기풀이 가진 영양성분의 특성과 간에 미치는 긍정적인 효과 때문에 남녀의 생식기능을 강화해 준다. 쐐기풀은 월경전증후군(PMS)과 기타 월경 장애, 불임, 갱년기 증상의 치료제에 흔히 사용된다. 쐐기풀 씨앗은 전립선 질환의 예방과 치료에 사용되기도 한다.

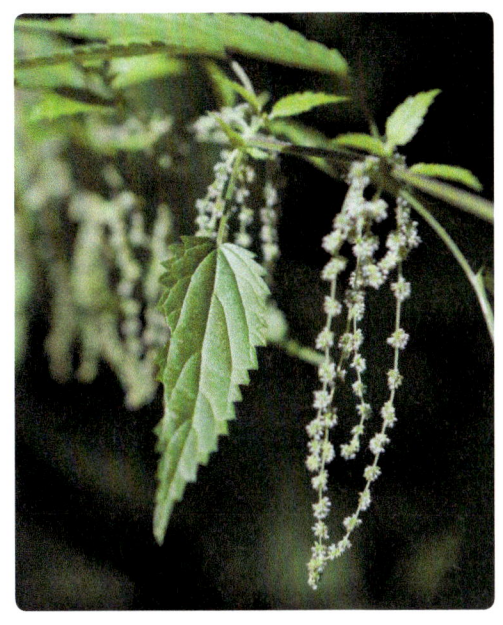

사진과 같이 꽃이 개화되기 전에 쐐기풀 잎을 수확해야 한다.

❖ **사용부위**

주로 잎을 사용하고, 뿌리(전립선 강장제)와 씨앗(강장, 체력과 원기 보강)도 사용됨.

❖ **주용성분**

칼슘, 철, 단백질, 칼륨, 포름산, 아세틸콜린, 황(sulphur), 베타카로틴, 비타민 K, 플라보노이드

❖ **안전성**

가시에 찔릴 경우 따갑게 부어오르기도 하지만, 일반적으로 쐐기풀은 매우 안전하고 먹을 수 있는 약용식물로 간주된다.

나는 과로했거나 피로할 때 에너지를 보강해주는 강장차로 쐐기풀을 이용한다. 이 차는 내가 연중 항시 애용하는 강장제다. 고약한 가시에도 불구하고 아니면 오히려 쐐기풀에 묘한 매력을 더해주는 그 가시 때문에 나는 이 식물을 사랑한다.

무엇보다 쐐기풀 때문에 약 먹기가 즐거워진다. 쐐기풀차는 영양이 가득할 뿐 아니라, 다소 허브에 편향적인 개인적 견해이긴 하지만, 방금 쪄낸 쐐기풀처럼 맛있는 녹색채소도 없을 것이다. 가시에 찔리지 않도록 장갑을 끼고 아직 어릴 때 쐐기풀의 머리 부분을 따서 가시가 모두 확실히 익을 때까지 충분히 쪄준다. 올리브 오일과 신선한 레몬즙을 넉넉하게 뿌린 다음, 피타 치즈를 잘게 부셔서 그 위에 올려서 먹는다.

전립선 강장제

50세 이상의 모든 남성은 전립선에 영양을 공급하고 전립선을 보호하기 위해 강장 허브와 음식을 먹어줄 필요가 있다. 특히 쐐기풀의 뿌리와 씨는 전립선 강장제로 잘 알려져 있다. 호박씨 한 줌과 함께 이 팅쳐를 매일 꾸준히 먹으면 전립선 질환의 예방과 건강 유지에 큰 도움이 될 것이다.

- 쐐기풀 뿌리 2
- 쐐기풀 씨 1
- 쐐기풀 잎 1
- 40도 알코올

만드는 방법

56페이지를 참고하여 팅쳐를 만든다.

사용 방법

전립선 질환을 예방하고 전립선의 건강유지를 위한 목적이라면, 하루 1~2회, 1작은술씩 석 달 동안 이 팅쳐를 섭취한다. 2~3주 동안 사용을 중단했다가 동일한 주기로 반복한다. 효과를 더 높이려면 톱야자(saw palmetto) 열매를 1 비율로 추가한다.

아픈 뼈와 쑤시는 관절에 좋은 고칼슘 차

이 차는 칼슘이 풍부해서 관절이 아픈 노인 뿐 아니라 성장기 어린이에게도 아주 좋다.

- 쐐기풀 잎 2
- 귀리의 푸른 머리 부분 1 (막 익기 시작해 하얀 즙이 많은 귀리의 머리 부분)
- 속새(horsetail) 잎 1/2
- 스테비아 약간(옵션)

만드는 방법

41페이지를 참고하여 허브들을 우려낸다. 기호에 따라 스테비아로 단맛을 준다.

사용 방법

하루에 2~4컵씩 3~4주 동안 마신다.

쐐기풀 페스토

이탈리아에는 요리사마다 자신만의 페스토 레시피가 있다. 나 역시 나만의 특별한 페스토 레시피가 있다.

- 올리브 오일 1~2 컵
- 다진 견과류 1/2컵 (잣, 호두, 캐슈넛 등 취향에 따라 선택)
- 마늘 2~3 쪽
- 신선한 쐐기풀 여러 줌
- 파마산 치즈 간 것 1/4 컵

만드는 방법

믹서기나 푸드 프로세서에 올리브 오일, 견과류, 마늘을 넣고 크림상태가 될 때까지 갈아준다. 쐐기풀을 한 번에 한 줌씩 넣고(주의: 익히지 않은 생것을 사용한다) 페스토가 크림상태의 페이스트가 될 때까지 곱게 갈아 준다.(쐐기풀이 완전히 퓨레 상태가 될 때까지 충분히 갈아주면 쐐기풀 가시는 문제가 되지 않는다) 파마산 치즈를 넣고 잘 저어준다.

부드러운 쐐기풀 감자 스프

이 스프는 영양이 풍부하고 소화가 잘 되어서 병에서 회복 중인 사람들에게 안성맞춤이다.

- 올리브오일 1큰 술
- 중간 크기 감자 2~3개(작은 큐브로 썬다)
- 쐐기풀 잎 여러 줌
- 소금과 신선한 통 후추 가루
- 큰 양파 1개(다진 것)
- 육수 2리터(허브, 채소, 또는 닭 육수)
- 파마산 치즈 간 것

만드는 방법

큰 냄비에 오일을 넣고 중간 불에서 따뜻하게 데운다. 양파를 넣고 양파가 갈색이 나면서 부드러워 질 때까지 약 10분 정도 볶는다. 감자를 넣고 물러질 때까지 약 8~10분 정도 볶는다.
육수를 넣고 끓인 다음 불을 줄이고 감자가 물러질 때까지 약 10분 정도 약한 불에서 끓인다. 쐐기풀을 냄비에 넣는다. 뚜껑을 덮고 쐐기풀과 감자가 완전히 익을 때까지 약 15~20분 정도 끓인다. 스프를 퓨레 상태로 간다. 소파마산 치즈, 소금, 후추로 간을 한다.

임산부를 위한 강장차

필수 비타민과 미네랄이 풍부한 이 차는 맛도 좋고 영양도 풍부해서 임신기간 내내 마셔주면 좋다.

- 푸른 귀리 머리 부분 1 (막 익기 시작해 하얀 즙이 있는 상태)
- 레몬밤 잎 1
- 쐐기풀 잎 1
- 라스베리 잎 1

만드는 방법
41페이지를 참고하여 허브를 우려낸다.

사용 방법
임신기간 중에 하루 2~4잔씩 또는 수시로 마신다.

귀리

북캘리포니아의 시골에서 자란 나는 귀리가 갖고 있는 영양에 대해 어릴 때부터 잘 알고 있었다. 해마다 가을이 되면 커다란 운송용 트럭들이 귀리짚단을 가득 싣고 우리 작은 목장에 몰려들곤 했다. 그러면 배고픈 소들이 그 귀리 짚을 먹고 소화시켜서 맛있는 우유로 바꿔 놓았다. 훗날 내가 처음 허브가게를 열고 약용 귀리를 팔기 시작했을 때, 아버지께서는 당신이 엉뚱한 사업에 시간을 낭비했었노라고 농담을 하시곤 하셨다. 아버지 말씀이 옳았는지도 모른다. 아버지는 소에게 먹일 귀리 짚을 한 단에 6달러를 주고 사셨는데 나는 약용 귀리를 28g당 50센트를 받고 팔았으니까 말이다.

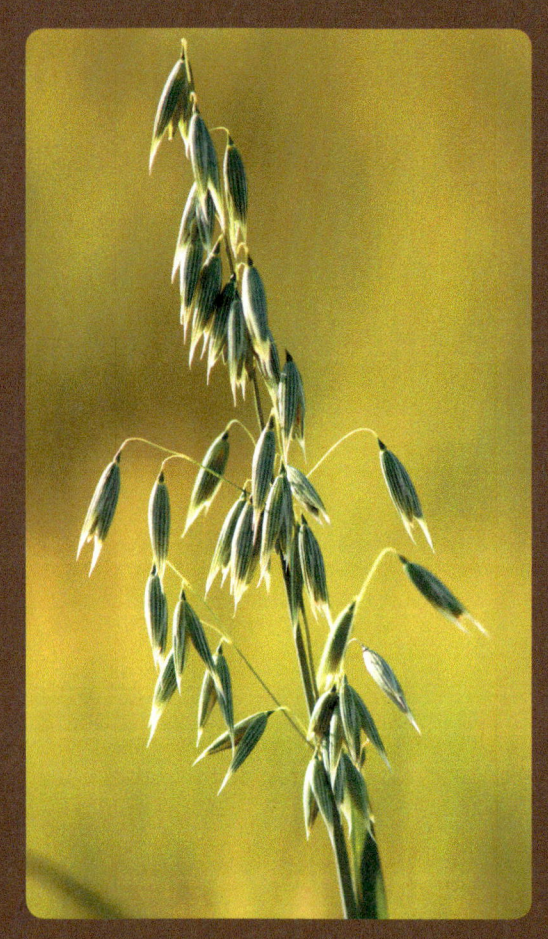

재배역사가 긴 여러 곡물 중에서도 특히 귀리는 영양이 풍부해서 인간과 가축 모두에게 귀한 곡식자원으로 여겨졌으며 강장효과도 뛰어난 것으로 알려져 있다. 대부분의 허벌리스트들은 아직 여물기 전, 하얀 즙이 풍부한 녹색 귀리의 머리 부분을 약용으로 사용한다. 그러나 귀리의 줄기 또한 뼈, 모발, 치아, 손톱, 발톱의 건강에 필요한 각종 미네랄 뿐 아니라 실리카도 함유하고 있다. 하얀 즙이 풍부한 푸른 머리 부분은 완화(진정) 효과가 뛰어나고 신경계에 영양을 공급해주는 것으로 잘 알려져 있다. 완전히 여문 귀리는 심장건강에 좋은 오트밀이나 가루로 사용되는데, 이 역시 진정효과가 좋고 영양이 풍부하다.

재배하기

일반적으로 귀리를 뒷마당이나 정원에서 재배할 생각을 못하는데 안 될 이유도 없다. 귀리는 아름답게 처진 모습이 보기에 좋기도 하고 여물어서 황금색으로 변한 가지가 축 늘어져 바람에 흔들릴 때면 참 멋스럽기도 하다.

귀리는 양지의 탁 트인 공간을 선호하는 강인한 1년생 식물이다. 4~9지대 사이에서 가장 잘 자라지만 다른

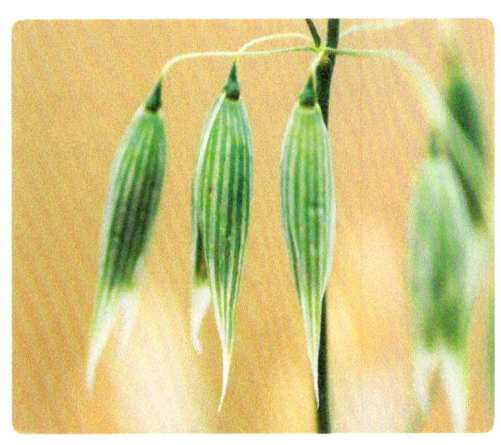

푸른색이 선명한 귀리는 살짝 눌렀을 때 하얀 즙이 나오는데 이 상태가 수확 적기이다.

기후에 대한 적응력도 좋은 편이다. 씨앗은 발아가 잘 되는 편이다. 씨앗을 밤새 물에 담가두었다가 직접 땅에 파종한다. 씨앗이 발아될 때 까지 토양을 촉촉하게 유지해 주고 발아가 되고 난 후 물을 적당히 준다.

약용으로 사용하고자 할 경우에는 곡식 낟알은 완전히 익었지만 여전히 "초록"상태에 있을 때 수확하는 것이 좋다. 이런 상태의 귀리는 낟알을 눌렀을 때 소량의 "귀리밀크"가 나온다. 요리용(오트밀)으로 사용할 때는 귀리의 낟알이 황금색으로 변하고 완전히 여물 때까지 기다렸다가 수확한다. 맑은 날 아침에 수확하는 것이 좋다. 한 손에 바구니를 들고 다른 손을 갈퀴삼아 아래에서 위로 귀리의 낟알들을 쭉 훑어내서 낟알들이 바구니 안으로 자연스럽게 떨어지도록 한다. 이 평화스러운 귀리수확 과정 자체가 마치 명상의 시간과 같아서 신경에 좋은 약이 되는데, 귀리수확은 내가 가장 좋아하는 소일거리 중 하나다.

효능

오트밀이 심장건강에 좋고 영양이 풍부하다는 사실은 누구나 잘 알고 있는 상식이다. 귀리가 그렇게 건강에 좋은데 허벌리스트들은 왜 푸른색의 귀리머리 부분만을 선호하는 것일까? 푸른 귀리의 머리 부분은 신경계에 가장 좋은 최고의 강장제라고 할 수 있는데, 각종 신경성 스트레스, 탈진, 짜증, 불안장애를 효과적으로 완화시켜준다. 특히 다발성 경화증과 같이 신경말단을 둘러싼 균사체의 피복에 결함이 발생하거나 소진된 경우 특히 유용하다. 귀리가 다발성 경화증을 치료하지는 못하겠지만, 피로를 감소시키고, 근육을 강화하고, 신경기능을 개선함으로써 병의 증상을 전반적으로 완화시킬 수는 있다.

하얀 즙이 든 귀리는 특히 레몬밤과 함께 사용될 경우 아동과 성인의 과잉 행동장애에 도움이 될 수 있다. 다미아나(damiana) 뿌리와 쐐기풀 뿌리를 귀리와 함께 사용하면 발기부전에 좋은 성기능 개선제 역할을 한다. 귀리와 귀리 줄기를 함께 사용하면 뼈를 강화하고 치료하는 약제가 되며 특히 임신기나 폐경기 여성에게 좋은 칼슘 공급원이 된다.

❖ **사용부위**
주로 푸른 귀리의 즙이 담긴 머리 부분, 줄기와 말린 귀리도 효과가 있음

❖ **주요성분**
실리콘, 스테롤, 플라보노이드, 전분, 단백질, 칼슘, 실리카, 비타민 B군

❖ **안전성**
매우 안전 (알레르기가 있는 경우 제외)

여문 귀리로 만드는 오트밀 역시 치유효과가 있으며 필요할 때 손쉽게 부엌에서 찾아 이용할 수 있는 "음식 치료제" 중 하나다. 음식을 제대로 넘기거나 소화하기 어려운 회복기 환자들 (특히 수술 후 또는 항암치료 중인 환자) 에게 오트밀로 만든 죽 한 그릇이면 영양도 충분할 뿐 아니라 소염 성분이 있어서 회복과 치료에도 도움이 된다.

다른 강장 허브를 오트밀 죽에 추가하면 효과를 더 높일 수 있다.

(243페이지 레시피 참고)

귀리는 피부자극과 가려움증을 가라앉히는 국소 치료제로도 사용된다. 따뜻한 오트밀 목욕은 자극받고 갈라지고 건조한 피부에 효과적인 것으로 잘 알려져 있다. 오트밀 역시 피부에 일광 화상을 입었을 때 사용하면 진정효과가 좋다. 또한 오트밀로 얼굴을 마사지해주면 피부트러블을 해결하는데 도움이 된다. 오트밀을 담은 그릇의 표면에 떠오르는 하얀 물을 얼굴에 바르고 20~30분 정도 그대로 둔다.

건조하고 갈라진 피부를 위한 오트밀 목욕

오트밀 목욕은 건조하고 갈라진 피부에 그 효과가 입증된 처방이다. 노인 뿐 아니라 아기에게 사용해도 안전하고 진정효과가 좋다.

만드는 방법
귀리에 4~6배의 물을 섞어서 걸죽한 오트밀, 즉 "오트밀 차"를 큰 냄비로 가득 준비한다.
15분간 끓인 다음 건더기를 걸러낸다. 걸러낸 물과 귀리를 모두 버리지 말고 둔다. 욕조를 따뜻한 물로 채운 다음 앞서 걸러낸 오트밀 물을 욕조에 직접 부어 섞는다. 국자로 남겨둔 귀리를 떠서 면 주머니나 스타킹 또는 대형 면 보자기에 넣고 꼭 묶어서 봉한다. 진정 효과를 극대화 하려면 목욕물에 라벤더 에센셜 오일을 한두 방울 떨어뜨린다.

사용 방법
욕조에 몸을 담그고 편안하게 목욕을 즐긴다. 귀리를 담은 주머니를 사용해 전신을 부드럽게 마사지해 준다.

심장건강에 좋은 오트밀

오트밀로 창의력을 발휘해 보라. 다양한 허브를 오트밀과 섞어서 활용할 수 있다.

만드는 방법
오트밀 포장지에 쓰인 지시에 따라 오트밀을 한 그릇 만든다.
조리된 오트밀 한 컵 당 산사나무 열매 가루 2작은 술을 넣는다.
말린 딱총나무 열매, 구기자(생것 또는 말린 것),
블루베리(생 것 또는 말린 것)를 추가로 넣어주면
항산화 효과를 높일 수 있다.
꿀이나 메이플 시럽, 계피가루를 취향대로 추가한다.

사용 방법
오트밀 한 그릇으로 건강한 하루를 시작한다.

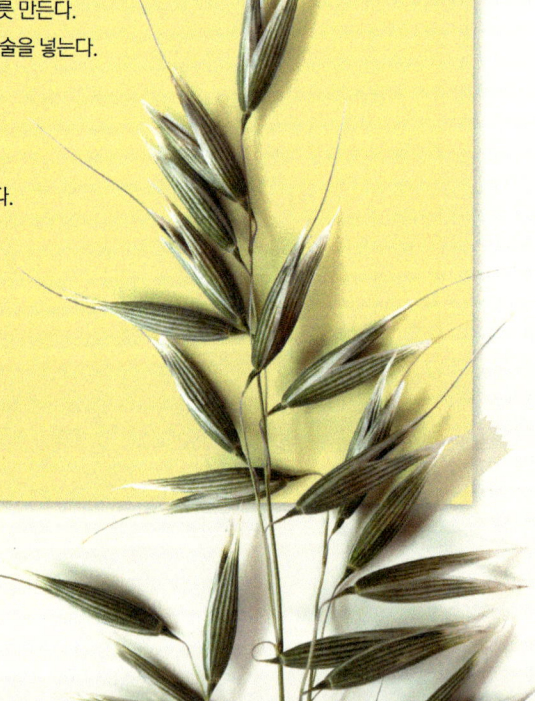

원기회복 오트밀 죽

오트밀 죽은 소화가 잘되고 영양이 풍부한 음식으로써 여기에 약용 허브를 더해주면 훌륭한 치료식이 된다. 질환에 따라 다른 허브를 자유롭게 추가해도 좋다.

- 푸른 귀리의 머리 부분 1작은 술 (막 익기 시작하여 하얀 즙이 있는 상태)
- 산사나무 열매 다진 것 1작은 술
- 시베리아 인삼 다진 것 1작은 술
- 오트밀 1/2컵
- 산사나무 열매 가루 1/2작은 술
- 돌꽃 뿌리 가루 1/2작은 술
- 시베리아 인삼 가루 1/2작은 술
- 메이플 시럽, 꿀, 계피, 미소된장(옵션)

만드는 방법

팬에 귀리 머리 부분, 다진 산사나무 열매, 다진 시베리아 인삼을 2컵의 물과 함께 넣어서 끓인 다음, 불에서 내려서 뚜껑을 덮고 30~45분 정도 그대로 둔다.
건더기를 걸러내고 걸러낸 건더기는 퇴비로 활용한다.
이 물에 오트밀을 넣고 끓인 다음, 불을 줄여서 오트밀이 익을 때까지 약 10~15분 정도 약한 불에 둔다.
이 죽은 일반 오트밀 죽보다 묽어야 한다.
산사나무, 돌꽃, 인삼 가루를 모두 넣고 잘 섞는다.
메이플 시럽이나 꿀, 계피가루를 취향대로 추가
하거나 더 풍부한 맛을 내려면 미소된장을 넣어도 좋다.

페퍼민트

페퍼민트는 종종 "그린 에너지의 보고"라고 일컬어 진다. 페퍼민트는 체내에 축적된 기존의 에너지를 축내거나 고갈시키지 않으면서 재생 및 활력 증강 효과를 발휘한다. 몸과 마음이 쳐져 있을 때, 페퍼민트와 홀리 바질을 섞어 만든 차를 마시면 몸에 활력을 주고 기분을 끌어 올려준다. 페퍼민트에 은행, 고투콜라(gotu kola)를 섞어서 "두뇌 강장제"를 만들어 마시면 머리를 맑게 해주어서 사고력과 기억력을 향상시켜 준다. 페퍼민트만큼 다양하게 활용되면서 맛도 좋고, 안전하고, 효과적이고, 쉽게 구할 수 있으면서 재배까지 용이한 허브가 드물다.

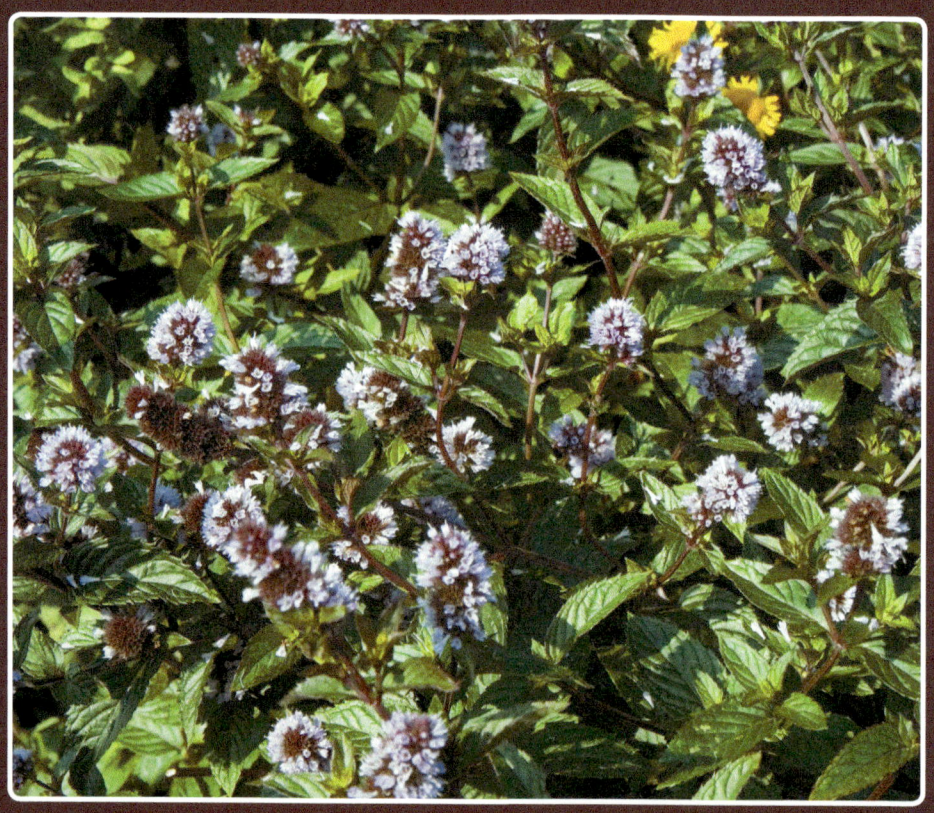

재배하기

페퍼민트는 양분이 풍부하고, 촉촉하고, 배수가 잘 되는 토양을 좋아하고, 반그늘보다는 양지를 선호한다. 5~9지대에서 가장 잘 자라지만 페퍼민트는 다른 민트류와 마찬가지로 생명력이 강하기 때문에 추운 지역이라도 재배를 시도해 볼 수 있다.

페퍼민트는 뿌리 나누기와 꺾꽂이로 쉽게 번식이 가능하다. 모든 민트류가 마찬가지겠지만 페퍼민트 재배에서 가장 어려운 점은 번식과 확장을 적절히 통제하는 것이다. 페퍼민트가 정원 전체를 장악하는 일이 없도록 별도의 용기에 재배하는 것도 좋은 방법이다. 물론 가장 좋은 통제방법은 자라는 대로 계속 잎을 수확해서 차를 만들거나, 요리에 사용하거나, 허브 치료제를 만들거나, 민트 쥴렙[57]을 만들어 먹는 것이다.

효능

페퍼민트는 소화제로 잘 알려져 있고 메스꺼움과 가스를 줄이는데 흔히 사용되는 허브이다. 경련을 막아주는 효능이 있어서 근육이완을 돕고 위경련을 가라 앉혀준다. 깔끔하고 상쾌한 민트향은 소화불량이나 구토 후에 사용하면 효과적으로 구취를 제거해 준다. 따뜻한 물에 페퍼민트 에센셜 오일을 한두 방울 섞어서 마시면 위장장애를 겪은 후 생기기 쉬운 불쾌한 느낌이나 냄새를 제거하는데 탁월하다. 페퍼민트는 치약, 구강 청결제, 껌 등에 흔히 사용되는 성분이기도 하다. 실제로 페퍼민트는 입 냄새 제거와 구강청결과 흔히 결부되는 향이기도 하다. 페퍼민트가 주는 깨끗하고 상쾌한 이미지 때문에 심지어 청소용품에도 페퍼민트가 자주 사용되는 경향이 있다. 페퍼민트 스프레이를 욕실에 뿌려주면 살균효과가 있을 뿐 아니라 욕실 분위기가 한층 업그레이드 된다.

---

[57] 술이나 약을 포함하고 있는, 시럽과 유사한 드링크

잘 알려지지 않은 페퍼민트의 효능 중에 진통효과가 있다. 두통, 벌에 쏘였을 때, 화상, 심지어 치통에도 내가 가장 선호하는 허브 중 하나다. 화상을 당했을 경우에는, 꿀 2큰 술에 페퍼민트 에센셜 오일 한두 방울을 섞어서 화상부위에 직접 발라 준다. 꿀은 화상부위를 소독해주는 훌륭한 드레싱 효과를 내주고 페퍼민트는 몇 분 이내에 열을 식혀주고 통증을 완화해준다. 페퍼민트 차는 특히 소화장애로 인한 두통을 완화해주고 두통 시간을 감소시켜 준다. 소화불량과 그로 인한 두통에는 카모마일과 페퍼민트를 동량으로 섞어 만든 차를 마시면 좋다.

페퍼민트는 익숙한 맛과 향 때문에 종종 맛이 없는 다른 약용허브와 함께 사용되기도 한다. 페퍼민트는 칼슘, 마그네슘, 칼륨 등 주요 영양소를 골고루 함유하고 있다. 음료, 스프, 샐러드, 페스토 등에 페퍼민트를 넣어주면 상쾌한 맛과 영양을 더할 수 있다.

❖ **사용부위**
잎과 꽃

❖ **주요성분**
휘발성 오일(멘톨과 멘톤), 플라보노이드, 페놀산, 트리테르핀(triterpine), 칼슘, 마그네슘, 칼륨

❖ **안전성**
매우 안전하다. 지금까지 알려진 부작용 없는 식물이다.

회춘 강장제

아침에 잠에서 깨기 위해서, 그리고 나른한 오후에 기분을 끌어 올리는데 제격인 차다.

- 녹차 1(옵션)
- 홀리 바질 잎 1
- 페퍼민트 잎 1

만드는 방법
41페이지를 참고하여 허브를 우려낸다.

사용 방법
하루 중 수시로 한 컵씩 마셔준다.
녹차에 카페인이 들어 있어서 수면을 방해할 수 있으므로 저녁에는 가급적 마시지 않는다.

두통에 좋은 페퍼민트 팅쳐

소화불량으로 인한 두통에 시달리는 사람들에게 특히 좋은 처방이다.

- 페퍼민트 잎 2
- 홉 구과(hops strobile)[58] 1
- 카모마일 꽃 1
- 40도 알코올
- 피버퓨 꽃과 잎 1

만드는 방법
56페이지를 참고하여 팅쳐를 만든다.

사용 방법
식전과 식후 1/4~1/2 작은술씩 섭취한다.

> ❖ **민트 분리재배하기**
>
> 민트는 이종교배가 쉽게 이루어지는 식물이다. 한 종류 이상의 민트를 재배해도 의도치 않게 여러 종류의 민트를 함께 얻게 될 수 있는데, 대부분의 경우 이들 교배종은 모(母)식물에 비해 맛과 향이 떨어진다. 약효 역시 떨어진다. 그러므로 민트는 분리해 심거나 분리된 구역 또는 화분에 따로 심는 것이 바람직하다. 민트는 다른 식물과 교배하기에는 적합하지 않다.

---

[58] 소나무과 식물의 열매, 즉 솔방울. 잣나무의 솔방울처럼 모인 포린 위에 2개 이상의 소견과를 가진 열매의 형태로 나자식물의 대표적인 열매 형태

페퍼민트 소화제

아주 간단하게 만들 수 있는 이 차는 복통이나 소화불량에 가장 잘 알려진 허브 치료제이다.

- 카모마일 꽃 1
- 딜(dill) 잎과 씨 1
- 페퍼민트 잎 1

만드는 방법
41페이지를 참고하여 허브를 우려낸다.

사용 방법
식사 전, 후에 1/2컵씩 따뜻하게 해서 마신다.

페퍼민트 치약가루

효과 좋고, 맛도 좋고, 가격도 저렴한 치약을 직접 만들 수가 있다. 게다가 만드는 방법도 간단하다. 화장품 가게나 캠핑용품점에 가면 홈메이드 치약용 용기도 구매할 수가 있다.

- 고운 고령토 가루 1/4컵
- 베이킹 소다 1작은 술
- 곱게 간 천일염 가루 1 작은 술
- 페퍼민트 에센셜 오일 몇 방울

만드는 방법
고령토 가루, 베이킹 소다, 소금, 에센셜 오일을 잘 섞는다. 바람이 잘 통하도록 하여 건조시킨 다음 밀폐 용기에 담아서 보관한다.

사용 방법
만든 치약가루에 페퍼민트 차나 물을 적당량 추가하여 촉촉한 페이스트 형태로 만든다.(치약가루를 대량으로 만들더라도 한 번에 한두 주 분량만 페이스트로 만들어서 사용한다. 상할 수 있기 때문이다) 시판되는 치약의 단맛에 익숙해져 있어서 약간의 단맛을 원한다면 식물성 글리세린을 페이스트에 한 작은술 추가한다. 일반 치약과 동일하게 사용한다.

질경이

질경이는 "가장 흔하고도 가장 쓸모 있는 잡초"의 위상을 놓고 민들레와 그 수위를 다투는 식물이다. 질경이는 어디서든 자란다. 잔디, 빈 공터, 보도블럭의 틈 사이, 고속도로, 오솔길, 해변, 초원, 뒷마당, 야생의 자연 등 어디를 막론하고 질경이를 찾아 볼 수 있다. 정원의 모든 식물 중에서 질경이만큼 유익하고 유용한 식물도 드물 것이다.

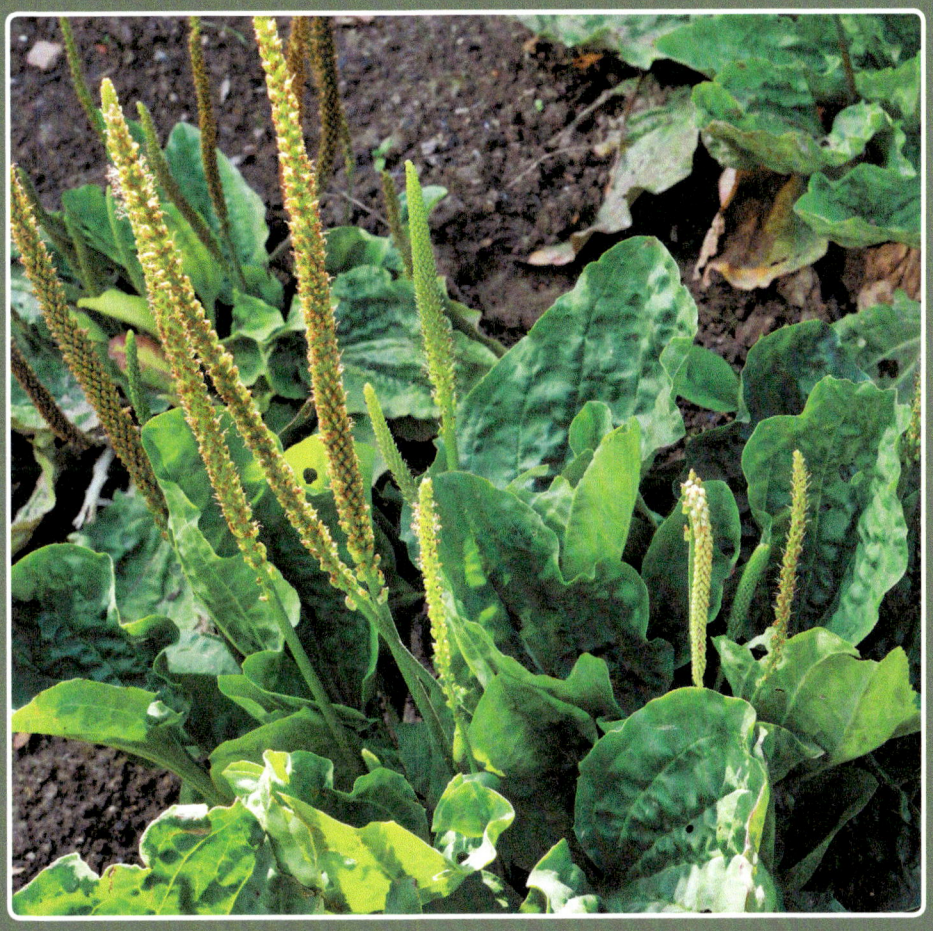

재배하기

동네 이곳저곳, 심지어 마당이나 정원에서 흔하게 자라는 질경이를 굳이 애써 재배할 필요가 있을까? 주변에서 충분한 양의 질경이를 쉽게 구할 수 없다면 햇볕이 잘드는 곳의 흙을 약간 갈아주고 물을 자주 주면서 기다려 보라. 조만간 질경이가 고개를 내밀며 올라올 것이다. 질경이는 당신이 초대만 하면 기꺼이 정원에 합류할 준비가 되어 있는 식물이다. 마음이 급하다면 이웃집에 난 질경이에서 잘 영근 씨앗을 몇 개 가져다가 새로 갈아놓은 흙에 뿌려두면 내년에 자신만의 이 "수퍼 허브" 밭을 갖게 되고 이웃들의 부러움을 사게 될 것이다.

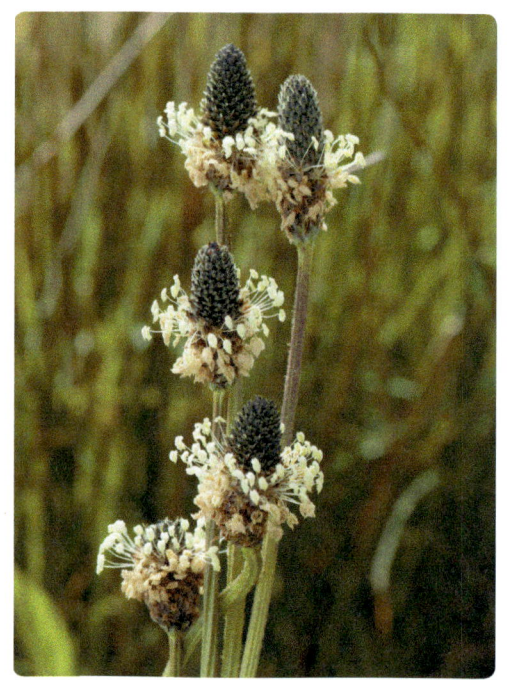

흔히 잡초로 여겨지는 질경이는 꽃을 피우면 의외로 꽤 아름답다.

효능

질경이는 체내 독소를 제거해준다. 그래서 오랫동안 패혈증 치료에 이용되어 왔고, 질경이의 풍부한 영양소가 간을 활성화하고 피를 보하고 "정화"해주기 때문에 말 그대로 "체질 개선제(혈액 정화제)"로 여겨지고 있다. 질경이는 소화 및 흡수 장애, 간염, 황달, 피부발진, 다혈질(몸에 열이 과한 경우) 등 온갖 종류의 간질환에 사용된다.

질경이로 만든 습포제는 최고의 허브 습포제다. 질경이 잎을 잘라서 으깬 다음 환부에 직접 붙인다. 또는 진한 차로 만들어서 천을 차에 적셔서 환부에 올려두어도 좋다.

❖ **사용부위**
씨, 뿌리, 잎

❖ **주요성분**
점액질, 지방산, 단백질, 전분, 비타민 B군, 비타민 C, 비타민 K, 알란토인(allantoin), 고미제

❖ **안전성**
매우 안전하고. 알려진 부작용 없다.

질경이 습포제는 벌레 물렸을 때, 종기, 기타 피부질환, 고질적인 염증에 아주 효과적이다. 질경이는 독소를 빨아내는 특성이 있어서 피부에 깊이 박힌 파편을 제거하는데 사용되기도 한다. 파편이 박힌 부위를 아주 뜨거운 질경이 차에 20~30분 정도 담가둔다. 천일염을 1큰 술 차에 타면 효과가 더 좋다. 그런 다음 으깬 질경이 잎을 붙이고 고정 되도록 감싸준다. 가급적 하루에 2~3회 습포제를 교체해준다. 파편을 뽑아낼 수 있을 만큼, 피부 표면에 가까이 올라올 때 까지 이 과정을 반복한다.

질경이는 지혈작용도 한다. 출혈이 멈출 때까지 으깬 질경이를 상처부위에 직접 붙여 놓는다. 질경이를 차나 팅쳐로 섭취하면 월경 과다를 개선할 수 있다. 질경이만 단독으로 사용해도 지혈효과가 있지만 서양톱풀과 쐐기풀(또는 냉이)과 혼합해서 사용하면 지혈효과가 더욱 커진다. 질경이는 상처치료에도 좋고 회복시간을 단축시켜준다.

질경이는 단백질, 전분, 각종 비타민 등 영양이 꽉 찬 식물이며 훌륭한 비상식량자원이기도 하다. 맛이 다소 쓰고 섬유질이 많은 편이긴 하지만 오래 될수록 맛이 좋아져서 다양한 요리의 재료가 된다.

길고 가는 줄기의 끝부분에 달리는 질경이 씨앗은 점액질이 풍부하고 약한 완하제

(변비치료) 효과가 있다. 재배용 질경이 품종인 사일륨(P. psyllium)은 씨가 크고 많이 맺혀서 씨앗 수확용으로 재배되고 그 씨앗은 팽창성 설사제로 사용된다. 사일륨씨는 메타뮤실(Metamucil)[59]의 주성분이기도 하다.

흔히 구할 수 있고, 영양도 풍부하고, 안전하고 효과적이고, 무엇보다 공짜로 얻을 수 있으니, 질경이는 자연이 인류에게 선사하는 좋은 선물이다. 질경이가 만약 화려한 이름으로 불려지고, 이국적인 꽃을 피우고, 뒷마당이나 공터가 아닌 다른 곳에서 자라는 식물이었다면, 아마도 사람들은 수퍼푸드라는 호칭을 붙여주고, 질경이의 놀라운 효능을 칭송하며, 비싼 가격표를 붙여서 팔았을 것이다.

---

[59] 팽창성 설사제 및 섬유질 보충제의 브랜드명

질경이 습포제

습포제는 염증이나 파편같은 이물질을 몸 밖으로 빼내는데 사용된다. 여러 허브가 습포제로 사용되지만 질경이야 말로 최고의 습포제라고 할 수 있다.

만드는 방법
어리고 신선한 질경이 잎을 따서 으깨거나 다진다.

사용 방법
피부에 직접 으깬 질경이를 붙이고 천으로 동여매서 고정시킨다.
또는 으깬 질경이를 얇은 천으로 싸서 그 천을 피부 위에 올려도 좋다.
30~45분 동안 습포제를 올려 둔다.
필요하면 중간에 천을 교체한다.
습포제 색깔이 검게 변하고 뜨거워 질 수 있는데 이것은 독소가 배출되고 있다는 신호다. 그럴 경우 새로운 습포제를 만들어 교체해 준다.

질경이 파워 드링크

최근 녹색 음료의 인기가 상당히 높아졌다. 더불어 가격도 비싸졌다. 그렇다면 자신의 정원과 뒷마당에서 야생으로 자라고 무료로 채취할 수 있는 영양만점 녹색채소를 이용하는 것은 어떨까? 영양이 꽉 찬 이 파워 드링크를 직접 만들어 마셔보자.

- 신선한 파인애플 또는 무가당 파인애플 주스 2~3컵
- 질경이 잎 한 줌(붉은 토끼풀 꽃, 라스베리 잎, 꿀풀(self-heal) 꽃과 잎, 민트 잎 등 다른 허브를 섞어도 좋다)
- 바나나 1개

만드는 방법
모든 재료를 믹서기에 넣고 잘 갈아준다. 취향에 따라 맛을 조절한다.

사용 방법
영양만점 질경이 파워 드링크를 매일 한 컵씩 마셔준다.

질경이 연고

질경이 연고는 어떤 피부감염이나 자극에도 잘 듣는 최고의 연고이다. 아이들과 함께 만들면 재미있는 놀이가 될 수 있다. 레시피를 응용해서 여러 허브와 에센셜 오일을 창의적으로 조합해도 좋다. 예를 들어, 서양톱풀, 붉은 토끼풀, 우엉 잎, 꿀풀(푸르넬라 불가리스), 민트 등이 적합하지만, 가능성은 무한하다.

만드는 방법
53페이지를 참고하여 질경이 연고를 만든다.

사용 방법
환부에 연고를 직접 바른다. 문제가 가라앉을 때까지 하루 동안 수 차례 반복해서 연고를 발라준다.

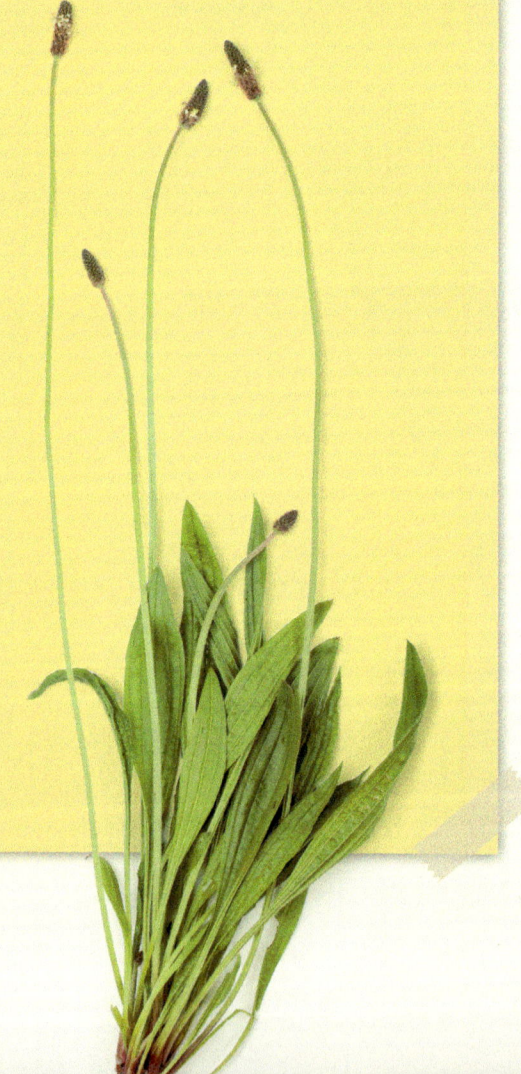

붉은 토끼풀

붉은 토끼풀은 다양한 팬층을 확보하고 있다. 농부에게는 이 식물이, 가축에게 먹이는 저렴하고 재배가 빠른 먹이로, 그리고 질소를 고정시켜주는 지피식물로 중요하게 이용된다. 소들도 붉은 토끼풀을 아주 좋아한다. 벌들도 이 식물을 무척 좋아해서, 이 풀을 실컷 포식한 후 가장 인기 있는 꿀을 생산해 낸다. 환경보호주의자들은 붉은 토끼풀이 노변침식을 막아주기 때문에 이 식물을 적극 환영한다. 정원을 가꾸는 사람들은 붉은 토끼풀을 아름다운 지피식물로 활용한다. 허벌리스트들에게 붉은 토끼풀은 안전하고 효과적인 약재로 오랫동안 귀하게 쓰임 받아 왔다.

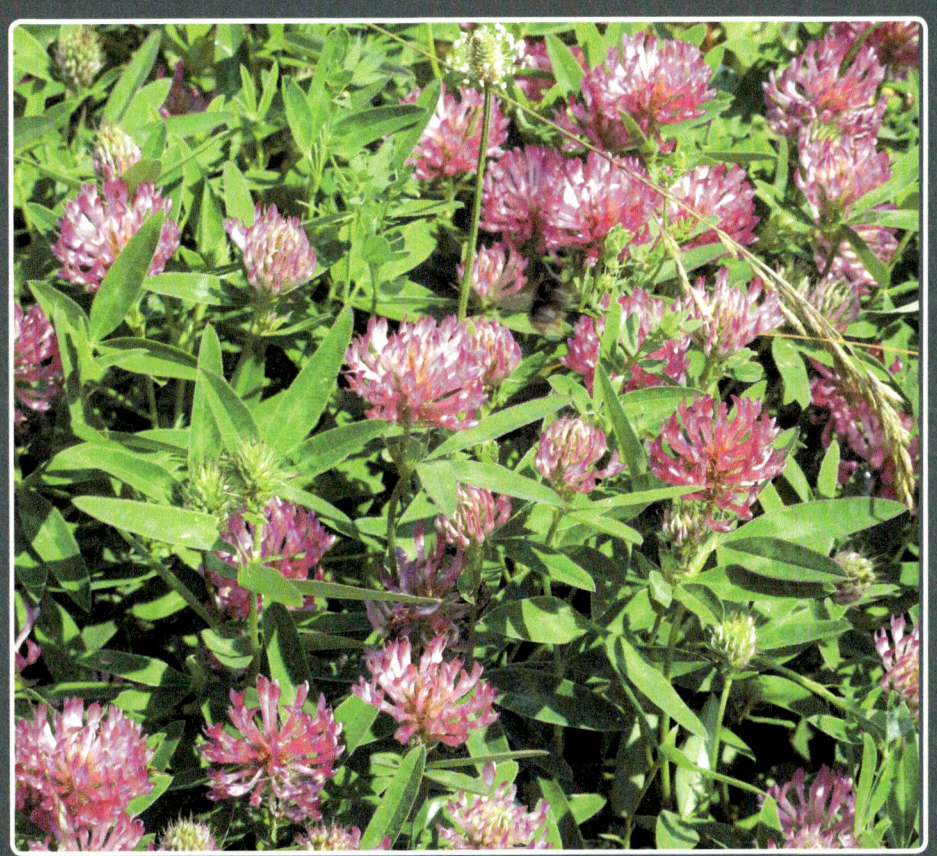

재배하기

붉은 토끼풀은 강인한 다년생 식물로써 발아가 쉽게 되고 성장이 빠르다. 4지대와 9지대 사이에서 잘 자라고, 양분이 풍부하고 배수가 잘되는 토양을 좋아하고, 양지를 선호한다. 그러나 이 책에서 소개된 대부분의 허브와 마찬가지로 붉은 토끼풀 역시 까다롭지 않아서 다양한 생육환경에 맞춰 잘 적응한다. 붉은 토끼풀은 콩과 식물로써 여타 콩과 식물과 마찬가지로 뿌리를 깊이 내리고 토양에 질소를 고정시킨다. 들판이나 초원에서 주로 자생하는 식물로 알고 있지만 정원에 심어 놓아도 보기 좋고 벌과 꽃가루 매개충에게는 꿀을 제공해준다. 키가 작은 허브들 사이에 작은 무더기로 심거나 잔디 중간에 작은 구역을 할당해 주면 만족스럽게 잘 지낼 것이다.(잔디를 2~3주 깎지 않고 내버려 두면 얼마나 다양한 야생 약초들이 잔디속에서 자라고 있는지 알게 될 것이다)

붉은 토끼풀의 분홍색 꽃송이는 여름 내내 피어나는데 꽃이 피기 시작하자마자 수확이 가능하다. 생화로 또는 말려서 사용한다. 나는 이것저것 뜯어 먹으면서 정원을 거니는 것을 좋아하는데 붉은 토끼풀은 언제나 맛있는 간식거리가 되어준다.

효능

붉은 토끼풀은 몸 전체를 보해주는 영양소를 풍부하게 함유하고 있다. 베타카로틴, 칼슘, 비타민 C, 비타민 B군 전체, 그리고 마그네슘, 망간, 아연, 구리, 셀레늄과 같은 필수 미량 무기질을 다량 함유하고 있는 이 작은 야생화는 자연이 인간에게 주는 최고의 비타민과 미네랄의 보고다.

붉은 토끼풀은 혈액과 림프절 정화제로 오랫동안 사용되어 왔다. 또한 습진과 건선 등에 좋은 먹는 치료제와 세척제 등

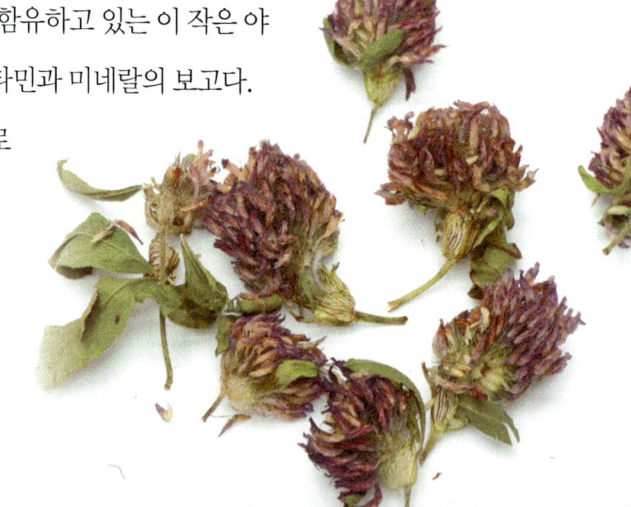

외용 피부질환 치료제를 만드는데도 자주 사용된다. 또한 림프절 폐색을 치료하는데 가장 자주 이용되는 허브이다. 개인적으로 아동기 호흡기 질환 치료제로 가장 선호하는 허브이며 호흡기 감염을 앓고 난 후 기력과 건강을 회복하는데도 아주 좋다.

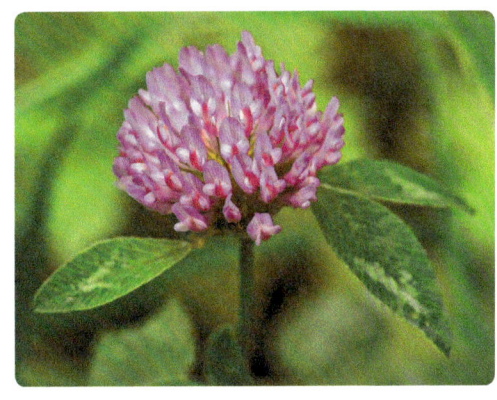

벌, 새, 동물, 그리고 허벌리스트가 모두 좋아하는 맛있는 붉은 토끼풀 꽃

붉은 토끼풀은 폐경기 여성에게도 이롭다. 꽃과 잎에 들어 있는 식물성 호르몬인 식물성 에스트로겐과 이소플라본은 안면홍조, 정서불안, 발한 등 갱년기 증상을 완화하는데 효과가 있다. 최근 연구에 의하면 붉은 토끼풀이 적절한 골밀도를 유지하는 데 도움이 될 수 있다고 한다. 안면홍조와 정서불안 등 갱년기 증상에는 붉은 토끼풀, 세이지, 익모초를 섞어 섭취하면 좋다.

❖ **사용부위**

꽃이 열리는 머리 부분과 잎 (잎은 약효가 꽃만큼 강하지 않다)

❖ **주요성분**

다당류, 이소플라본, 살리실산염, 쿠마린, 청산글리코시드, 단백질, 베타카로틴, 비타민 B군, 비타민 C, 철분, 실리콘

❖ **안전성**

붉은 토끼풀은 혈액을 묽게 하는 성분이 있기 때문에 심장약을 복용중인 사람이나 혈액이 묽어지는 문제가 있는 사람은 사용하지 말아야 한다.
수술이 예정된 사람의 경우, 수술 전후 2주간은 복용을 중단한다.

이소플라본이 체내에서 하는 역할에 대해서는 아직 정확하게 밝혀지지 않았지만, 에스트로겐 수용영역과 결합하여 에스트라디올(estradiol)과 같이 비교적 덜 건강한 형태의 에스트로겐과 불필요한 에스트로겐이 체내에 축적되는 것을 막아주는 것으로 추정된다. 체내에 필요이상의 에스트로겐이 쌓이면 암을 유발하거나 일부 갱년기 장애의 원인되는 것으로 알려져 있다.

미식품의약안정청(FDA)은 "의학적 가치가 있다고 믿을 만한 증거가 충분치 않다"며, 붉은 토끼풀의 의학적 효능을 완전히 부인하고 있지만, 미국암연구소(National Cancer Institute)는 붉은 토끼풀이 최소 네 가지의 중요한 항암 성분을 갖고 있다고 밝혔다. 물론 암을 치료하는 것은 아니지만 붉은 토끼풀이 최소한 암을 예방하는데 도움이 될 수 있고 따라서 암에 걸릴 확률이 높은 사람들의 경우 건강을 위해 차를 마실 때 붉은 토끼풀을 섞어 마실 것을 장려할 수 있을 정도의 증거는 충분하다.

게다가 꿀벌이 입증하듯이 붉은 토끼풀은 맛도 좋다. 원기를 북돋우는 데는 붉은 토끼풀 차만한 것도 없다. 단독으로 차를 만들어 마셔도 좋고, 페퍼민트, 스피어민트, 제비꽃 잎, 기타 원기회복에 좋은 허브(259페이지 참고)와 함께 섞어 마셔도 좋다. 붉은 토끼풀은 놀라운 식재료이기도 하다. 신선한 꽃송이는 마치 꿀을 담은 작은 컵인 양 달콤해서 샐러드, 음료, 정원에서 갓 수확한 채소로 만든 스프 등에 넣어서 먹는다.

잎은 약용으로 사용되지만 가장 귀하게 쓰이는 것은 꽃이다. 꽃은 밝은 분홍이나 붉은 색이 날 때가 수확의 적기이다. 꽃이 갈색으로 변하기 시작하면 사용하지 말고 말린 붉은 토끼풀을 살 때도 갈색이 도는지 세심하게 살펴보고 사야 한다.

붉은 토끼풀 비타민 강장제

이 강장차는 흔히 "수퍼푸드"라고 알려진 허브 몇 가지를 혼합하여 만드는데, 모두 비타민과 미네랄이 풍부하게 농축되어 있는 허브들이다.

- 붉은 토끼풀 꽃과 잎 3
- 푸른 귀리 머리 부분 2 (막 익기 시작하여 하얀 즙이 있는 상태)
- 페퍼민트 또는 스피어민트 잎 2
- 쐐기풀 잎 1
- 제비꽃 잎 1
- 꿀(옵션)

만드는 방법
41페이지를 참고하여 15~20분 정도 허브를 물에 담가서 찻물을 우려낸다. 취향에 따라 꿀을 가미한다.

사용 방법
매일 2~3잔씩 마신다.

갱년기에 좋은 레시피

안면홍조를 가라앉히고 갱년기에 따른 불편한 증상들을 일부 완화해준다. 먹어보면 그 효과를 직접 체험할 수 있을 것이다.

- 붉은 토기풀 꽃 2
- 익모초 잎 1
- 레몬밤 머리 부분 1
- 세이지 잎 1

만드는 방법
41페이지를 참고하여 허브를 우려내거나 56페이지를 참고하여 팅쳐로 만든다.

사용 방법
차는 하루 3~4컵씩, 팅쳐는 하루 1/4~1/2작은술을 5~6일 동안 섭취한다. 이틀 정도 중단했다가 필요하면 동일한 주기로 반복한다.

림프절 폐색을 풀어주는 플라워 파워

림프절이 자주 붓거나 섬유낭포성 유방인 경우, 또는 과거 암이 발생했던 병력이 있다면 이 레시피를 꾸준히 사용해 보기 바란다.

- 붉은 토끼풀 꽃 2
- 금잔화 꽃 1
- 제비꽃 잎 1

만드는 방법
재료 허브를 차로 우려내거나 팅쳐로 만든다.

사용 방법
차의 경우 매일 2~3 잔씩, 팅쳐의 경우 1/4~1/2 작은 술 씩 섭취한다.
3주간 지속적으로 섭취한 후 2주간 중단하고 필요시 동일 주기로 반복한다.

붉은 토끼풀-제비꽃 시럽

림프절 폐색에 좋은 달콤하고 맛있는 시럽이다.

금잔화 꽃 1
붉은 토끼풀 꽃 1
제비꽃 잎과 꽃 1 (구입이 가능하다면)

만드는 방법
46페이지를 참고하여 시럽을 준비한다.

사용 방법
중요한 것은 이 맛있는 시럽을 과다 섭취하지 않는 것이다.
한번에 1/2~1 작은술씩 하루 2번,
매일 섭취하거나 필요시 수시로 섭취한다.

성요한초(St. John's wort)

성요한초는 화려한 역사를 자랑한다. 고대 그리스 시대부터 중세시대를 거쳐 그 이후로도 줄곧 성요한초는 신비로운 마력이 있다고 여겨졌고, 그래서 사악한 기운을 막고 병을 예방하는데 이용되었다. 그리스의 유명한 허벌리스트였던 디오스코리데스(Dioscorides)는 좌골신경통과 기타 신경질환을 치료하는데 성요한초를 사용했다고 언급했다. 테오프라스토스(Theoprastus)는 외상과 자상에 성요한초를 추천하였고, 갈레노스(Galen)와 파라셀서스(Paracelsus)는 성요한초를 중요한 치유허브로 약전에 기록했다. 성요한초의 명성은 오랜 세월동안 유지되었으며, 지난 수 세기 동안 성요한초의 용도와 그 약리작용을 설명하는 기술적 용어에는 변화가 있었지만, 귀한 약용 허브로써 여전히 인기를 누리고 있다.

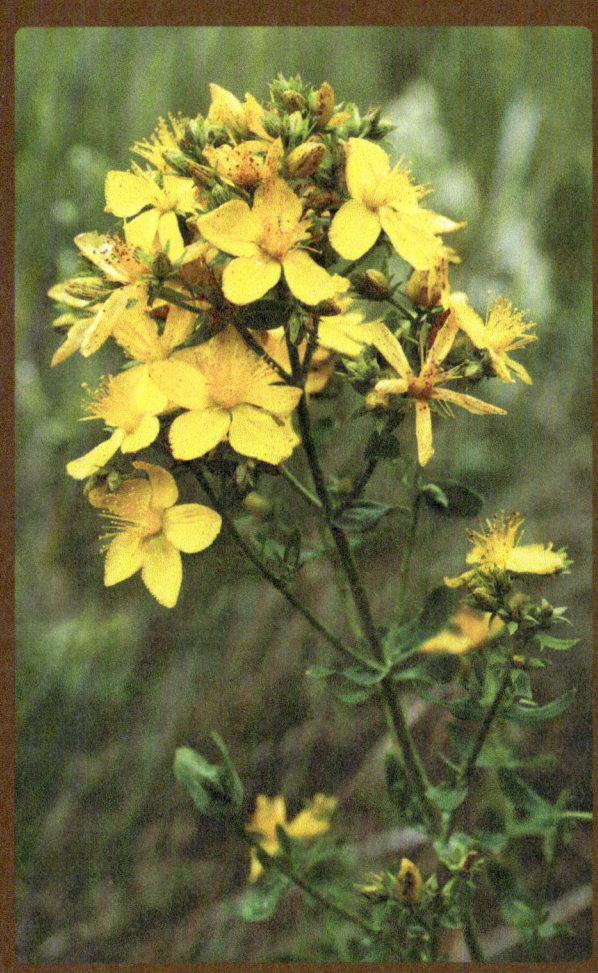

재배하기

원예에 막 입문했다면, 성요한초가 대체로 강인한 잡초이며 일부러 재배하기보다는 어떻게 하면 없앨 수 있는지를 고민하는 사람들이 더 많다는 사실을 알면 위안이 될 것이다. 성요한초는 햇볕을 좋아하는 강인한 다년생 식물로써 양지와 약간 건조한 토양을 선호하지만 까다롭지 않아서 반그늘과 비가 많은 곳에서도 잘 자란다. 3지대에서 9지대 사이에서 번성하고 pH 농도가 6~7인 토양을 좋아한다.

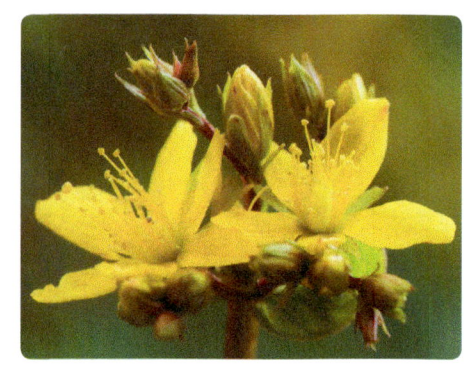
성요한초는 개화하기 직전, 꽃봉오리가 꽉 차 있을 때 수확하는 것이 좋다.

성요한초의 가늘고 긴 줄기는 90cm에서 1.2m까지 자라기도 한다. 꽃이 만개하면 꽃잎에 작은 반점들이 생기면서 그 모습이 사뭇 아름다워서 주변을 화사하게 밝혀준다.

발아가 쉽게 되지만 최상의 결과를 얻으려면 습적 과정을 거쳐야 한다. 정원에 자리를 잡은 후에는 스스로 씨앗을 퍼뜨려 번식한다. 허브 묘목장에서 묘목을 한두 그루 사다가 재배를 시작하는 것도 좋다.(일반 묘목장에서는 성요한초를 구하기 어려울 것이다) 반드시 H. 페르포라툼(H. perforatum) 종을 구해야 한다. 몇 가지 종류가 있고 보기에 아름다운 것들이 구하기는 쉽겠지만, 약효는 H 페르포라툼을 따라 오지 못한다.

성요한초는 전 세계 여러 지역으로 확산되었고, 양지바른 초원, 건조한 비탈, 도로를 따라 형성된 탁 트인 들판 등 다양한 환경에서 야생으로 자란다. H 페르토라툼은 독특하게도 잎에 작은 오일 분비선이 있는데 잎을 햇빛에 비추면 잎의 표면을 덮고 있는 작은 바늘구멍처럼 생긴 분비선을 관찰할 수 가 있다.

오후에 성요한초를 수확하노라면 기분이 좋아지는데 수 세기에 걸쳐 많은 사람들이 성요한초를 수확하는 기쁨을 누려왔다. 맑은 날에 수확해야 꽃에 물기가 없어서 좋다. 꽃봉오리가 막 열리기 시작할 때가 수확 최적기이다. 수확할 시기가 되었는지를 알아보려면 꽃봉오리를 손가락 사이에 놓고 눌러봤을 때 보라색이나 진한 붉은 색이 터져 나오면 수확할 때가 된 것이다. 그렇지 않으면 너무 이르거나 너무 늦은 것이다. 수확 적기가 짧기 때문에 매일 확인해야 한다.

효능

성요한초는 가벼운 우울증, 불안장애, 스트레스, 긴장, 신경손상, 계절성정서질환(SAD)에 좋다. 10년 전 쯤, 60미닛츠(60 Minutes)[60]라는 TV 프로그램에서 성요한초가 우울증과 불안장애에 좋다는 내용으로 5분간 방송이 나간 이후 성요한초의 인기가 치솟았다. 하룻밤 사이에 성요한초 판매가 400%나 증가했다. 성요한초의 효능이 좋기는 하지만, 약이 아니기 때문에 약과 같이 즉각적인 효과를 나타내지는 않는다. 다른 허브와 마찬가지로 장기간 꾸준히 사용해야 원하는 효과를 얻을 수 있다. 스트레스와 우울증에 효과를 보려면 2~3주에 걸쳐 성요한초를 먹어줘야 하고, 만성 우울증과 스트레스를 치료하려면 여러 달에 걸쳐 주기적으로 반복해서 먹어야 한다. 그런데 방송에서는 이러한 점이 정확히 전달되지 않았고 성급히 복용 중이던 우울증 치료제를 중단하고 성요한초를 사먹었던 많은 소비자들에게 실망만 안겨주었다.

그러나 성요한초를 제대로 사용하면 우울증을 치료하는데 큰 효과를 얻을 수 있으며 지난 30년 동안 방대한 임상실험과 과학적 연구를 통해 그 효과가 입증되었다.

성요한초의 유효성분인 하이퍼리신(hypericin)은 세로토닌과 멜라토닌의 대사를 활성화해주고 이는 결과적으로 우리 몸이 빛을 받아들이고 저장하는 능력을 높여준다.

또 다른 유효성분인 하이퍼포린(hyperforin)은 도파민, 세로토닌, 노르아드레날린

---

[60] 미국의 대표적인 장수 시사정보 프로그램

과 같은, 소위 "기분을 좋게 만드는" 신경전달물질의 흡수 속도를 늦추어 체내에서 더 오랫동안 순환하도록 함으로써 감정의 안정을 유도한다. 이러한 메커니즘을 알면 성요한초가 어떻게 "기분을 좋게" 만들고 우울증을 개선하는지 이해가 될 것이다.

내복하든 아니면 국소적으로 피부에 바르든, 성요한초는 탁월한 항균, 항바이러스, 소염 효과를 갖고 있어서 대상포진이나 헤르피스와 같은 박테리아와 바이러스에 의한 감염을 치료하는데 도움이 된다. 성요한초가 에이즈 바이러스를 억제하는 효과가 있는지에 대한 희망적인 연구들이 진행되었지만 아직도 연구가 더 이루어져야 한다.

밝은 노란색의 성요한초 꽃에서 얻어진 붉은 색의 풍부한 오일은 피부에 심각한 상처를 입었을 때 탁월한 치료효과를 발휘한다. 또한 타박상, 접질렀을 때, 화상, 각종 부상이나 상처에 국소적으로 발라주면 진정 및 치료효과를 볼 수 있다. 통증을 경감시켜 줄 뿐 아니라 조직재생을 촉진하고 회복을 앞당겨 준다.

❖ **사용부위**

주로 꽃봉오리와 꽃, 잎도 사용 가능

❖ **주요성분**

하이퍼리신, 하이퍼포린, 유사 하이퍼리신, 프로시아니딘(procyanidin), 탄닌, 플라보노이드

❖ **안전성**

성요한초는 개인에 따라 감광성(햇빛에 대한 민감성)을 유발할 수 있다.
성요한초를 먹고 난 후 피부에 발진이 생기거나, 가렵거나, 붉어지면 사용을 중단한다.
우울증 치료제를 복용 중인데 성요한초로 이를 대신하거나 보완하고자 한다면 반드시 전문의의 지시에 따라야 한다.
임신기간 중에 성요한초 사용을 금했다는 역사적 기록은 없지만 일부 허벌리스트들은 임신한 여성의 경우 성요한초를 섭취하지 말 것을 권고하고 있다.
임신한 여성이 성요한초를 먹기를 원한다면 의사와 먼저 상의하는 것이 바람직하다.

성요한초 오일

가장 역사가 깊은 허브 오일 중 하나인 성요한초 오일은 화려한 붉은 색이 아름다운 오일로써, 화상, 타박상, 기타 피부외상에 응급처방으로 수백 년 동안 사용되어 왔다. 지금도 그 인기는 여전하다 최근 스위스를 여행하는 중에 가족이 운영하는 작은 레스토랑에서 점심을 먹은 적이 있었다. 그 레스토랑의 창문가에는 붉은 성요한초 오일이 담긴 병들이 여러 개 줄지어 놓여 있었다. 햇빛으로 오일을 숙성시키고 있는 중이었다.

성요한초 오일은 꽃봉오리에 약간의 꽃과 잎을 섞어서 만들면 가장 이상적이다.(대략 꽃봉오리 7에 꽃과 잎 3의 비율이 적당하다) 꽃봉오리가 충분히 성숙해서 막 피어날 준비가 되어 있을 때 수확하고, 꽃은 막 피어났을 때 수확한다. 꽃봉오리와 꽃의 수확적기를 알아내는 것은 간단하다. 손가락으로 눌렀을 때 손가락이 밝은 붉은색 물이 들면 그 때가 적기이다. 그렇지 않으면 좀 더 기다려야 한다. 그렇다고 너무 오래 기다려도 안 된다. 꽃과 꽃봉오리가 최적의 상태였을 때, 그 하루나 이틀의 수확기를 놓치면 꼬박 1년을 더 기다려야 성요한초 오일을 만들 수 있기 때문이다.

만드는 방법
방금 수확한 신선한 성요한초를 유리병에 담고 올리브 오일을 부어서 3~5cm 높이로 내용물을 덮는다. 꽃봉오리가 한 동안 떠있을 수 있지만 결국 가라앉을 것이다. 햇빛이 잘 비치는 곳(햇빛이 잘 드는 창가가 좋다)에 두고 2~3주 동안 우려낸다. 허브가 오일에 우러나면서 깊고 투명한 붉은 색을 낼 것이다. 우러난 색깔이 깊고 풍부할수록 오일이 잘 만들어 진 것이다. 완성되면 걸러서 병에 담는다.

사용 방법
화상, 타박상, 자상, 기타 피부 상처에 오일을 펴 바른다. 귀 염증에도 도움이 된다. 이 경우 성요한초 오일을 마늘 오일에 섞어서 사용한다.(105페이지 참고) 신경손상을 치료하는데도 효과가 있어서 안면신경마비, 다발성 경화증, 기타 신경계 질환에도 좋다.

응용
올리브 오일과 꽃봉오리를 믹서기에 함께 넣고 성기게 가는 방법을 선호하는 사람들도 있다.
이렇게 하면 재료가 더 쉽게 오일에 잠기고 꽃봉오리가 위로 뜨는 것을 방지할 수 있다.

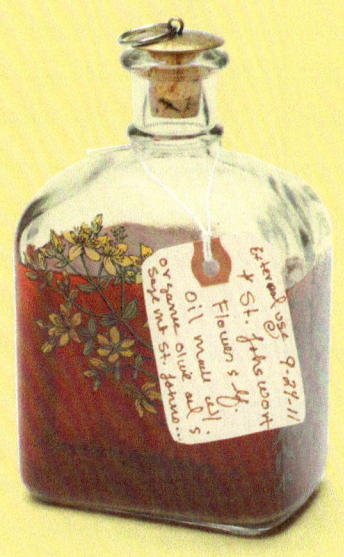

성요한초 연고

성요한초 연고는 각종 발진(기저귀 발진 포함), 화상, 자상, 상처 등 다양한 용도로 사용할 수 있는 훌륭한 연고다. 1974년에 처음으로 이 연고를 만들기 시작했는데 효과가 좋아서 그 이후로 지금까지 계속 만들어 쓰고 있다.

- 금잔화 꽃 1
- 성요한초 잎과 꽃 1
- 컴프리(comfrey) 잎 1
- 올리브 오일
- 밀랍

만드는 방법
각각의 허브를 따로 오일에 담가서 우려낸다. 우려낸 허브 오일들을(같은 비율로 사용) 밀랍과 섞어서 연고를 만든다(53페이지 참고).

사용 방법
각종 상처, 자상, 화상, 피부상처 등 치료가 필요한 곳에 소량 바른다.

성요한초 리니먼트

이 레시피는 동료 허벌리스트 낸시 필립스(Nancy Phillips)가 개발하고 공유해준 것이다. 근육통, 근육경련, 쥐가 났을 때, 관절통(관절염과 활액낭염으로 인한 관절통 포함)을 치료할 때 개인적으로 가장 선호하는 리니먼트다.

만드는 방법
이 리니먼트를 만들기 위해서는 두 가지 과정을 거쳐야 한다. 최소 1리터의 성요한초 팅쳐를 만든다. 이때 사용하는 알코올은 40도가 아니라 최소 95도 이상의 순수 에틸 알코올(곡류에서 얻는 알코올)을 사용해야 한다. 이와는 별도로 265페이지를 참고하여 성요한초 오일을 1리터 만든다.
오일과 팅쳐가 깊고 풍부한 붉은 색으로 변할 때까지 3~4주 담가두었다가 걸러낸다. 팅쳐 1리터에 오일 1리터를 섞고 노루발풀 에센셜 오일을 몇 방울 추가한다. 라벨을 붙여서 서늘한 곳에 두면 최소 몇 개월 동안 보관이 가능하다.

사용 방법
관절, 근육, 뼈가 아파서 치료가 필요할 때마다 이 리니먼트를 사용한다. 통증을 완화해줄 뿐 아니라 근육 속으로 깊이 침투해서 경련과 경직을 풀어준다.

기분을 밝게 해주는 성요한초 차

성요한초 꽃은 "삶에 빛을 가져다 준다"라는 말이 있다. 약간의 빛이 필요하든 기분전환이 필요하든, 이 차를 마시면 해결된다.

- 성요한초 꽃 2
- 푸른 귀리 머리 부분 1 (막 익기 시작하여 하얀 즙이 있는 상태)
- 레몬밤 잎 1
- 스피어민트 잎 1
- 스테비아 약간

만드는 방법
41페이지를 참고하여 허브를 우려낸다. (스테비아 추가)

사용 방법
필요할 때마다 하루 3~4컵씩 마신다.

계절성정서장애(SAD)에 좋은 성요한초 팅쳐

겨울이 길고 햇빛이 부족한 내 고향 북부 켈리포니아에서 계절성 정서장애는 흔히 발생하는 문제다. 외부활동을 즐기고, 바쁘게 움직이고, 시원한 공기를 들이 마시고, 이 팅쳐를 마시면 우리 마음에도 환한 빛이 사라지지 않을 것이다.

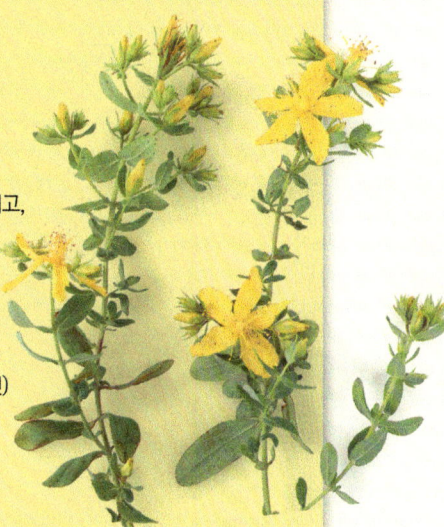

- 성요한초 꽃 2
- 초록색 귀리 머리 부분 1 (막 익기 시작하여 즙이 많을 때 수확한 것)
- 산사나무 잎, 꽃, 열매 1
- 40도 알코올

만드는 방법
56페이지를 참고하여 팅쳐를 만든다.

사용 방법
1회 1/2~1작은술씩, 하루 2회, 3주 동안 섭취한다.
한 주를 쉬고 난 후 필요시 동일 주기로 반복한다. 아니면 5일 동안 팅쳐를 섭취하고 이틀을 중단한 다음 필요시 동일 주기로 반복한다.

스피어민트

　스피어민트는 시원하고 상쾌한 청량감으로 기분을 밝게 해주는 허브로써 페퍼민트 다음으로 인기가 높다. 스피어민트는 또한 가장 오래된 민트이기도 하다. 페퍼민트를 포함한 모든 민트는, 번식력이 왕성한 스피어민트의 자손들이다. 스피어민트는 화려한 식물들 뒤에 수줍은 듯이 숨어있기도 하고, 때로는 많은 허브들 틈에서 쉽게 간과되기도 하지만, 가정에 상비해야 할 귀하고 맛있는 허브 치료제이다.

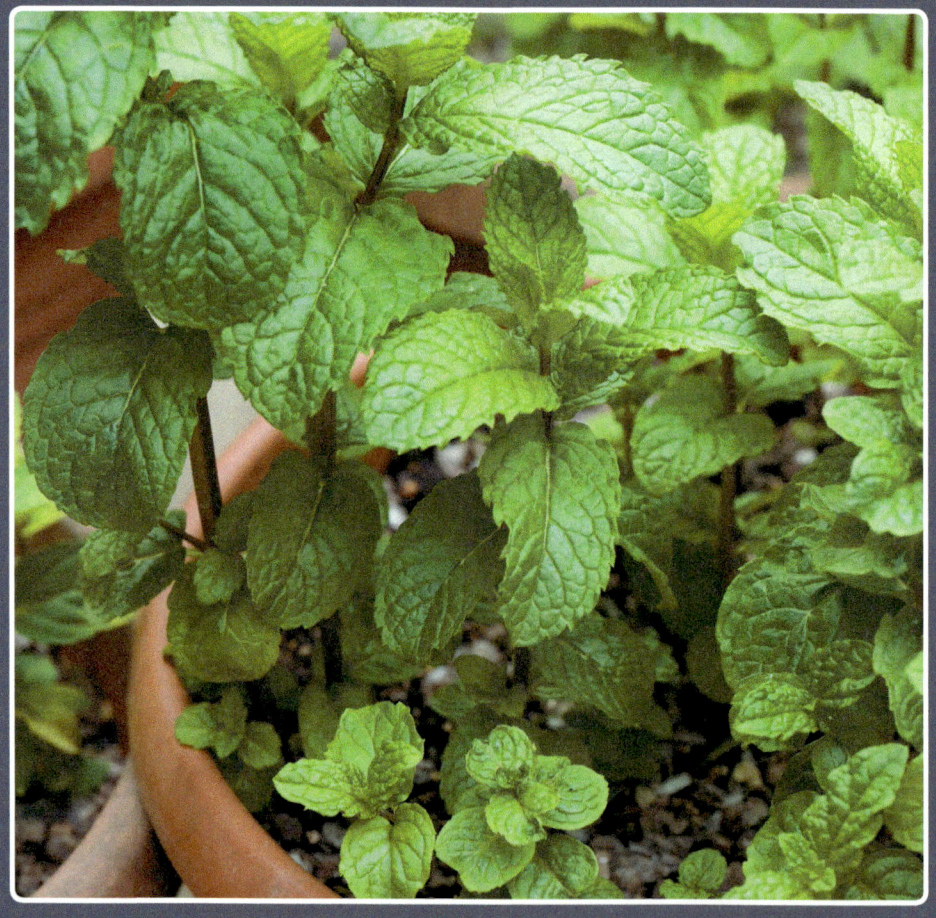

재배하기

스피어민트는 성장속도가 빠른 다년생 식물로써 4~9지대에서 잘 자란다. 스피어민트는 러너(runner)[61]로 번식한다. 뿌리 나누기나 꺾꽂이로 시작하는 것이 쉽고 씨앗을 파종하는 것은 추천하지 않는다. 대부분의 민트류가 그렇듯이 씨앗에서 얻은 묘목은 원래 품종과 동일하지 않은 경우가 많다. 씨앗에서 직접 얻은 민트는 원래 품종보다 약효가 떨어진다. 스피어민트는 특히 물가에서 잘 자란다. 연못가에 심어 놓으면 보기 좋다. 연못이 없으면 가급적 수도꼭지나 물받이 통 옆의 비옥한 땅에 심어서 떨어지는 물을 지속적으로 공급받을 수 있도록 하자. 토양에 그다지 까다로운 편은 아니지만 양분이 풍부하고 촉촉한 토양을 선호하며 부분그늘을 좋아한다. 다른 종류의 민트랑 스피어민트를 함께 재배하는 경우에는 잘 분리하여 재배해야 한다. (247페이지 민트류 분리재배하기 참고).

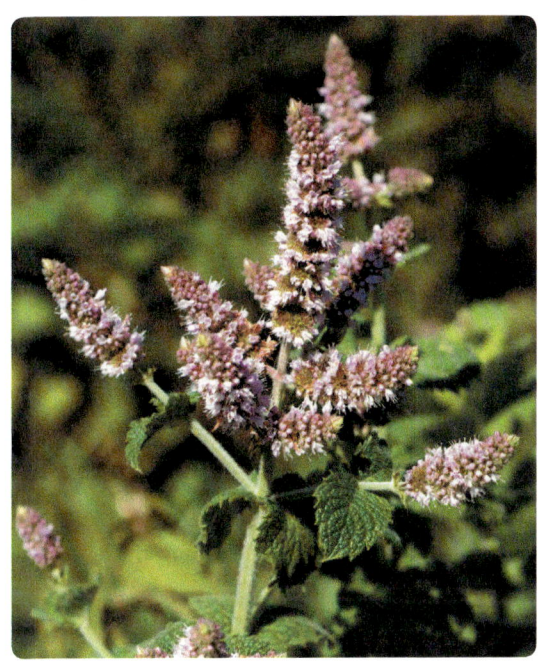

스피어민트는 가장 오래된 품종으로 알려져 있으며, 모든 민트의 어머니라고 불린다.

---

61 포복 줄기. 어미포기에서 뻗어 나온 줄기로, 끝에 아들포기가 생겨서 땅 표면에 닿으면 뿌리를 내리고 그 수가 늘어난다. 딸기가 흔히 볼 수 있는 대표적인 예다.

효능

스피어민트는 맛과 향이 더 강한 페퍼민트에 종종 밀리기는 하지만, 허브를 블렌딩할 때 꼭 스피어민트가 들어가야 제격인 경우가 있다. 스피어민트는 페퍼민트보다 맛이 달고, 부드러우며, 향이 덜 강해서 아이들에게는 더 좋다. 스피어민트는 개박하와 섞어서 어린이 해열제로 쓰이기도 한다. 레몬밤과 동량으로 섞으면 아동 과잉행동장애와 불안장애에 좋은 허브 치료제를 만들 수 있다.

스피어민트는 약한 소화제 효과가 있어서 저녁식사 전후 반주로 그만이다. 진하게 차를 우려내서 탄산수와 섞은 다음, 신선한 라스베리나 블루베리 한 줌을 넣어서 먹으면 된다.

스피어민트는 상반되는 성질을 동시에 가진 허브다. 즉, 두 가지 성질 중에서 몸의 필요에 따라 한 가지가 작용한다. 스피어민트는 약한 자극효과도 있지만 동시에 진정 작용도 있다. 그래서 신경계를 진정시키는 동시에 에너지를 제공하기 때문에 신경계를 강화하는 허브 블렌딩에 안성맞춤이다. 또한 스피어민트는 따뜻하게 해주는 성질과 차갑게 해주는 성질을 동시에 갖고 있다. 멘톨이 증발하면서 피부와 소화기에 시원한 청량감을 주는 반면, 허브가 체내로 침투되면서 혈액순환을 촉진해서 몸을 따뜻하게 해준다.

스피어민트는 독특하고 상쾌한 청량감 때문에 치약과 구강 청결제부터 청량음료와 차에 이르기까지 다양하게 활용된다. 샐러드, 곡물요리, 차가운 스프, 신선한 과일 콤포트(compote)[62], 과일 샐러드에 넣으면 맛을 한층 더해준다. 스피어민트의 독특한 맛이 다른 허브의 좋지 않는 맛을 잡아주기 때문에 다른 허브와 블렌딩할 때도 유용하다. 아프고 나서 입안을 상쾌하게 만들어 줄 때도 스피어민트가 제격이다. 구토를 하

---

[62] 과일을 설탕에 졸여서 차갑게 식혀서 먹는 디저트

고 나서 스피어민트를 사용하면 입안에 남아 있는 불쾌함을 없애준다. 물에 스피어민트 에센셜 오일을 한 방울 넣거나 스피어민트로 차를 만들어 여러 차례 입안을 헹구어 내면 된다. 속이 불편할 때도 좋은데 이때는 생강과 함께 섞어서 먹으면 좋다. 기분을 끌어 올리거나 부드러운 자극이 필요할 때 다른 허브랑 함께 블렌딩해서 이용하면 효과적이고 꿀에 우려내서 먹으면 맛도 좋고 금세 기분이 좋아진다.

❖ **사용부위**
주로 잎을 사용하지만 꽃도 가능하다.

❖ **주요성분**
에센셜 오일, 비타민 B군, 비타민 C, 칼륨, 플라보노이드, 탄닌

❖ **안전성**
대체로 안전한것으로 알려져 있다.

스피어민트 아이스티

이 차가 "의학적 효과"가 있는지는 확신이 없지만 그래도 스피어민트가 가진 기본적인 효능을 공유한다는 점에서 건강에 도움이 된다고 하겠다. 건강에 좋고, 맛도 좋고, 마시면 기분이 좋아지고, 영양으로 꽉 찬 음료라고 할 수 있다. 민트는 베타카로틴, 비타민 C, 칼륨, 플라보노이드, 멘톨, 에센셜 오일 등 각종 비타민과 미네랄이 풍부하다.

만드는 방법
41페이지를 참고하되, 허브 양을 두 배로 늘려 사용해서 두 배 강한 스피어민트 우린물을 준비한다. 얼음조각을 넣거나 냉장고에 두어서 시원하게 만든다. 스테비아나 꿀을 넣어서 단맛을 주고, 신선한 스피어민트 가지 몇 개와 레몬조각을 띄워서 내놓는다.(신선한 베리류를 추가하거나 스파클링 워터와 섞어도 아주 좋다)

사용 방법
맛있게 마신다. 더운 여름철에 마시면 환상적이다.

어린이 해열제

오랜 세월 동안 그 효과가 입증된 유명한 처방으로 미열에 효과적이다. 물론 열이 계속되거나 고열이 날 때는 전문의를 찾아가야 한다.

- 개박하 잎 1
- 스피어민트 잎 1
- 메이플 시럽(옵션)
- 딱총나무 꽃 1
- 스테비아(옵션)

만드는 방법
41페이지를 참고하여 허브를 우려낸다.(스테비아를 사용하는 경우에는 스테비아를 넣고 우려낸다) 메이플 시럽으로 단맛을 준다(옵션).

사용 방법
3세~6세 사이의 어린이는 열이 가라앉을 때까지 2시간 마다 1/4컵을 먹인다.
3세 미만의 어린이에게는 나이 수와 동량으로 1작은 술을 먹인다.

어린이 스트레스에 좋은 글리세린

어린이를 위한 부드럽고 자극 없는 처방.(어른에게도 좋다)

- 카모마일 꽃 1
- 스피어민트 잎 1
- 레몬밤 잎 1
- 75% 글리세린 용액(글리세린 3에 물 1의 비율)

만드는 방법
56페이지를 참고하여, 글리세린 용액에 허브를 3~4주 담가두어 팅쳐를 만든다.

사용 방법
3세~6세 어린이는 매일 2~3회, 매회 1/2 작은술 복용한다. 6세~10세 어린이는 매일 2~3회, 매회 3/4~1작은술 복용한다.
3세 미만의 어린이는 몸무게와 신체 크기에 따라 용량을 조절한다(69페이지 참고).

저녁 휴식을 위한 피로회복 차

힘든 하루를 보낸 뒤에 마시면 피로가 풀리고 기분이 좋아지는 차

- 스피어민트 2
- 카모마일 꽃 1
- 레몬밤 잎 1
- 장미 꽃잎 1/2
- 단맛을 내줄 스테비아 (옵션)

만드는 방법
41페이지를 참고하여 허브 우린물을 준비한다.

사용 방법
저녁 식사 후, 앞마당에 있는 흔들의자에 앉아 석양을 바라보며 한두 잔 마신다.

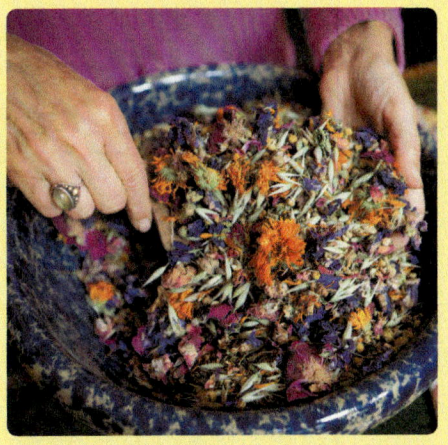

차 블렌드 만드는 방법을 알고 나면 자신만의 조합으로 차를 블렌딩할 수 있다. 그림은 귀리, 금잔화, 파란아욱 꽃을 블렌딩한 것이다.

에메랄드 계곡의 석양

내가 1978년에 처음으로 설립한 허브스쿨, 캘리포니아 허브연구학교(The California School of Herbal Studies)가 위치한 에메랄드 벨리(Emerald Valley)의 지명을 따서 이름붙인 이 차는 저녁에 마시면 좋은 차다. 태평양 연안에서 25킬로미터 떨어진 곳에 위치한 이 곳의 석양은 다채로운 색의 향연이다.

- 스피어민트 잎 2
- 하비스쿠스 꽃 1
- 레몬밤 잎 1
- 계피나무 껍질 1/4
- 생강 1/4 (신선한 생강을 갈아서 사용하는 것이 가장 좋지만 말린 생강도 괜찮다)
- 스테비아 또는 꿀(옵션)

만드는 방법
허브를 우려내서(41페이지 참조) 저녁 식사 후 한두 잔 마신다.

쥐오줌풀

쥐오줌풀은 초기 유럽 식민통치자들이 미국으로 가져온 아름다운 정원용 허브 중 하나이다. 털쥐오줌풀이라고 불리기도 하는 이 허브는 초기 이민자들에게 떠나온 고향땅을 기억하게 해주는 아름다운 꽃이면서, 동시에 통증과 스트레스를 경감시켜주는 소중한 약이었다. 이러한 이유로 이민 역사 초기에는 이 쥐오줌풀을 많이 재배했을 것이다. 쥐오줌풀은 지금도 가장 안전하고 효과가 강한 허브 신경 안정제로 인정받고 있으며, 각종 스트레스, 불면증, 불안장애에 사용되고 있다. 또한 근육통을 완화하는데도 좋은 효과를 나타낸다. 쥐오줌풀(Valerian)이라는 이름은 "건강한" 또는 "강한"이라는 뜻을 가진 라틴어 "valere"에서 유래한 것이다.

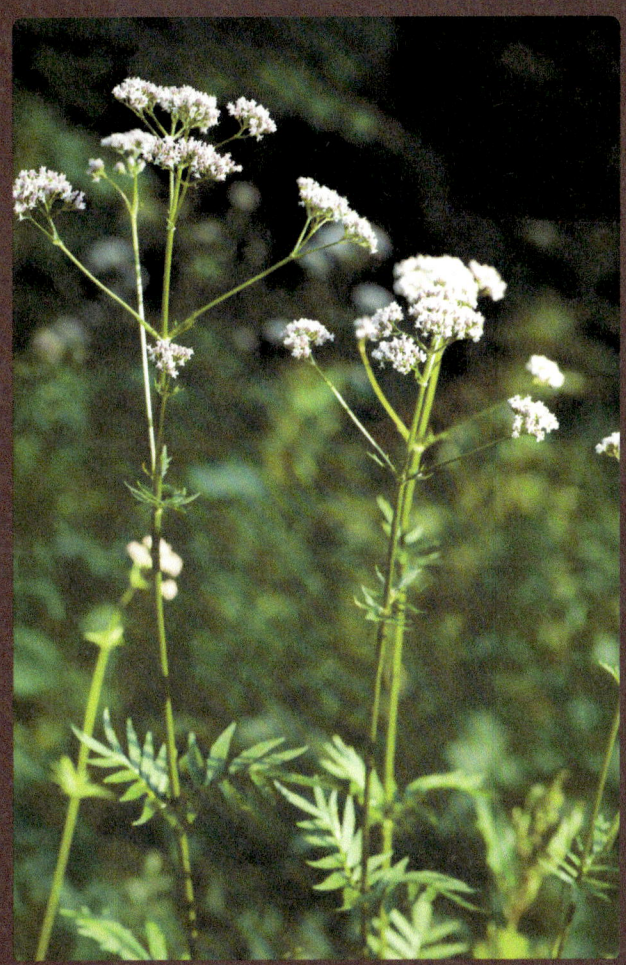

재배하기

쥐오줌풀은 재배가 수월한 다년생 식물로써 토양조건과 기후에 크게 구애받지 않고 잘 자란다. 그러나 기본적으로 양지보다는 부분그늘을 선호하고 촉촉하고 양분이 풍부한 토양을 좋아한다. 따라서 이러한 환경을 만들어 주면 아주 잘 자란다.

쥐오줌풀은 키가 1m에서 1.5m까지 자라고 하얀 레이스같은 꽃송이를 여름철 내내 피우는 크고 우아한 식물이다. 4지대에서 잘 자라지만 겨울철에 추위를 잘 막아주면 3지대에서도 재배가 가능하다. 발아가 잘 되기 때문에 초보자도 쉽게 재배할 수 있다. 흙이 항상 촉촉하도록 신경을 써야 한다. 쥐오줌풀은 촉촉한 토양을 매우 좋아한다. 일단 자리를 잡으면 생명력이 강해서 스스로 씨를 잘 퍼뜨리고 번식한다. 실제로 내 정원의 곳곳에서 쥐오줌풀이 자라나고 있다.

효능

쥐오줌풀은 주로 스트레스, 긴장, 불면증, 신경계 질환을 치료하는 데 사용된다. 연구에 의하면 쥐오줌풀은 중추신경계의 활동을 억압하고, 자궁, 대장, 기관지의 부드러운 근육을 이완시킴으로써 효과를 발휘하는 것으로 알려져 있다. 대부분의 연구는 뿌리에서 얻어지는 휘발성 오일에 초점을 맞추고 있다. 발레르닉산(valerenic acid)과 발레르날(valerenal)이라는 두 가지 화합물이 수면을 유도하고, 중추신경계의 활동을 감소시키는 신경전달물질인 감마아미노뷰티르산(gamma-aminobutyric acid)의 양을 간접적으로 증가시키는 것으로 밝혀졌다. 쥐오줌풀이 중추신경계의 수용영역과 결합함으로써 효과를 나타낼 것이라는 추측도 있다. 쥐오줌풀이 어떻게 효과를 나타내는지에 대해 정확한 메커니즘이 밝혀지지는 않았지만 쥐오줌풀이 효과가 있다는 것은 확실하다. 장기적으로 신경계를 강화해줄 뿐 아니라 두통이나 통증과 같은 급성 신경계 질환에도 효과적이다.

❖ **사용부위**

뿌리

❖ **주요성분**

이소발레르닉산(isovalerenic acid), 발레르닉산, 카페인산, 탄닌, 세스퀴테르펜, 글리코사이드, 에센셜 오일, 칼슘, 마그네슘, 비타민 B군

❖ **안전성**

대체로 안전하나 개인에 따라 쥐오줌풀을 먹었을 때, 진정되고 차분해지는 게 아니라 오히려 자극과 긴장을 경험하는 경우가 있다. 장기적으로 다량 복용하는 것을 피하고 2~3 주 적정 용량을 섭취하고 한주 쉬었다가 동일한 용량으로 다시 시작한다.

또한 심장을 보호해주기 때문에 불규칙한 심장박동과 심장에 영향을 주는 불안장애가 있을 때 특히 추천되는 허브이다. 쥐오줌풀은 종종 산사나무 열매와 함께 고혈압과 불규칙한 심장박동을 치료하는데 쓰인다.

나는 신경 강장제와 근육 이완제로 쥐오줌풀을 자주 사용한다. 잠들기 어려울 때 나는 쥐오줌풀을 사용한다. 밤중에 잠에서 깨서 다시 잠들기 어려울 때, 쥐오줌풀 팅쳐를 먹고 나면 몇 분 이내에 다시 잠이 든다. 또 근육이 긴장되거나 허리통증이 있을 때도 쥐오줌풀에 의지한다.

쥐오줌풀이 체질에 잘 맞는 사람들은 좋은 효과를 볼 수 있다. 그러나 개인에 따라 쥐오줌풀을 먹었을 때 진정되기 보다는 오히려 흥분되고 긴장될 수 도 있다. 뿌리에는 강력한 신경 안정제 성분인 이소발레르닉산과 발레르닉산이 풍부하게 들어 있다. 그러나 이 두 가지 산을 체내에서 처리하지 못하는

사람들의 경우, 쥐오줌풀을 먹었을 때 진정효과를 가져오기 보다는 오히려 예민해지고 긴장감이 높아진다. 자신의 체질에 맞는지의 여부는 처음 쥐오줌풀을 먹었을 때 알 수 있다. 체질에 맞지 않는다고 걱정할 필요는 없다. 단지 체질적으로 이소발레르닉산과 발레르닉 산을 전환할 수 없다고 해서 문제가 있는 것은 아니다. 다만 쥐오줌풀이 몸에 맞지 않을 뿐이다.

아로마 오일이 휘발성이 있기 때문에 쥐오줌풀의 뿌리도 일반적으로 다려내기 보다는 우려낸다. 쥐오줌풀은 중독성이 없고 졸리거나 나른한 느낌이 없기 때문에 충분한 양을 섭취해도 무방하다. 처음엔 적은 용량으로 시작해서 이완효과가 나타나기 시작할 때까지 점차 용량을 늘린다. 과도하게 섭취했을 때는 지나치게 이완된 것처럼 근육에 고무같은 느낌이 나거나 몸이 나른하면서 무거운 느낌이 들것이다. 이럴 땐 용량을 줄여서 긴장은 완화하되 정신은 또렷하게 유지하도록 한다.

신선한 쥐오줌풀 뿌리는 독특한 냄새가 나는데 젖은 흙이나 제비꽃의 향에 비유되기도 한다. 말린 뿌리의 냄새는 더러운 양말이나 남학생들의 라커룸의 냄새와 비슷하다. 개인의 취향에 따라 이 냄새를 좋아하기도 하고 역겨워하기도 한다. 물론 뿌리가 신선하면 맛은 더 좋다. 신선한 허브와 말린 허브 중에서 어느 쪽이 약효가 강한지에 대해서는 허벌리스트들 간에 의견이 일치하지 않는다. 개인적인 취향의 문제이다. 쥐오줌풀의 독특한 맛과 향 때문에 많은 사람들이 차로 마시기보다는 팅쳐나 캡슐형태를 선호한다.

긴장해소에 좋은 쥐오줌풀 레시피

근육경련, 부정맥, 불안장애에 도움이 된다.

- 쥐오줌풀 뿌리 2
- 산사나무 열매 1 (또는 열매, 잎, 꽃 혼합)
- 레몬밤 잎 1

만드는 방법

물 1리터 당 28g~56g의 허브를 넣고 우려낸다. 허브를 최소 45분 이상 또는 하룻밤 담가둔다. (41페이지 참고) 또는 56페이지를 참고하여 40도 알코올을 사용하여 팅쳐로 만든다.

사용 방법

차는 하루 2~3잔씩 마시고, 팅쳐는 하루 1/2~1 작은술, 또는 수시로 마신다.

기관지를 편안하게 해주는 쥐오줌풀 레시피

경련성 기침을 다스리는데 도움이 된다.

- 감초 뿌리 1
- 쥐오줌 풀 뿌리 1
- 계피 1/4
- 생강 1/4

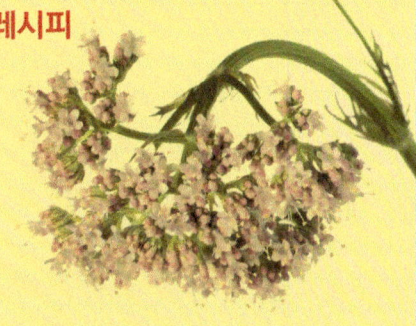

만드는 방법

물 1리터당 28g~56g의 허브를 넣고 최소 45분에서 하룻밤 우려낸다(41페이지 참고). 또는 40도 알코올을 사용해 팅쳐로 만든다.(56페이지 참고)

사용 방법

차는 매일 2~3잔씩 마시고, 팅쳐는 하루 1/2~1 작은술, 또는 수시로 마신다.

숙면에 좋은 쥐오줌풀 팅쳐

불면증에 시달릴 때 내가 애용하는 처방이다.

쥐오줌풀 뿌리 1
홉구과 1/2
라벤더 꽃 1/4
40도 알코올

만드는 방법
56페이지를 참고하여 팅쳐를 만든다.

사용 방법
취침 1시간 전에 1작은 술을 먹고 취침 직전에 1 작은 술을 더 먹는다.
밤중에 잠이 깨면 1~2작은 술 또는 필요한 만큼 먹는다.

응용
생각을 멈출 수가 없고 머리가 끊임없이 바쁘게 돌아가서 잠을 못 이루는 유형의 불면증을 앓고 있다면 황금(Scutellaria lateriflora)[63] 잎을 1 비율로 추가한다.

---

[63] 꿀풀과의 여러해살이풀

서양톱풀(Yarrow)

레이스 모양의 잎이 달린 가늘고 긴 줄기 꼭대기 끝에 하얀색의 예쁜 꽃송이가 달려 있는 서양톱풀은(종명인 millefolium은 "천개의 잎이 달린"이라는 뜻이다) 많은 약용 허브가 그렇듯이 전 세계 온대기후지역의 길가에서 흔히 볼 수 있는 식물이다. 전 세계적으로 가장 광범위하게 사용되는 약초 중 하나일 것이다.

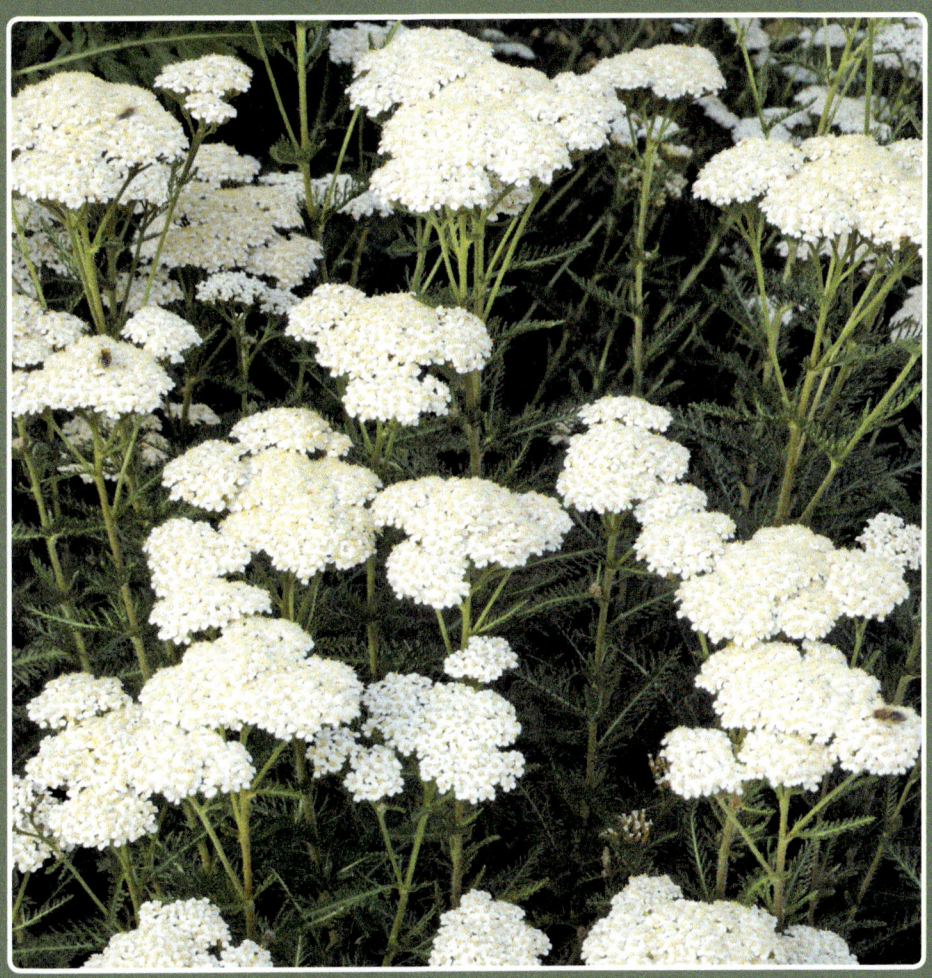

재배하기

서양톱풀은 야생이나 정원에서 자유롭고 행복하게 잘 자란다. 다년생인 서양톱풀은 발아가 쉽게 되고 자리를 잡으면 스스로 씨앗을 퍼뜨려 잘 번성한다. pH 농도는 4~7정도가 적당하다. 배수가 잘되는 토양이라면 대체로 잘 자라고, 양지를 선호하지만, 양지나 부분그늘, 추운 날씨나 더운 날씨, 습하거나 건조하거나 크게 개의치 않

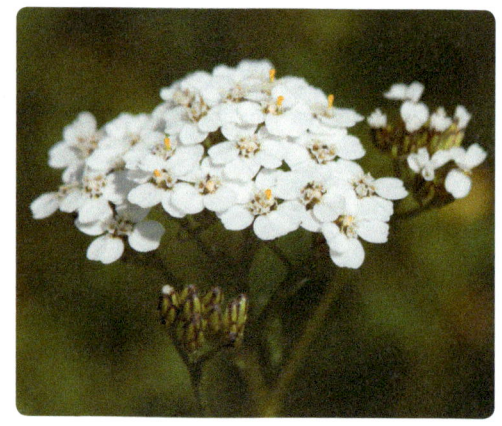

서양톱풀의 꽃과 잎, 모두 약용으로 사용된다.

고 다양한 환경에 잘 적응한다. 약용으로 사용하려면 하얀색의 야생 서양톱풀을 사용하는 게 좋다. 유색의 교배종들은 약용보다는 미용목적으로 재배되는 품종들이다. 제철 동안에는 언제든 수확이 가능하지만 꽃이 피었을 때 약용 오일이 가장 진하게 농축되어 있다.

효능

서양톱풀은 방부, 소염, 지혈작용이 있고, 상처, 타박상, 접질렀을 때 효과가 좋은 것으로 알려져 있다. 최근 매튜 우드(Matthew Wood)라는 허벌리스트가 우리 집을 방문했을 때 한 학생이 미끄러져 넘어지면서 상당히 심각하게 발목을 삐었다. 발목이 붓기 시작했고 멍이 들었다. 매튜는 조용히 나가서 신선한 서양톱풀 꽃을 따다가 딱총나무 꽃과 함께 섞어 습포제를 만들어서 부은 자리에 갖다 붙였다. 몇 분이 지나자 말 그대로 눈앞에서 붓기가 가라앉았고 그 학생은 통증이 상당히 가라앉았다며 놀라워했다.

스피어민트처럼 서양톱풀도 두 가지 상반된 성질을 갖고 있고 몸에서 필요한 방향

대로 작용하는 식물이다. 즉, 자극적인 동시에 진정효과도 갖고 있다. 예를 들어 월경주기가 늦어지거나 건너뛴다면 월경주기를 앞당기거나 월경을 촉진해주는 반면, 자궁의 긴장과 월경통을 완화해주기도 한다. 또한 월경 시 과도한 출혈을 막아주기도 한다. 자궁을 이완해주고 지혈기능이 있어서 출산 시에 매우 유용하다. 지금도 출산을 돕는 산파들은 서양톱풀 팅쳐를 챙겨서 다닌다.

서양톱풀은 지혈작용을 한다. 지혈작용이 뛰어난 냉이와 함께 섞어서 응급지혈제로 사용되는데, 자상, 깊은 상처, 단순한 코피 등으로 인한 과다출혈을 막는데 사용된다. 우리 집 정원사 미키가 어느 날 가지치기를 하다가 전동기계에 손가락을 크게 다쳐서 피가 펑펑 쏟아지면서 사방으로 튀었다. 다행히도 정원에는 서양톱풀이 넘쳐나서 미키가 그 자리에서 잎을 따서 으깬 다음 두껍게 습포제를 만들어서 상처부위에 붙였다. 몇 분 후, 피가 완전히 멈췄다.

❖ **사용부위**

잎과 꽃

❖ **주요성분**

리날로올, 피넨(pinene), 투우존(thujone), 장뇌유, 아줄렌, 참아줄렌, 프로아줄렌, 베타카로틴, 비타민 C, 비타민 E, 플라보노이드

❖ **안전성**

대체로 서양톱풀은 안전하고 독성이 없는 것으로 알려져 있다. 그러나 자궁근육을 자극할 수 있기 때문에 임신기간 중, 특히 임신 초기에는 피해야 하지만 출산 시에는 진통에 도움이 되고 과도한 출혈을 막는데 사용되기도 한다. 또한, 개인에 따라 알레르기를 유발할 가능성이 있다. 눈이 가렵거나 발진이 생기면 사용을 중단한다.

서양톱풀은 참아줄렌(chamazulene), 장뇌유(camphor), 리날로울(linalool) 등 휘발성 오일이 풍부한데 이러한 오일들은 혈액의 흐름을 촉진해서 피부표면까지 도달하게 하고 모공을 통해 발산하도록 돕는다. 이런 특성 때문에 서양톱풀이 발한제로써 오랫동안 명성을 유지하고 있다. 땀을 촉진하고 열을 발산함으로써 자연스럽게 몸을 차갑게 해주어 열을 식혀주는 것이다. 나도 열이 났을 때, 서양톱풀을 사용해 목욕을 한 적이 있는데, 20분 이내에 고열이 떨어졌다.(허브목욕의 장점은 고열에 흔히 동반되는 탈수를 방지해 준다는 것이다)

또한 경련을 막아주는 효과도 있어서 월경통이나 위경련을 진정시키는데도 도움이 된다. 이런 목적으로 사용될 경우에는 생강과 함께 섞어서 먹든지 아니면 습포제로 만들어 국소적으로 사용한다. 서양톱풀의 잎을 먹어보면 알겠지만 상당히 쓴 맛이 난다. 쓴 맛이 나는 허브들은 간기능을 활성화하고 소화효소의 분비를 자극해서 소화를 돕는다. 그래서 서양톱풀은 "만병통치약"이라는 별명을 갖고 있다. 서양톱풀은 정원에서 얻을 수 있는 가장 치유효과가 크면서 다용도로 사용되는 식물 중 하나이며 과거나 지금이나 귀하고 유용하게 쓰이는 식물자원이다.

서양톱풀 비상약

이 팅쳐는 위경련과 소화불량을 가라 앉혀주고, 지혈효과가 있으며, 타박상에도 좋다.

만드는 방법
신선한 서양톱풀의 잎과 꽃으로 팅쳐를 만든다(56페이지 참고).

사용 방법
외용으로 사용할 때는 팅쳐를 면으로 된 천에 적셔서 습포제처럼 환부에 직접 붙인다.
내복용일 경우에는 매일 3~4차례, 매회 1/4~1/2작은 술 먹는다.

지혈 파우더

코피가 나거나 지혈이 잘 되지 않는 고약한 자상에 대비해 항상 약간의 서양톱풀 가루를 상비해 두면 상당히 도움이 된다.

만드는 방법
신선한 잎과 꽃을 준비해서 잘 말린 다음(28 페이지 참고) 곱게 가루로 만들어 유리병이나 금속재질의 통에 저장한다.

사용 방법
소량의 가루를 열린 상처에 직접 뿌려 주면 출혈을 지연시킬 수 있다. 코피를 멈추게 하려면 소량의 가루를 피가 나는 콧속에 뿌려준다. 몇 분 이내에 출혈이 잦아들거나 멈출 것이다. 이 가루를 먹어도 지혈에 도움이 된다. 이 가루 1/4~1/2작은 술 (팅쳐가 준비되어 있다면 팅쳐를 사용해도 좋다)을 소량의 물에 타서 마신다.

해열차

이 레시피는 수 백년 동안 집시들 사이에서 전해져 내려온 유명한 처방을 바탕으로 만들어졌다.

- 딱총나무 꽃 1
- 페퍼민트 잎 1
- 서양톱풀 꽃과 잎 1

만드는 방법
모든 허브를 진하게 우려낸다(41페이지 참고).

사용 방법
땀을 많이 내려면 30분마다 1/2컵 마신다. 땀이 나기 시작하면 양을 줄여서 1시간 마다 1/2 컵 마시고 열이 가라앉을 때까지 계속 마신다.

서양톱풀 정맥 연고

이 연고는 정맥 및 모세혈관 확장증, 혈관축소 및 강화, 울혈에 효과가 있어서 치질, 정맥류, 타박상을 치료하는데 도움이 된다. 하마메리스(witch hazel) 나무 껍질을 함께 사용하면 수축작용이 뛰어나서 조직을 단단하고 강하게 만들어 준다.

- 서양톱풀 잎과 꽃 2 (가급적 신선한 것을 사용하는 게 좋지만, 말린 것도 사용할 수 있다)
- 컴프리 잎 1
- 올리브 오일
- 하마메리스 껍질 1 (잘게 썬 것)
- 밀랍 간 것

만드는 방법
49페이지를 참고하여 허브를 우려낸다.
허브를 우려낸 오일에 밀랍을 넣어 연고를 만든다.(53 페이지 참고)

사용 방법
하루에 수 차례 환부에 발라준다.

정맥류에 좋은 서양톱풀 리니먼트

수축과 강장효과가 있는 허브들을 총 동원한 이 리니먼트는 정맥류와 타박상을 치료하는데 매우 효과적이다.

- 서양톱풀 꽃과 잎 1
- 고춧가루 1/8
- 라스베리 잎 1/2
- 애플사이더 식초(저온살균처리 안 된것)

만드는 방법
입구가 넓은 유리병에 허브를 넣는다.
허브가 5cm 높이로 잠길 때까지 사과식초를 충분히 붓는다. 뚜껑을 덮고 따뜻한 곳에 2~3주 둔다.

사용 방법
리니먼트를 바르고 스며들도록 잘 문질러 주면서, 발 아래쪽에서 심장 쪽으로 쳐올리면서 부드럽게 마사지한다. 아래에서 위쪽으로 한 방향으로만 길고 부드럽게 천천히 마사지한다.
정맥이 심하게 확장된 경우에는 천을 이 리니먼 트에 적셔서 확장된 정맥위에 직접 올려서 습포제처럼 사용한다. 또한 타박상에도 도움이 되지만 치질에는 사용을 권하지 않는다.

참고자료

허브치료와 그 지역의 허벌리스트들을 지원하는 차원에서 지역 생산자로부터 허브와 허브 제품을 구매할 것을 권장한다. 그러나 좀 더 넓은 범위에서 해결책을 모색해야 한다면 품질이 좋아서 내가 애용하는 생산자와 판매처 몇 군데를 아래 소개한다.

Herbs

Frontier Natural Products Co-op
800-669-3275
www.frontiercoop.com
Healing Spirits Herb Farm & Education Center
607-566-2701
www.healingspiritsherbfarm.com
Jean's Greens Herbal Tea Works & Herbal Essentials
518-479-0471
www.jeansgreens.com
Mountain Rose Herbs
800-879-3337
www.mountainroseherbs.com
Pacific Botanicals
541-479-7777
www.pacificbotanicals.com
Wild Weeds
707-839-4101
www.wildweeds.com
Zack Woods Herb Farm
802-888-7278
www.zackwoodsherbs.com

Educational Resources

American Herb Association
530-265-9552
www.ahaherb.com
Complete listings of schools, programs, seminars, and correspondence courses offered throughout the United States.
American Herbalists Guild
857-350-3128
www.americanherbalist.com
The only national organization for professional, peer-reviewed herbal practitioners; offers a directory of members.
California School of Herbal Studies
707-887-7457
www.cshs.com
One of the oldest herb schools in the United States, founded by Rosemary Gladstar in 1978.
Herb Research Foundation
www.herbs.org
A clearinghouse for herb information; publishes an excellent newsletter.
Sage Mountain Retreat Center & Botanical Sanctuary
802-479-9825
www.sagemountain.com
Apprenticeships and classes with Rosemary Gladstar and other well-known herbalists, as well as a home-study course.

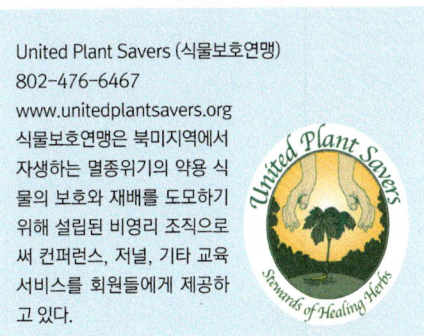

United Plant Savers (식물보호연맹)
802-476-6467
www.unitedplantsavers.org
식물보호연맹은 북미지역에서 자생하는 멸종위기의 약용 식물의 보호와 재배를 도모하기 위해 설립된 비영리 조직으로써 컨퍼런스, 저널, 기타 교육 서비스를 회원들에게 제공하고 있다.

Photography Credits

Interior photography by © Jason Houston: 3, 4, 6, 7, 9, 13, 14, 18, 20, 22–49, 52, 56, 57, 63, 67–69, 72, 75, 80, 81, 85, 93, 101 (row 3, center right; row 4, center left), 104, 105, 110, 114–116, 125, 139, 142, 148, 151, 155, 157, 176, 193, 200, and 207

Additional photography by:
© Elena Schweitzer/iStockphoto.com: 5 (bottom)
© Floortje/iStockphoto.com: 5 (top) and 89
© Bojidar Beremski/iStockphoto.com: 11 (top)
© fotolinchen/iStockphoto.com: 11 (bottom)
© Anna Yu/iStockphoto.com: 15
© Luceluceluce/Dreamstime.com: 16 and 59
© Helena Lovinicic/iStockphoto.com: 51 (middle row right), 64 and 65
© Creative99/iStockphoto.com: 51 (top row left), 53
© AGStockUSA/Alamy: 51 (top row center), 83
© GAP Photos/Graham Strong: 51 (top row right), 94
© GAP Photos/Lynn Keddie: 51 (middle row left), 54, and 90
© Matthew Ragen/iStockphoto.com: 51 (middle row center) and 60
© bokehcambodia/Alamy: 51 (bottom row left) and 78
© GAP Photos/Thomas Alamy: 51 (bottom row center), 86, 101 (row 5 center left), and 144
© Denis Pogostin/iStockphoto.com: 51 (bottom row right) and 70
© Konrad Kaminski/iStockphoto.com: 55
© Aji Jayachandran/Dreamstime.com: 58
© eli_asenova/iStockphoto.com: 61
© Bob Sylvan/iStockphoto.com: 71
© YinYang/iStockphoto.com: 76
© Nigel Cattlin/Alamy: 79 and 204
© ELyrae/iStockphoto.com: 91
© Mark Gillow/iStockphoto.com: 92
© Dinodia Photo Library/Botanica/Getty Images: 95
© Tim Bowden/iStockphoto.com: 97
© Sylwia Kachel/iStockphoto.com: 98
© Galina Ermolaeva/iStockphoto.com: 101 (row 1 left) and 197
© Zorani/iStockphoto.com: 101 (row 1 center left), 129, and 131
© Jolanta Dabrowska/iStockphoto.com: 101 (row 1 center right), 159, and 208
© GAP Photos/Howard Rice: 101 (row 1 right) and 161
© Tim Gainey/Alamy: 101 (row 2 left) and 181
© Rewat Wannasuk/Dreamstime.com: 101 (row 2 center left) and 102
© BasieB/iStockphoto.com: 101 (row 2 center right, row 3 right), 112, and 192
© GAP Photos/Dave Bevan: 101 (row 2 right), 134, and 170
© GAP Photos/Keith Burdett: 101 (row 3 left) and 171 (right)
© Vasiliki Varvaki/iStockphoto.com: 101 (row 3 center left) and 117
© Garden World Images/age fotostock: 101 (row 4 left) and 184

© Gary K. Smith/Alamy: 101 (row 4 center right) and 109
© Bob Gibbons/Alamy: 101 (row 4 right) and 166
© Arco Images GmbH/Alamy: 101 (row 5 left) and 121
© Arterra Picture Library/Alamy: 101 (row 5 center right) and 188
© Uros Petrovic/iStockphoto.com: 101 (row 5 right) and 156
© GAP Photos/Juliette Wade: 101 (row 6 left) and 203
© John Glover/Alamy: 101 (row 6 center left) and 149
© GAP Photos/Pat Tuson: 101 (row 6 center right) and 212
© Sasha Fox Walters/iStockphoto.com: 101 (row 6 right) and 124
© Alberto Pomares/iStockphoto.com: 103
© Andris Tkacenko/iStockphoto.com: 106
© Maximilian Weiner/Alamy: 107
© TOHRU MINOWA/a. collection RF/Getty Images: 108
© Lew Robertson/Botanica/Getty Images: 111
© Maksim Tkacenko/iStockphoto.com: 113
© Andreas Herpens/iStockphoto.com: 118 (top)
© AntiMartina/iStockphoto.com: 118 (bottom), 128
© Elena Eliseeva/iStockphoto.com: 120
© Moehlig Naturfoto/Alamy: 122
© Bildagenturonline/Alamy: 123
© dk/Alamy: 126
© Wally Eberhart/Getty Images: 132 and 133
© Robert Whiteway/iStockphoto.com: 135
© Frans Rombout/iStockphoto.com: 137
© Andersastphoto/Dreamstime.com: 138
© 2009 Steven Foster: 140
© Peter Kindersley/Getty Images: 141 and 191
© Medic Image/Getty Images: 143
© Imbali Images/Alamy: 145
© Anton Ignatenco/iStockphoto.com: 146
© Image Broker/Alamy: 150
© Mashuk/iStockphoto.com: 153
© blickwinkel/Alamy: 162
© Peter Anderson/Getty Images: 165 and 174
© Bon Appetit/Alamy: 169 and 205
© GAP Photos/Marg Cousens: 171 (left)
© Niall Benvie/Alamy: 173
© Magdalena Kucova/iStockphoto.com: 175
© Andrei Nikolaevich Rybachuk/iStockphoto.com: 178
© Westend61 GmbH/Alamy: 180
© Kathryn8/iStockphoto.com: 182
© Lezh/iStockphoto.com: 187
© GAP Photos/Jason Smalley: 189
© John Pavel/iStockphoto.com: 194
© Givaga/iStockphoto.com: 196
© GAP Photos/Fiona Lee: 198
© Kal Stiepel/Getty Images: 199
© Michael Rosenfeld/Getty Images: 202
© dirkr/iStockphoto.com: 209
© Sergey Chushkin/iStockphoto.com: 211
© M & J Bloomfield/Alamy: 213
© nadezzzdo9791/iStockphoto.com: 215
© United Plant Savers: 217

Index

ㄱ

간 건강에 좋은 민들레–우엉 팅쳐 • 172
간과 신장 건강을 책임지는 홀타 • 172
갈퀴덩굴 • 155, 228, 230
감미료 • 149, 219
감초 • 211, 214~220, 279
감초 – 생강 환 • 219
개박하 잎 • 272
갱년기에 좋은 레시피 • 259
건조하고 갈라진 피부를 위한 오트밀 목욕 • 242
계절성정서장애(SAD) • 267
계절성정서장애에 좋은 성요한초 팅쳐 • 267
계피 • 279
계피 껍질 • 152
고수 씨 • 212
과잉행동장애 • 211, 270
관절염 • 143
귀리 • 210, 238, 239~243
귀리의 푸른 머리 부분 • 235
귓병 • 230
글리세린 • 152, 172, 178, 206, 211
금잔화 • 153, 230, 260, 266
금잔화, 붉은 토끼풀, 우엉 차 • 155

금잔화 연고 • 157
금잔화 오일 • 156~158
급성질환 • 179
기관지를 편안하게 해주는 쥐오줌풀 레시피 • 279
기분을 밝게 해주는 성요한초 • 267
기침에 좋은 감초 시럽 • 219
기침에 좋은 차 • 230
긴장해소에 좋은 쥐오줌풀 레시피 • 279

ㄴ

낸시 필립스(Nancy Phillips) • 186, 266
넛맥 • 174, 212
눈 염증에 좋은 히드라스티스 세척액 • 190

ㄷ

독감 • 177, 189, 202, 229
돌꽃 뿌리 • 243
동반식물 • 161
두통에 좋은 페퍼민트 팅쳐 • 247
딱총나무 • 181, 272

딱총나무 열매 시럽 • 186

ㄹ

라벤더 • 157, 199
라벤더 눈 베개 • 204
라벤더–레몬밤 진정제 • 205
라스베리 잎 • 237, 286
레몬밤 • 162, 163, 196, 205, 208
레몬밤 글리세린 • 211, 213
레몬밤 목욕 • 213
루트 비어 차 • 149, 151
리니먼트 • 180, 266, 286
리코 체크(Richo Cech) • 231
린덴 꽃 • 184
림프절 폐색을 풀어주는 플라워 파워 • 260

ㅁ

마늘 오일 • 265
마사지 오일 • 156, 202
마음을 달래주는 산사나무 차 • 196
매튜 우드(Matthew Wood) • 282
머위 • 230
면역체계를 강화 • 175
목통증을 가라앉히는 감초 환 • 220
몰약 고무수지 가루 • 180, 190
뮤레인(mullein) • 219

뮤레인(Mullein) • 226~230
뮤레인 꽃 오일 • 229
뮤레인 꽃으로 만든 이염 치료제 • 229
뮤레인–붉은 토끼풀 연고 • 229
미끄럼 느릅나무 껍질 • 190
민들레 • 168
민들레–모카차 • 174
민들레 치커리 차 • 173

ㅂ

방광건강을 지켜주는 비뇨기 강장제 • 225
방광염에 좋은 허브 캡슐 • 224
배앓이 치료제 • 212
베이비 파우더 • 225
별꽃 • 164~167
별꽃 습포제 • 166~167
부드러운 쐐기풀 감자 스프 • 236
부신을 보해주는 감초 팅쳐 • 218
분비선 강장제 • 230
붉은 토끼풀 • 155, 255~260
붉은 토끼풀 비타민 강장제 • 259
붉은 토끼풀–제비꽃 시럽 • 260
비뇨기에 좋은 자양강장 차 • 185

ㅅ

사스라 뿌리 • 151

산사나무 열매, 잎, 꽃 • 184
산사나무 팅쳐 • 195, 198
산사나무 하트볼 • 197
살구씨 오일 • 158
생강 환 • 219
샤파랄 잎 가루 • 190
서양톱풀 • 146, 281
서양톱풀 비상약 • 285
서양톱풀 정맥 연고 • 286
성요한초 • 210, 261~267
성요한초 리니먼트 • 266
성요한초 연고 • 266
성요한초 오일 • 265
세이지 • 259
소독과 심신 안정에 좋은 라벤더 스프레이 • 204
소화제 • 212, 248
속새 잎 • 235
쇠비름 • 172
수퍼 진정제, 별꽃 연고 • 167
숙면에 좋은 쥐오줌풀 팅쳐 • 280
순한 감초 완하제 • 218
스테비아 • 149, 151, 196, 235, 267, 272~274
스프레이 • 245
스피어민트 • 145, 258, 259, 268~274
스피어민트 아이스티 • 272
습포제 • 155, 202, 228
시럽 • 217
시베리아 인삼 • 218, 243

식물성 글리세린 • 178
심신을 안정시켜주는 라벤더 마사지 오일 • 207
심장건강에 좋은 오트밀 • 242
심장건강에 좋은 팅쳐 • 184
심장 건강에 좋은 허브 스프링클 • 197
쐐기풀 • 153, 172, 231~237, 240, 259
쐐기풀 페스토 • 236

ㅇ

아델 도슨(Adele Dawson) • 211
아픈 뼈와 쑤시는 관절에 좋은 고칼슘 차 • 235
알로에 베라 • 146
알로에 베라 젤 • 142, 146
알로에-컴프리 관절염 젤 • 146
야생 체리나무 껍질 • 219
양귀비 • 206
양아욱 • 155, 221~225
양아욱 베이비 파우더 • 225
어린이 스트레스에 좋은 글리세린 • 273
어린이 해열제 • 272
에메랄드 계곡의 석양 • 274
에키네이셔 • 175, 178
에키네이셔 뿌리 가루 • 180
에키네이셔 뿌리 팅쳐 • 180
에키네이셔 스프레이 • 178
에키네이셔 팅쳐 • 178
연고 • 149, 154

옐로우독 • 218
오트밀 목욕 • 242
옻나무 • 142
완하제 • 142
우바우르시 잎 가루 • 224
우엉 • 147~152
우엉 찜 • 152
원기회복 오트밀 죽 • 243
응급처방 • 265
익모초 • 257, 259
인기 만점 로즈마리 크림 • 158
인후통에 좋은 에키네이셔 스프레이 • 178
임산부를 위한 강장차 • 237
잎 • 185, 230, 259, 285

쥐오줌풀 • 155, 275~280
지혈작용 • 251, 282
지혈 파우더 • 285
진정효과가 탁월한 카모마일 차 • 162
진흙 • 192
질경이 • 249~254
질경이 습포제 • 253
질경이 연고 • 254
질경이 파워 드링크 • 253
집시의 감기약 • 185

ㅊ

출혈 • 206, 251
치커리 • 173

ㅈ

자양강장 베리굿 차 • 184
장미 꽃잎 • 213, 273
장미나무 열매 • 184
저녁 휴식을 위한 피로회복 차 • 273
전립선 강장제 • 235
정맥류 • 286
정맥류에 좋은 서양톱풀 리니먼트 • 286
정향 • 186
제비꽃 잎 • 259, 260
제트로 클로스(Jethro Kloss) 박사 • 180
존 에벌린(John Evelyn) • 209

ㅋ

카르다멈 • 197
카르멜 수 • 212
카모마일 • 159~163
카모마일 아이 팩 • 162
캐럽 가루 • 220
컴프리 잎 • 286
코코아 버터 • 158
클로스 박사의 리니먼트 • 180, 192

ㅌ

통 에키네이셔 팅쳐 • 179

티트리 오일 • 203

ㅍ

페퍼민트 • 244~248

페퍼민트 소화제 • 248

페퍼민트 치약가루 • 248

편두통에 좋은 라벤더-피버퓨 팅쳐 • 206

포도씨유 • 156

피버퓨 • 201

피부질환 • 165

ㅎ

하마메리스 • 204, 286

하마메리스 껍질 • 286

하비스쿠스 • 274

해열 • 161

해열차 • 285

홀리 바질 • 244

홉 구과 • 247

회춘 강장제 • 247

히드라스티스 • 187, 188, 189, 190, 192

히드라스티스 연고 • 190

히드라스티스 진흙 페이스트 • 192

힐링 알로에 로션 • 146

허브로 가정상비약 만들기

1판 1쇄 발행 2016년 04월 05일
1판 3쇄 발행 2022년 07월 25일
저　　　자 로즈마리 글레드스타
옮　긴　이 장인선, 장소희
발　행　인 이범만
발　행　처 **21세기사** (제406-00015호)
　　　　　경기도 파주시 산남로 72-16 (10882)
　　　　　Tel. 031-942-7861　　Fax. 031-942-7864
　　　　　E-mail : 21cbook@naver.com
　　　　　Home-page : www.21cbook.co.kr
　　　　　ISBN 978-89-8468-654-0

이 책의 일부 혹은 전체 내용을 무단 복사, 복제, 전재하는 것은 저작권법에 저촉됩니다.
저작권법 제136조(권리의침해죄)1항에 따라 침해한 자는 5년 이하의 징역 또는 5천만 원 이하의 벌금에 처하거나
이를 병과(倂科)할 수 있습니다. 파본이나 잘못된 책은 교환해 드립니다.